脳卒中片麻痺者に対する

歩行リハビリテーション

編集 **阿部浩明** 広南病院 リハビリテーション科 総括主任
大畑光司 京都大学大学院医学研究科 人間健康科学系専攻
リハビリテーション科学コース 講師

MEDICAL VIEW

本書では，厳密な指示・副作用・投薬スケジュール等について記載されていますが，これらは変更される可能性があります．本書で言及されている薬品については，製品に添付されている製造者による情報を十分にご参照ください．

Gait Rehabilitation for Hemiplegia after Stroke
(ISBN 978-4-7583-1711-5 C3047)

Editors: Hiroaki Abe
　　　　 Koji Ohata

2016. 12. 10　1st　ed

©MEDICAL VIEW, 2016
Printed and Bound in Japan

Medical View Co., Ltd.
2-30 Ichigayahonmuracho, Shinjyukuku, Tokyo, 162-0845, Japan
E-mail　ed@medicalview.co.jp

序　文

　2014年5月30日～6月1日に開催された第49回日本理学療法学術大会にて『病期別にみた脳卒中片麻痺者の歩行改善に向けて－急性期・回復期・生活期から－』というタイトルのシンポジウムが行われた。そのシンポジストとして登壇していた一人が本書の共同著者の芝崎 淳氏であった。芝崎氏の講演内容を聴取したメジカルビュー社の小松氏から「このような素晴らしい活動は多くの理学療法士に知られているところなのか，もしそうでないならば，広く認知されるべきではないのか」という提案が，本書を制作することになる最初のきっかけであった。シンポジウム後に芝崎氏へ「書籍としてまとめてはどうか」という話があったそうである。

　芝崎氏がシンポジウムで話した内容は，いわば教科書となるものがない，生活期の歩行リハビリテーションの臨床実践そのものであった。脳卒中と一概に言ってもそれぞれ対象者の身体状態は異なり，さらに，多種多様な生活環境の中で，個々の対象者の生活に即した歩行機能の再建に向け，日々創意工夫し，対象者に最良の結果をもたらすべく取り組んだ，生活期を扱うプロフェッションとしての芝崎氏の気概そのものを示すようなものであった。そして，我々が東日本大震災以前から足掛け6年にもわたる，地域で一貫して良質な治療を提供できるようにしようと取り組んできた連携を推し進めるための活動の報告でもあった。

　我々が推し進めてきたのは，介入時期が異なるものの，同じ対象者の歩行機能の再建に関わる理学療法士が豊富な知識を共有し良質な技術で治療にあたり，それでも生じる新たな問題点を共有し，常に課題を見つけ，それを解決するためにどうすべきか議論する，その切磋琢磨を通じて，個々の成長を促し，かつ，その情報を広く発信する活動である。小松氏から本としてまとめてみてはどうかという話をいただいたときに，「まだまだ道半ばで提示できるものはない…」というのが正直な感想であった。一方で，我々と同じように，臨床でどうすればよいかわからずに困惑している者はたくさん存在していることに気がついた。次第に，「道半ばの活動である我々の活動をまとめることでも誰かの役に立てるのではないか，我々の提言を参考に新しい発見があるのではないか」と考えるようになった。いつしか，「この書を作成する過程を通じて我々自身が成長する機会を得て，この活動を広く伝えることがやがては同志を集わせることにつながっていきはしないか…」と考えるようになった。

　しかし，「これまでの経験だけをベースとしても十分な根拠を提示できないま

まで，はたして一冊の書としてまとめていけようか，このままではとても広く貢献できる書とはなり得ないのではないか」と考えたときに，脳卒中片麻痺者の歩行のリハビリテーションを包括的に紹介する書を作成してはどうかと考えた．そこで，エビデンスや最新治療を中心とした章の編集を大畑光司氏に委ねることとした．大畑氏と本書の構成を話し合ったのが2015年の10月に岩手県盛岡市で開催された脳血管障害への下肢装具カンファレンスの直後である．それから1年が過ぎ，本書はついに発刊を迎えることができた．非常に限られた時間のなかで，ご執筆いただいた執筆者の皆さまには心より感謝したい．

　本書は脳卒中片麻痺者の歩行のリハビリテーションについて広い視点から学べる実践的な書にふさわしく，まさに臨床および研究の領域にて最前線でご活躍される専門家に執筆いただくことができた．そのおかげで，歩行の基礎，運動学習理論，装具療法の概論，歩行の評価，急性期から回復期，生活期までを含めた歩行トレーニングの臨床実践，そして装具療法の連携とネットワークを図る取り組み，装具に関わる行政の役割，新しい各種トレーニング戦略までもが網羅された書となった．

　本書の編集を終えて感じるのは"臨床で実践されている治療は，まだまだ根拠を追求すべきであり，発展させなければならないことが山積している"ということである．基礎的研究と臨床の融合という課題は，簡単には解決し難い，まさに永遠のテーマなのかもしれない．しかし，これは実現せねばならないことである．臨床において，目の前にいる対象者に何をすればよいのか？　それを明確に答えるだけのエビデンスは残念ながら，まだ不足している．その答えにたどり着くことは容易ではないだろう．しかし，それでも臨床は続いていく．荒削りで，根拠に乏しく，経験をベースにした書でも，「臨床家にとって少しでも何かの役に立つことがあるのではないか」と考えている．

　執筆いただいた多くの専門家と，最後まで根気強く本書の完成に尽力くださった小松氏に感謝し，本書が臨床で脳卒中片麻痺者に対する歩行リハビリテーションを実践をする者にとっての専門書として何らかの役に立つことを願い，この書の序とさせていただく．

2016年11月

編者を代表して
阿部浩明

執筆者一覧

編集

阿部浩明	広南病院 リハビリテーション科 総括主任
大畑光司	京都大学大学院 医学研究科 人間健康科学系専攻 リハビリテーション科学コース 講師

執筆者（掲載順）

河島則天	国立障害者リハビリテーションセンター研究所 運動機能系障害研究部 神経筋機能障害研究室 室長
山本澄子	国際医療福祉大学大学院 保健医療学専攻 福祉支援工学分野 教授
長谷公隆	関西医科大学附属病院 整形外科学講座 リハビリテーション科 診療教授
勝谷将史	西宮協立リハビリテーション病院 リハビリテーション科 副部長
脇田正徳	関西医科大学附属病院 リハビリテーション科
大畑光司	京都大学大学院 医学研究科 人間健康科学系専攻 リハビリテーション科学コース 講師
橋口　優	群馬パース大学 保健科学部 理学療法学科
田中惣治	中伊豆リハビリテーションセンター リハビリテーション部 理学療法科
阿部浩明	広南病院 リハビリテーション科 総括主任
辻本直秀	広南病院 リハビリテーション科
大鹿糠徹	広南病院 リハビリテーション科
大崎恵美	社会医療法人 将道会 総合南東北病院 リハビリテーション科
増田知子	千里リハビリテーション病院 理学療法士チーフ
芝崎　淳	社会医療法人 将道会 総合南東北病院 リハビリテーション科 主任
大垣昌之	愛仁会リハビリテーション病院 リハ技術部 部長
西嶋一智	宮城県リハビリテーション支援センター 技術次長
栄　健一郎	適寿リハビリテーション病院 リハビリテーション部長
大塚　圭	藤田保健衛生大学 医療科学部 リハビリテーション学科 准教授
山口智史	慶應義塾大学 医学部 リハビリテーション医学教室／日本学術振興会 海外特別研究員（コペンハーゲン大学）
北島昌輝	佐賀大学医学部附属病院 先進総合機能回復センター
浅見豊子	佐賀大学医学部附属病院 リハビリテーション科 診療教授

目　次

I　歩行の基礎

1 正常歩行の神経制御……………………河島則天　2
- はじめに……………………………………………2
- 歩行運動出力の発現にかかわる神経機構……………2
- 円滑な歩行運動を実現するための神経調節機序……7
- 歩行運動の適応性と学習性…………………………8
- 脳卒中後の歩行運動の特性…………………………9
- 脳卒中者の歩行機能改善に向けて…………………10
- まとめ………………………………………………10

2 正常歩行と片麻痺歩行のバイオメカニクス……………山本澄子　12
- はじめに……………………………………………12
- 正常歩行のロッカー機能……………………………12
- 片麻痺者のロッカー機能と歩行パフォーマンスの関係……17
- 症例検討によるロッカー機能の評価…………………22
- 終わりに……………………………………………26

3 運動学習理論と歩行トレーニング……………長谷公隆　28
- はじめに……………………………………………28
- 運動学習理論の基礎…………………………………29
- 歩行トレーニングにおけるフィードバックの基本……34
- 片麻痺歩行トレーニングへの運動学習理論の展開……36
- 終わりに……………………………………………40

4 装具療法概論……………………………勝谷将史　42
- はじめに……………………………………………42
- 下肢装具の目的………………………………………43
- 装具療法における各職種の役割………………………44
- 装具診のあり方………………………………………45
- 装具療法における患者教育…………………………46
- 装具療法の実際………………………………………47

II 歩行の評価

1 歩行の基本的評価（ローテク）……………脇田正徳, 大畑光司　50
- 片麻痺者に対する歩行評価……………………………………50
- 心理測定法（psychometric method）…………………………51
- 観察による歩行評価……………………………………………58
- 機器を使用した歩行評価………………………………………58

2 歩行の先端的評価（ハイテク）……………橋口　優, 大畑光司　65
- 歩行分析の目的および解析手法の変遷………………………65
- 3次元動作解析装置を用いた歩行分析手法…………………65
- 表面筋電図を用いた歩行分析手法……………………………68
- コヒーレンス……………………………………………………71
- 加速度計を用いた歩行分析……………………………………71
- 歩行周期時間の変動性…………………………………………73

3 歩行の力学的評価……………………………………田中惣治　74
- はじめに…………………………………………………………74
- 脳卒中片麻痺者の歩行の特徴と歩行パターン分類…………74
- 健常歩行のメカニズム…………………………………………75
- 膝伸展パターンの運動力学的特徴……………………………76
- 短下肢装具装着時の歩行の運動力学的変化…………………85
- 片麻痺者の歩行の運動力学的評価の実際……………………87
- 終わりに…………………………………………………………91

4 装具のチェックアウト………………………………勝谷将史　92
- 装具の力学的原理………………………………………………92
- 下肢装具の基本的構造と構成要素……………………………93
- 装具の静的評価…………………………………………………94
- 装具の動的評価…………………………………………………94
- 歩行時の評価……………………………………………………94
- 装具のチェックアウトのまとめ………………………………95

III 臨床での歩行トレーニング

1 急性期重度片麻痺例の歩行トレーニング
　……………………阿部浩明, 辻本直秀, 大鹿糠徹, 大崎恵美　98
- 脳卒中急性期における歩行トレーニングの開始時期と中止基準
　………………………………………………………………………98

- ■ 歩行の神経機構と片麻痺のメカニズムを考慮した急性期から行う
  歩行トレーニングのコンセプト …………………………………… 100
- ■ 装具療法のエビデンス ………………………………………………… 103
- ■ 歩行トレーニングの実際 ……………………………………………… 104
- ■ 筋緊張の亢進を伴う重度片麻痺例に対する歩行トレーニング
  －筋活動からみた歩行トレーニングの効果－ ………………………… 105
- ■ 短下肢装具への移行 …………………………………………………… 113
- ■ 積極的前型歩行トレーニングの効果 ………………………………… 117
- ■ 長下肢装具を早期から作製することで期待できる効果 …………… 117
- ■ 終わりに ………………………………………………………………… 119

2 回復期の歩行トレーニング ……………………………… 増田知子 121
- ■ 回復期における情報収集のポイント ………………………………… 121
- ■ 回復期における歩行に関するゴール設定 …………………………… 122
- ■ 歩行トレーニングの方法 ……………………………………………… 123
- ■ 装具の作製 ……………………………………………………………… 133
- ■ 移動手段としての歩行の確立 ………………………………………… 138
- ■ 生活期への移行に向けた準備 ………………………………………… 139

3 生活期(歩行可能例)の歩行トレーニング ……………… 芝崎 淳 141
- ■ 生活期における脳卒中リハビリテーション ………………………… 141
- ■ 生活期に「身体機能」の改善は可能か？ ……………………………… 142
- ■ 歩行機能改善を目的とした生活期の理学療法 ……………………… 143
- ■ 生活期の片麻痺者歩行トレーニング(症例) ………………………… 148
- ■ 生活期における片麻痺者の歩行を支援するために ………………… 159

IV 装具療法の理学療法連携

1 装具療法の連携(急性期から回復期へ) ………………… 阿部浩明 162
- ■ はじめに ………………………………………………………………… 162
- ■ 早期の長下肢装具作製を重要視する経緯 …………………………… 162
- ■ 筆者所属施設の周辺の装具作製状況 ………………………………… 163
- ■ 急性期で装具を作製するうえでの留意点 …………………………… 165
- ■ 急性期に作製する長下肢装具 ………………………………………… 168
- ■ 急性期から回復期への連携 …………………………………………… 169
- ■ 終わりに ………………………………………………………………… 171

2 装具療法の連携(回復期から生活期へ) ………………… 大垣昌之 172
- ■ 回復期の装具療法の役割 ……………………………………………… 172

- ■ 入院生活から在宅復帰を見据えた対応……………………………176
- ■ 地域連携のあり方…………………………………………………181
- ■ 終わりに……………………………………………………………182

3 装具療法の連携(生活期と行政)……………………芝崎 淳 184
- ■ 下肢装具とは………………………………………………………184
- ■ 用途と制度で異なる装具の種類…………………………………184
- ■ 更生用装具〜申請から作製まで〜………………………………185
- ■ 補装具(下肢装具)判定と情報提供書……………………………188
- ■ 更生用装具を作製するタイミングは?…………………………189
- ■ 適合判定の連携例…………………………………………………192
- ■ 真に必要な使える更生用装具を作製するために………………195

4 装具にかかわる行政の役割…………………………西嶋一智 197
- ■ 公的制度が支える装具調達………………………………………197
- ■ 装具の給付制度……………………………………………………198
- ■ 医療と福祉の違い…………………………………………………199
- ■ 障害者総合支援法による補装具支給の流れ……………………203
- ■ 担当リハ職としての意見書作成…………………………………205
- ■ 障害者総合支援法での短下肢装具支給の実際…………………207

5 装具にかかわるネットワークの形成………………栄 健一郎 210
- ■ はじめに……………………………………………………………210
- ■ ネットワーク形成の背景…………………………………………210
- ■ ネットワーク形成のきっかけ……………………………………211
- ■ ネットワークで何ができるかを考える…………………………212
- ■ ネットワークでできたこと　その1……………………………213
- ■ ネットワークでできたこと　その2……………………………214
- ■ ネットワークの存在価値…………………………………………216

V　新しいトレーニング戦略

1 トレッドミルを用いたトレーニング………………大塚 圭 220
- ■ トレッドミル歩行トレーニング…………………………………220
- ■ 平地歩行への転移性………………………………………………220
- ■ 運動学習理論に基づいたトレッドミル歩行トレーニングの考え方
……………………………………………………………………221
- ■ トレッドミル歩行トレーニングにおける3動作歩行練習の考え方
……………………………………………………………………224

- ■ 脳卒中片麻痺者のトレーニングに適したトレッドミルの仕様……225
- ■ トレッドミル歩行トレーニング実践の注意点………………226
- ■ 終わりに………………227

2 ニューロモデュレーションを併用した歩行トレーニング
………………………………………………山口智史　228
- ■ はじめに………………228
- ■ ニューロモデュレーションの定義………………228
- ■ 歩行機能の回復を目的としたニューロモデュレーション手法……228
- ■ FESを併用した歩行トレーニング………………229
- ■ rTMSやtDCSを併用した歩行トレーニング………………231
- ■ 臨床応用に向けて………………234

3 ボツリヌス療法後の歩行トレーニング………北島昌輝,　浅見豊子　236
- ■ はじめに………………236
- ■ 痙縮に対するボツリヌス療法………………236
- ■ 脳卒中生活期における運動療法………………237
- ■ ボツリヌス療法後の歩行トレーニング………………237
- ■ まとめ………………242

4 ロボットアシスト歩行トレーニング………………大畑光司　243
- ■ 中枢神経障害の運動障害を改善するトレーニング特性………………243
- ■ 脳卒中リハとトレーニング特性………………244
- ■ トレーニング特性のトリレンマ………………244
- ■ 先進的リハの要諦………………245
- ■ 先進的リハ………………246
- ■ virtual realityとrehabilitation robotの脳内作用機序仮説………………248
- ■ rehabilitation robotが運動計画に与える影響………………249
- ■ 歩行RRにおけるactive-assistiveの実例………………252
- ■ 歩行リハの発展のために………………253

- ■ 索引………………256

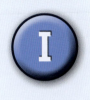

歩行の基礎

I 歩行の基礎

1 正常歩行の神経制御

河島則天

- 自律的でリズミカルな歩行運動は，運動パターンの生成を脳幹・脊髄の低位の階層が担い，運動の計画や開始/終了，調節や学習を高位の階層が担うという中枢神経系の階層性制御によって実現されている。
- 歩行運動を実現する神経システムについての正確な理解は，歩行機能の停滞，異常歩行の原因を見極めるために必要不可欠である。
- 歩行運動の適応性と学習性に関する知見は，歩行機能回復のための具体的なアプローチを考えるうえで重要な手がかりとなる。

はじめに

二足での歩行運動はヒトの生活を支える基本的な行動様式である。円滑な歩行運動を実現するためには数多くの筋の協調的な活動が必要とされ，また単に運動出力を発するだけでなく，外部環境に応じた迅速かつ柔軟な調節が重要となる。もし仮に，歩行運動にかかわるすべての制御が大脳皮質からの逐次の指令で実現されているのだとすれば，高度な処理能力をもつヒトの脳であっても大きな負担になるだろう。しかし実際には，ひとたび歩き始めると，特に腕や脚の動作を意識することもなく，半ば自動的に運動を継続することができる。

図1の概念図に示すように，一般に随意性が要求される運動では，脳の貢献度が大きく，立位姿勢や歩行運動など，高度に自動化された運動の場合には脊髄の貢献度が相対的に大きくなる。また，同じ歩行運動であっても外乱などが生じる環境下では，脳からの補足的な調節が必要となり，反対に整地での歩行の場合には脊髄による自律的な調節の貢献度が大きくなる。歩行運動は，リズミカルで周期的な動作の「自律性」，左右および上下肢の逆位相での動作にみられる「協調性」，逐次の脳からの指令によらず動作が実現される運動の「冗長性」という特徴（動作原理）をもつ。全身の筋の協調的な活動，外部環境に応じた冗長かつ合目的な調節を生み出す神経システムは，中枢神経系の各階層がそれぞれの機能的役割を分担することで構成されているといえよう。

ここでは，脳血管障害後に生じる歩行障害の理解と，機能改善のための効果的なリハビリテーション指針を立案するうえでの一助とすべく，正常な歩行運動がどのような神経制御機序で実現されているのかを概説する。

歩行運動出力の発現にかかわる神経機構

歩行運動における体肢の周期的な運動出力は，中枢神経系のなかでも下位の階層（脊髄・脳幹）に歩行の基本的リズムを発現する神経回路が存在し，運動出力を生成あるいは修正するようなメカニズムを備えているためと考えられている。こうしたリズミカルな運動出力を基盤として，高次脳機能は運動の計画や準備を行い，姿勢や筋緊張の調節をとりもつ皮質下の機能との連携の下に運動の発現（駆動）と調節の役割を担うことで，円滑な運動の発現と実行に貢献している（図2）。

正常歩行の神経制御

図1 歩行運動における脳と脊髄の関係性

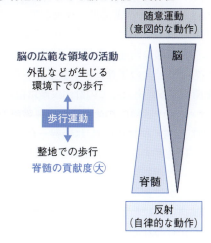

随意性が要求される運動では，脳の貢献度が大きく，歩行や立位姿勢など，自律的な運動では脊髄の貢献度が相対的に大きくなる。同じ歩行運動であっても，外乱などが生じる環境下での歩行では，脳の関与が大きく，整地での歩行の場合には脊髄の関与が大きくなる。

図2 歩行運動を実現する神経システム（階層性制御）

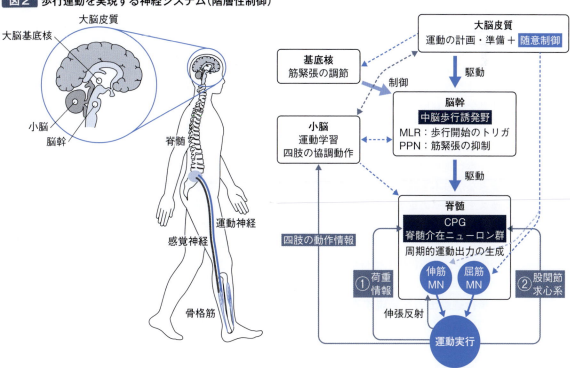

歩行運動は，脳幹と脊髄の神経ネットワークによる自律的・周期的な歩行運動出力の生成を基盤として，高位中枢を含む階層性神経制御によって組織化されている。中枢パターン発生器（Central Pattern Generator：CPG）とよばれる脊髄介在ニューロン群は，高位中枢と運動ニューロン（motor neuron：MN）の中間に位置し，歩行の基本的リズムを生成するとともに歩行に参画する筋群の運動パターンを決定する役割をもつ。歩行運動は高位中枢において計画され，CPGを含む下位運動中枢が基本的運動パターンを発現する。

MLR：mesencephalic locomotor region
PPN：pedunculopontine tegmental nucleus

▶階層的制御の起点としての大脳皮質

運動の実行や調節にかかわる皮質運動領野（一次運動野，運動前野，補足運動野）は，歩行運動の計画や準備，開始と終了にも重要な役割を果たす。歩行運動は安静状態から即座に開始されるのではなく，歩行の開始以前に姿勢調節に関連した活動が先行しているわけなので，ここではまず，立位姿勢から歩行運動への切り替えのプロセスから考えることにする。

静止した立位姿勢から歩行運動を開始するにあたっての計画段階は前頭前野を中心に行われ，予備的な姿勢調節などの運動準備についての調節は補足運動野や運動前野（6野）を介して行われる[1]。6野から脳幹/網様体への投射（皮質-網様体投射）は脳幹-脊髄投射の動員をもたらし，随意的な歩行動作に先行した姿勢調節に貢献する。補足運動野に限局した病変をもつ患者では歩行運動の自発的な開始が阻害されることが報告[2]されていることからも，歩行動作の発現におけるこの領野の重要性を垣間見ることができる。通常，立位姿勢保持中には，大脳皮質や脳幹に対して基底核からの持続的な抑制調節が行われているが，歩行運動の開始前にはこの抑制調節に対する解除，すなわち"脱抑制"が行われる。基底核疾患として知られるパーキンソン病によくみられる歩行開始の困難や筋緊張の異常は，基底核における抑制-脱抑制の切り替えがうまく作動しないことが一因と考えられる[1]。

大脳皮質からの下行性指令は脳幹の中脳歩行誘発野（MLR）に伝達され，運動出力が発現，これにより脊髄に神経指令が下行，脊髄介在ニューロン群で構成される中枢パターン発生器（CPG）による周期的な歩行運動出力が発現する。大脳皮質からの下行性信号は随伴的に小脳にも伝達され，腹側脊髄小脳路からの上行性信号とともに遠心性コピー（efference copy）として運動学習に利用されることが知られている。

歩行運動は自律性の高い運動様式であるが，決してステレオタイプの運動ではない。歩行運動を取り巻く環境は多様であり，接地面の状態や姿勢を揺るがす不意の出来事に対応するために，歩行運動出力の発現にかかわる神経システムは絶えずその興奮性を適切に調節している。歩きながら本を読む，お盆に載せた料理に注意を払いながらテーブルに進む，といった歩行プラスアルファの重畳的な活動（いわゆるdual task）を可能にしているのは，上記のような中枢神経系の階層性制御によるところが大きい。つまり，高位中枢は歩行運動出力に対する直接的な関与は少ないものの，運動の企図，そして準備と開始に必要不可欠である。また，歩行運動の実行中に必要に応じて付加的な随意指令を与えることもきわめて重要な役割といえよう。

▶歩行運動出力を発現する脊髄神経回路

CPGは「感覚入力や高位中枢からの神経指令なしに周期的な運動パターンを生成する神経回路網」と定義される。図3には，CPGのモデルとしてよく説明に用いられている，half center仮説に基づくシェーマを示す。図中のEHC（extensor half center），FHC（flexor half center）はそれぞれ，伸筋，屈筋への指令を司る介在ニューロン群で，相互に抑制性結合をもつことで屈曲伸展の交互運動を生み出す。さらにFHC同士も相互抑制性の結合をもっていることから，左右の体肢間の周期的な運動出力もこのモデルで説明できる。このような複数の脊髄介在ニューロンの回路網の相互作用によって，パターン化された歩行運動出力を実現できるものと考えられている。

脊髄CPGの存在とその性質についての研究の多くは，除脳や脊髄神経切除を施した実験動物を対象として行われてきた。ヒトにおける脊髄CPGの存在根拠を示す報告として，Dimitrijevicら[4]は，脊髄損傷者の脊髄硬膜外に電極を刺入し，電気刺激を課すことによって麻痺下肢に周期的筋活動を誘発できることを発見した（図4）。「課された電気刺激が持続的なものであるにもかかわらず，誘発される筋活動は周期性を帯びたものであることから，この活動がCPGを介したものである」との結論は非常に明解で，彼らの報告によってヒトの脊髄

CPGの存在は一定のコンセンサスを得るに至ったものと考えられる。図5には，脊髄損傷者を対象として脊髄CPGの特性を検討したVolker Dietzのグループの研究例を示した。彼らは，Dimitrijevicらがヒト脊髄CPGの存在可能性を直接的に示す前から，脊髄損傷者の麻痺下肢を歩行運動を模して受動的に動作させた際に，歩行周期に同調した筋活動「歩行様筋活動（locomotor-like muscle activity）」が発現することを観察しており，これが歩行運動に伴う求心性感覚入力と脊髄CPGの連関によって発現するものと考えていた[5]。その後の研究では，動物実験においてCPG活動に影響を及ぼす要因として主張されている股関節，荷重に関する求心性神経情報がヒトにおいても同様に当てはまるか否かを検討する実験が行われ，歩行様筋活動が免荷による身体荷重量[5,6]，股関節の動作範囲や動作様式によって変化することが確認された[5,7]。加えてDietzらは，脊髄損傷者の麻痺下肢に受動的なステッピング運動を与えたときに発現する歩行様筋活動は，より高位を損傷している場合のほうが正常な歩行パターンを呈することを報告している[8]。この結果は，ヒトにおける歩行運動パターン生成に関する神経回路が特定の髄節に存在するのではなく，髄節をまたぐ神経ネットワークによって実現される可能性を示している。

　CPGは歩行周期に応じて生じる感覚情報（とりわけ「荷重情報」と「股関節求心系」）との相互作用によって，運動リズムの安定化，立脚−遊脚の位相転換などが実行される（図2右の運動実行から上行する矢印）。求心性感覚情報は，脊髄反射応答をもたらすことで不意な外乱への対応に重要な役割をもつことがよく知られている。感覚情報に基づく脊髄を中心とした自律的な運動出力，修正を実現する機能単位は，歩行運動におけるフィードバック制御のパートとして位置付けられるだろう。

図3 脊髄歩行中枢の神経制御モデル「half center仮説」の概念図

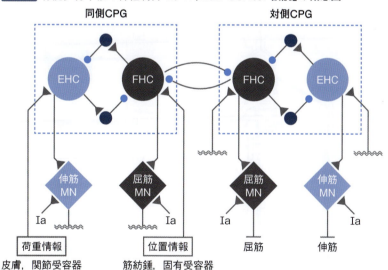

左右の屈筋および伸筋を支配する運動ニューロン群は，互いに相互抑制性の結合をもつ。このような結合様式により，屈筋伸筋間，および左右の筋間の交互性の活動を実現している。

図4 硬膜外電気刺激によって誘発される下肢ステッピング運動

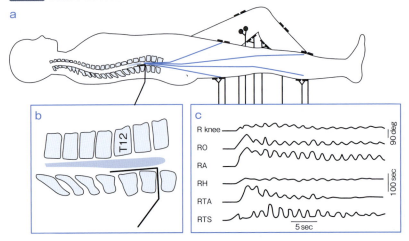

Dimitrijevicら(1998)の研究事例。第5胸髄完全損傷者を対象として，損傷部位より下位にあたる髄節に対して脊髄硬膜外刺激を行った。その結果，麻痺下肢に周期的かつ屈筋-伸筋の交替性筋活動が発現し，その活動振幅は電気刺激の強度に依存して変化することを発見した。ここで重要なのは，脊髄に課された刺激は一定強度の持続的な(周期性をもたない)刺激であったにもかかわらず，下肢に発現した筋活動は周期性をもっていたことである。この結果は，脊髄内にリズミカルな歩行運動出力の発現に貢献するジェネレータが存在することを確証付ける有力な根拠を提示するものであった。

文献4)より引用

図5 脊髄損傷者の麻痺下肢に誘発される歩行様筋活動

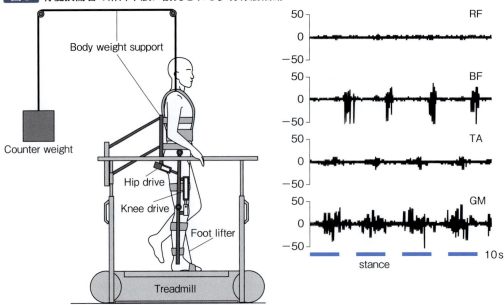

脊髄損傷者を対象として脊髄CPGの特性を検討したVolker Dietzのグループの研究。脊髄損傷者を免荷装置によってトレッドミル上に立たせ，麻痺下肢を歩行運動のように受動的に動作させると，麻痺下肢筋群に歩行周期に同調した筋活動が発現した。

文献5)より引用

円滑な歩行運動を実現するための神経調節機序

歩行運動の実行中に突如の外乱が生じた場合に速やかな応答を実現するうえでは，歩行中の反射感受性の調節がきわめて重要である．また，大脳皮質は歩行運動出力そのものに対する直接的な貢献は少ないものの，歩行運動をとりまく外部環境に応じた調節を行ううえでは，きわめて重要である．ここでは，円滑な歩行運動を実現するための神経調節機序について概説する．

▶歩行運動中の脊髄反射興奮性調節

脊髄反射応答は，運動の形態や種類に応じた課題依存性（task-dependency），周期運動の位相に応じた位相依存性（phase-dependency）という性質をもつ．前者の例を挙げると，後脛骨神経を電気刺激することで得られるヒラメ筋の単シナプス性反射であるH反射は，立位時と比較して歩行時に減少し[9]，走行時には反射応答がさらに小さくなる[10]．この結果は，反射感受性は運動の形態や課題の困難度に応じて中枢性に合目的に調節されることを示している．

また，歩行運動中のヒラメ筋と前脛骨筋の筋活動の振る舞いは完全な相反関係をもつ一方で，立脚期初期には双方の筋の伸張反射感受性がともに亢進する[11]．この位相には筋活動が現れない前脛骨筋の反射感受性が高まる機序は高位中枢由来の入力であることが明らかになっており[11]，このような神経制御様式は，着踵時の不安定な局面で屈筋，伸筋双方の興奮性を高めることで，関節の安定性を高める機能的役割をもっているものと考えられる．反射そのものはステレオタイプな活動であるが，高位中枢からの入力は必要に応じて反射感受性を変調させることが可能で，とりわけ歩行中には環境や運動周期に応じて合目的に調節される．

四足動物では，腰膨大部近傍に存在するCPGが後肢の歩行運動を，一方，頸膨大部近傍に存在するCPGが前肢の歩行運動をそれぞれ支配すること，さらには双方の神経回路を結ぶpropriospinal neuron（PN）という神経結合が存在することが知られている[12]．最近の研究では，二足歩行においてもこれらの経路を介した四足歩行と共通の脊髄神経回路が活用されている可能性が示唆されている．Dietzのグループは，ヒトにおける体肢間の神経経路と歩行運動の関連を検討した[13]．座位および立位姿勢保持下での腕運動中には，下肢に電気刺激を課しても上肢に反射応答を認めないが，同様の電気刺激を歩行中に与えると，上肢に反射応答が発現する．この結果からDietzは，歩行中には四肢間の神経経路の興奮性が賦活され，上肢と下肢の独立した制御が必要となる場合には逆に興奮性を増加させないような神経システムが存在すると論じている．

▶歩行運動中に活動する脳領域

図6に歩行運動に関連する大脳皮質の部位と役割を整理した．経験に基づく予測，外部環境の変化に応じた歩行運動の調節には大脳皮質がきわめて重要な役割を果たす．とりわけ，歩行運動中に認知活動が随伴する場合には，認知活動のレベルに応じて歩行運動への影響（干渉の度合い）が変化する．その一例として，高齢者を対象とした研究において，歩行中に話しかけられた際の立ち止まる頻度と転倒リスクに関連があることが明らかにされている[14]．歩行運動時には課題や文脈に応じて前頭前野の活動が必要となるが，この結果は，認知活動による過度な前頭機能の動員によって歩行運動への干渉が生じた結果であると考えられる．

また，外部環境の変化に応じた歩行運動の調節には，視覚情報，体性感覚情報が重要であり，既述の運動関連領野に加えて視覚情報処理に関連した後頭葉（視覚野），頭頂葉，体肢の協調運動に関連する小脳など，広範な脳領域が活動する．視覚情報に基づく歩行運動調節を考えるうえでの興味深い研究として，Drewらの研究[15]がある．ネコは前肢で障害物をまたぎ越えた後，視野内で確認することなしに，障害物の高さや距離を適切に加味して後肢のまたぎ越え動作を

実現する[16]。LajoieとDrewはネコの後頭頂皮質（5野）をブロックすると後肢のまたぎ越え動作が消失することを見出し，この領域が，視覚情報とその一時保存に応じた短期記憶誘導性の運動プログラム発現（working memory）に貢献していることを示した[15]。われわれが障害物をまたぎ越える場合には，数歩前に対象をとらえ，運動修正の度合いを適切に見積もったうえで，運動系を発動する。これらの研究結果は，このような視覚情報に依拠した歩行調節に後頭頂皮質が関与していることを示す，興味深い知見である。

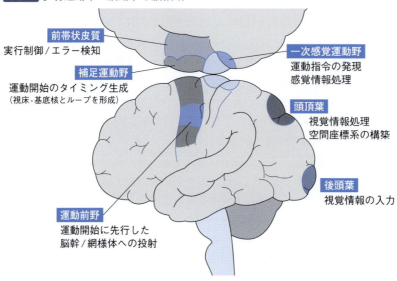

図6 歩行運動中に活動する脳領域

意図の関与が強いほど大脳皮質（特に運動野），視覚情報処理に関連した後頭葉，頭頂葉の関与が大きい。

文献17)より引用

歩行運動の適応性と学習性

　ここでは，前項に解説した歩行運動の神経システムをさらに掘り下げて理解することを企図して，歩行運動の適応性と学習性に焦点をあてる。具体的には，歩行運動の神経システムを，①「適応性」を担うフィードバック制御，②「学習性」を担うフィードフォワード制御，の観点からとらえ，2つの制御方略が歩行のなかでいかなる機能的役割をもつのかについて考えてみたい。
　左右のベルトが独立し異なる速度で動作する「スプリットベルトトレッドミル」を用いたアプローチは，歩行の適応性と学習性についての多くの知見を与える興味深い研究である[18,19]。通常歩行からベルト速度を変えた直後には，正常歩行の体肢の協調性，左右対称性が失われる。しかし，数分の間この環境で歩行運動を続けると歩行のリズムは次第に安定し，10分後にもなると被験者は特に違和感をもつことなく歩くことができる。従来，脊髄ネコでもこのような歩行調節が発現することを根拠として，スプリットベルトトレッドミルへの適応は脊髄CPGによるリズム修正の貢献が大きいとの説明が主流であったが，近年Bastianのグループは，歩行の運動調節に学習性をもった神経調節機序が存在することを明らかにしている[19-22]。
　彼女らは，スプリットベルトトレッドミルへの適応／学習過程で，歩行の特性を反映する諸変数に2タイプの独立した傾向がみられることを示している。すなわちストライド長は外乱開始直後に速やかに一定の値に収束するのに対し（reactive feedback adaptation），ステップ長は長い時定数をもって学習期中盤になってようやく安定し，加えて通常のベルトスピードに戻った際に顕著な後効果"after effect"を示す（predictive feedforward adaptation）。前者は体性感覚

を利用した早い応答性をもつ制御で，後者はエラーの修正など運動学習に関連する制御に重要であることを示しているのだが，一連の研究のなかで，小脳梗塞患者では後者の調節が著しく損なわれることで傍証している点で説得力がある[23]。これらの研究の意義は，歩行運動の神経調節機序として，学習性にかかわる側面(つまりフィードフォワード制御)の存在を明確にしたことにあるだろう。

　歩行の適応性と学習性，という視点は，歩行機能改善のためにどのようなリハビリテーションアプローチを行うべきかを考えるうえで，重要なヒントを与えてくれる。すでに述べたように，歩行運動出力は，脊髄CPGと感覚情報の相互作用によって生み出されている。一定のリズムでの歩行出力を刻み続けるこの機能単位は，歩行運動におけるフィードバック制御のパートとして位置付けられるだろう。一方，フィードフォワード制御は，あらかじめ外乱によって起こりうる結果を想定し，運動指令に合目的的修飾を与えようとするものである。前項において，実行中の歩行運動に対して大脳皮質の関与が"それほど"大きくないと記したが，実際には皮質脊髄路の興奮性は歩行周期に同調して，位相依存的に変化することが明らかにされている。特に立脚初期の踵が接地する局面では，足関節底屈筋，背屈筋ともに皮質脊髄路，伸張反射長潜時成分の興奮性が増大する[11]ことが明らかにされている。

　歩行運動を実現する神経システムを考えるうえで，中枢神経系の階層ごとにその役割と機能をみる視点に加え，適応的なフィードバック制御と学習性のあるフィードフォワード制御という観点からとらえる視点をもつことで，より包括的に歩行運動のメカニズムを理解することにつながるのではないだろうか。

脳卒中後の歩行運動の特性

　障害や疾患を負った状態での歩行，および歩行の再獲得の過程では，大脳皮質の関与の度合いと役割は，通常歩行におけるそれとは異なる。大脳皮質運動野から脊髄への下行性運動指令の伝導路である錐体路(皮質脊髄路)が障害されると運動麻痺が発現するため，大脳皮質を起点とした随意指令に遮断・停滞が生じる結果，歩行運動の円滑な発現を著しく阻害する。

　片側性の運動麻痺が生じた場合には，歩行運動の自律性や左右の体肢動作の協調性が著しく損なわれるため，これを補うための代償動作(これを発現するための大脳皮質の代償的な動員)が必要となる。また，皮質下および脊髄，末梢になんらかの障害が生じた場合にも，その機能停滞や痛みの発現によって，正常歩行の調和が損なわれ，大脳皮質の関与の仕方にも大きな変化が生じる。

　大脳皮質の損傷後には，損傷による機能停滞や阻害を周囲の皮質領域が代行する，いわゆる可塑的変化(plasticity)が生じることがよく知られている。この可塑的変化は歩行運動にも大きく関連するものと考えられる。総じて考えると，大脳皮質による随意的な代償動作の実行は，停滞した機能を補うための戦略として位置付けられる。正常歩行は，脳幹や脊髄を中心とした自律的な運動出力の生成により，明確な企図や意識を伴うことなく実現されているが，ひとたび障害を負うと，歩行運動実現のための神経システムに破綻が生じる。おおむね，歩行運動の実行に対する注意や意図の要求が大きくなることから，障害や機能停滞を代償する歩行動作の実現には，大脳皮質の関与が大きくなるものと考えられる。

脳卒中者の歩行機能改善に向けて

　脳卒中者の場合，歩行運動の基本的リズムの発現にかかわる脊髄神経回路は直接的なダメージを受けていないことから，片側性の運動感覚麻痺がある場合でも，左右下肢の逆位相でのステッピング動作と周期的な荷重印加などが実現できれば，脊髄レベルでの歩行運動出力の適切な発現を促すことが可能となる。急性期，回復期においては機能回復のプロセスを促進させ，歩行運動出力を最適化するような各種アプローチが重要な位置付けを担う。一方で，脳卒中由来の機能低下が完全に回復することはまれであり，歩行運動をより効率的に実現するためには，機能低下を補完する代償動作の獲得が必要である。片側性の運動-感覚麻痺に加え，装具や歩行補助具（杖など）の使用は，正常歩行特性とは異なる新たな運動制御方略を必要とすることから，回復期から生活期にかけての歩行リハビリテーションには，新しい歩行動作に対する「学習」の要素が含まれる。

　脳卒中片麻痺者を対象として時間経過に伴う歩行特性の変化を検討した先行研究では，速度や主観的な歩行の安定性が徐々に高まる一方で，左右の脚の立脚時間，ステップ長から定量化される歩行対称性は，時間経過とともにむしろ非対称性が増加に向かうことが報告されている[24]。この結果は，生活期に移行すると非麻痺側を軸足とした代償歩行が定着することに加え，歩行の安定性をより高め，転倒のリスクを回避するために非麻痺側を優先的に使うストラテジー（過度の代償動作）を採っている可能性を示唆している。代償動作を駆使した歩行を行うことで，主観的な歩行の安定性は高まるかもしれないが，非対称的な姿勢や歩行の継続は非麻痺側の関節疾患などのさまざまな弊害を招くリスクがある。従って，実用歩行獲得後のリハビリテーションにおいては，麻痺側への荷重シフトや麻痺筋の動員を促し，左右非対称を緩和するようなアプローチが重要な意味をもつものと考えられる。

まとめ

　以上，概説したとおり，環境に応じた柔軟な立位姿勢と歩行運動の実行の背景には，運動パターンの生成を脳幹・脊髄の低位の階層が担い，運動の計画や開始/終了，調節や学習を高位の階層が担うという中枢神経系の階層性制御が存在する。CPGは運動出力の発現という直接的な役割だけでなく，歩行動作に関する詳細な運動指令を個々の効果器に逐一与えなくてもよい，という点で，高位中枢の労力を緩和させる重要な機能的役割をもつものと考えられる。一方で，ヒトの大脳皮質は系統発生的には最も発達した部位であることから，社会生活のなかでさまざまな認知活動や周辺環境のなかでの柔軟かつ適切な立位姿勢と歩行運動の調節は，大脳皮質の機能による部分が大きい。

　歩行の運動制御機序やバイオメカニクス的特性に関しては，これまでにさまざまな視点から膨大な数の研究が行われているものの，加齢や各種疾患に対する歩行リハビリテーションについては，現時点でも体系化されているとは言い難い。今後の研究では，歩行のメカニズムの解明に傾倒するばかりでなく，障害・外傷後の歩行機能回復の程度を定量化したうえでその機序に言及できるようなより踏み込んだ実践的研究，歩行の神経基盤の理解に基づく歩行停滞の問題特定とそれを克服するための新しい歩行リハビリテーションストラテジーの構築など，臨床現場に直結しうるようなアプローチが目指されるべきだろう。

◎文献

1) 高草木　薫：歩行の神経機構 Review. Brain Medical 19(4), 303-315, 2007
2) Della sala S et al：Gait apraxia after bilateral supplementary motor area lesion. J Neurol Neurosurg Phychiatry, 72(1)：77-85, 2002.
3) Grillner S：Neurobiological bases of rhythmic motor acts in vertebrates. Science , 228(4696)：143-149, 1985.
4) Dimitrijevic MR et al：Evidence for a spinal central pattern generator in humans. Ann N Y Acad Sci, 860：360-376, 1998.
5) Dietz V et al：Locomotor activity in spinal man. Lancet, 344(8932)：1260-1263, 1994.
6) Harkema SJ et al：Human lumbosacral spinal cord interprets loading during stepping. J Neurophysiol, 77(2)：797-811, 1997.
7) Kawashima N et al：Alternate leg movements amplifies locomotor-like muscle activity in spinal cord injured persons. J Neurophysiol, 93(2)：777-785, 2005.
8) Dietz V et al：Level of spinal cord lesion determines locomotor activity in spinal man. Exp Brain Res, 128(3)：405-409, 1999.
9) Capaday C et al：Amplitude modulation of the soleus H-reflex in the human during walking and standing. J Neurosci, 6(5)：1308-1313, 1986.
10) Capaday C et al：Difference in the amplitude of the human soleus H reflex during walking and running. J Physiol, 392：513-522, 1987.
11) Christensen LO et al：Transcranial magnetic stimulation and stretch reflexes in the tibialis anterior muscle during human walking. J Physiol, 531(Pt 2)：545-557, 2001.
12) Nathan PW et al：Vestibulospinal, reticulospinal and descending propriospinal nerve fibres in man. Brain, 119(Pt 6)：1809-1833, 1996.
13) Dietz V et al：Do human bipeds use quadrupedal coordination? Trends Neurosci 25(9)：462-467, 2002.
14) Lundin-Olsson L et al："Stops walking when talking" as a predictor of falls in elderly people. Lancet, 349(9052)：617, 1997.
15) Lajoie K, Drew T：Lesions of area 5 of the posterior parietal cortex in the cat produce errors in the accuracy of paw placement during visually guided locomotion. J Neurophysiol, 97(3)：2339-2354, 2007.
16) McVea DA et al：Long-lasting, context-dependent modification of stepping in the cat after repeated stumbling-corrective responses. J Neurophysiol, 97(1)：659-669, 2007.
17) 河島則夫：伝導路を見る -大脳皮質 -(特集：姿勢と歩行).Clin Neurosci, 33(7)：750-752, 2015.
18) Choi JT and Bastian AJ：Adaptation reveals independent control networks for human walking. Nat Neurosci, 10(8)：1055-1062, 2007.
19) Reisman DS et al：Interlimb coordination during locomotion：What can be adapted and stored? J Neurophysiol, 94(4)：2403-2415, 2005.
20) Vasudevan EV and Bastian AJ：Split-belt treadmill adaptation shows different functional networks for fast and slow human walking. J Neurophysiol, 103(1)：183-191, 2010.
21) Choi JT et al：Walking flexibility after hemispherectomy：split-belt treadmill adaptation and feedback control. Brain, 132(Pt 3)：722-733, 2009.
22) Malone LA and Bastian AJ：Thinking about walking：effects of conscious correction versus distraction on locomotor adaptation. J Neurophysiol, 103(4)：1954-1962, 2010.
23) Morton SM and Bastian AJ：Cerebellar contributions to locomotor adaptations during splitbelt treadmill walking. J Neurosci, 26(36)：9107-9116, 2006.
24) Patterson KK et al：Changes in gait symmetry and velocity after stroke：A cross-sectional study from weeks to years after stroke. Neurorehabil Neural Repair, 24(9)：783-790, 2010.

I 歩行の基礎

2 正常歩行と片麻痺歩行のバイオメカニクス

山本澄子

- 正常歩行の立脚期はロッカー機能で表される倒立振り子の動きであり，振り子を振るときの股関節と足関節の連動が重要である．
- 片麻痺者の歩行では麻痺側立脚期の振り子を振ることが難しく，振り子の振りを表す足関節を中心とした下肢の前方回転と体幹直立は歩行のパフォーマンスと関係が深い．
- 片麻痺者の歩行では，正常歩行でみられる関節モーメントの切り替えができず，このことが振り子の振りに影響している．
- 麻痺側立脚期の振り子の振り始めである踵ロッカーの改善は歩行周期全体に影響する．

はじめに

　バイオメカニクスの観点から歩行を考える際に，Perryが提唱したロッカー機能を理解することは重要である．ロッカー機能は正常歩行の特徴であるが，これを片麻痺者の歩行に応用して考えることは効率のよい歩行を獲得するために有効な手段である．本稿ではまず，正常歩行を対象にロッカー機能を解説し，次にロッカー機能の観点から片麻痺者の歩行について述べる．3次元動作分析の結果を用いて，ロッカー機能と歩行のパフォーマンスの関係を示し，典型的な歩行を示す症例の検討を通じて歩行を評価する際の着眼点について述べる．特に観察することが可能な身体の動きと客観的な歩行計測結果との関係を示すことで，何に着目すべきかについて解説する．

　本稿での歩行周期はPerryの定義に従うが，片麻痺者では単脚支持期の踵離れが認められないことが多いため，立脚中期と立脚終期をまとめて単脚支持期として表記する．すなわち，立脚期を荷重応答期（対象足の接地～反対足の離地），単脚支持期，前遊脚期（反対足の接地～対象足の離地）と分類し，片麻痺者については特に説明しない限り麻痺側の立脚期について述べる．

正常歩行のロッカー機能

　ロッカー機能とは，立脚期の身体がロッキングチェアのように回転しながら前方に移動していく動きである（図1）[1]．回転の中心は踵から足関節，前足部，つま先と徐々に前方移動していき，これらをそれぞれ踵ロッカー，足関節ロッカー，前足部ロッカー，つま先ロッカーとよぶ．これらのうち，つま先ロッカーは時間が短く片麻痺者にとっては非常に難しい動きであるため，ここでは前足部ロッカーまでの3つの機能について述べる．正常歩行の特徴としてPerryはロッカー機能のほかにlocomotor（機関車）とpassenger（乗客）という考え方を示している（図2）[2]．これは，身体のうちの骨盤から上を乗客と考え，乗客をできる限り動かさずに機関車である下肢が移動していく，というものである．図3に3次元動作計測装置で計測した正常歩行立脚期のスティックピクチャーを示す．下肢は膝をわずかに屈曲した状態で下腿と大腿が一体となって前方に回転し，体幹はほぼ直立を保っていることがわかる．

　正常歩行中の重心の動きを図4に示す．図4aは重心高さの変化，図4bは重心の進行方向速度の変化のグラフであり，色を塗った部分が両脚支持期を示す．重心の高さはサインカーブ

のような滑らかな曲線を描き，単脚支持期で高く両脚支持期で低い．一方，重心の進行方向速度は両脚支持期で最大となり，単脚支持期で徐々に減少している．すなわち，重心は単脚支持期前半で上昇しながら徐々に減速し，後半で下降しながら加速している．このような動きは図5に示す倒立振り子の動きとして考えることができる．歩行中の重心は左右に移動しながら前方移動していくが，効率のよい歩行とは振り子の左右の振りを抑えてロッカー機能によって前方へ振り子を振る動きといえる．

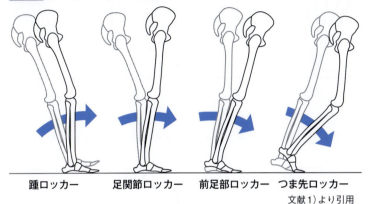

図1　Perryのロッカー理論

踵ロッカー　　足関節ロッカー　　前足部ロッカー　　つま先ロッカー

文献1）より引用

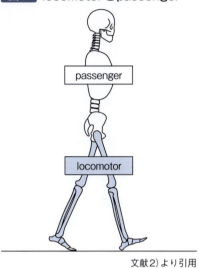

図2　locomotorとpassenger

文献2）より引用

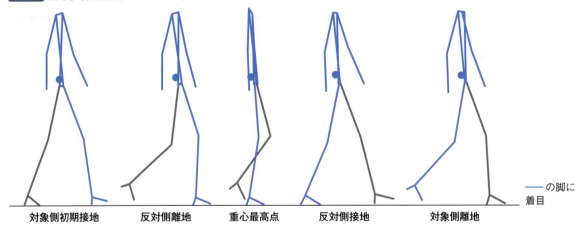

図3　正常歩行立脚期のスティックピクチャー

対象側初期接地　　反対側離地　　重心最高点　　反対側接地　　対象側離地

――の脚に着目

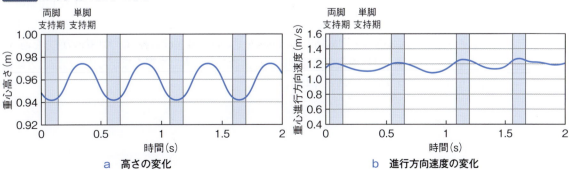

図4　正常歩行の重心の動き

a　高さの変化　　　　　　　b　進行方向速度の変化

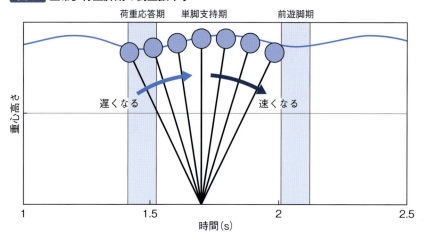

図5 正常歩行立脚期の倒立振り子

　前方への振り子の振りを作る筋活動について考える。バイオメカニクスでは主に床反力と関節位置との関係から関節モーメントとして筋活動を考える[3]。図6に歩行1周期中の矢状面内の下肢関節モーメントを示す。横軸は初期接地（initial contact：IC）を開始点とした歩行1周期時間，縦軸は関節モーメントであり，身体を伸ばす方向の伸展・底屈モーメントをプラスで表示してある。黒の実線で示した縦軸ゼロのラインよりグラフが上にあれば，伸展・底屈筋が活動し，下にあれば屈曲・背屈筋が活動すると解釈できる。図6より，膝関節のグラフはゼロのラインを何度も横切っていて，これは立脚期中の膝関節まわりの関節モーメントが頻繁に切り替わっていることを示している。股関節については立脚期前半に伸展モーメント，後半から遊脚期前半にかけて屈曲モーメントが発生し，歩行1周期中に2回の切り替えが行われている。このように正常歩行の特徴は短時間に関節モーメントの切り替えが頻繁に行われることである。

　足関節モーメントについては，立脚期最初の小さな背屈モーメントから底屈モーメントが徐々に増加して単脚支持期の終了付近でピークを迎える。この結果と関節の動きとの関係より各ロッカーにおける足関節まわりの筋活動を図7に示す。踵ロッカーは背屈モーメントであり，足関節は底屈していくため，この時期の活動は背屈筋の遠心性収縮である。足関節ロッカーは底屈モーメントが増加する時期であり，足関節は背屈していくためこの時期は底屈筋の遠心性収縮である。踵が上がった後の前足部ロッカーでは底屈筋の活動が継続して足関節が底屈していくため底屈筋の求心性収縮である。これらのロッカーのうち，踵ロッカーは立脚期の振り子の振り始めを作る時期である。この時期（荷重応答期）の筋活動をみると，足関節背屈モーメントとともに膝関節伸展モーメントがみられる。この時期の膝関節は軽度屈曲することから，背屈筋，膝伸展筋ともに遠心性収縮である。踵ロッカーは両脚支持期に下がってきた重心を持ち上げながら前方に移動していく時期であり，足関節背屈筋によって下腿部の引き出し，膝伸展筋によって大腿部の引き出しが行われる（図8）。踵ロッカーの時期に股関節まわりでは歩行1周期中で最大の伸展モーメントが発生し，体幹の直立を保っている。これらのことから，下腿と大腿を後傾した状態で接地することで床反力ベクトルを足関節と膝関節の後方，股関節の前方を通し，下肢の前面の筋の遠心性収縮と股関節伸展筋の活動で体幹直立を保ちながら重心の前上方回転を作り出すのが踵ロッカーである（図9）。

正常歩行と片麻痺歩行のバイオメカニクス

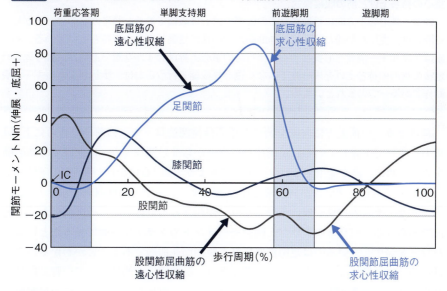

図6 正常歩行1周期の下肢関節モーメント（収縮様式については図10参照）

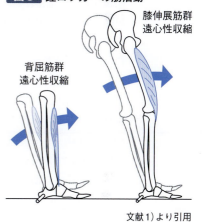

図7 ロッカー機能と足関節まわりの筋活動

図8 踵ロッカーの筋活動

文献1）より引用

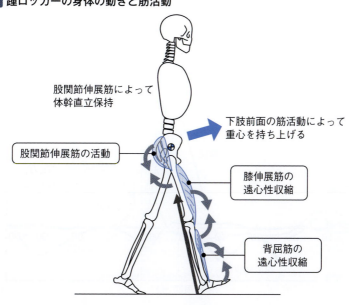

図9 踵ロッカーの身体の動きと筋活動

> **重心の持ち上げと筋の収縮様式**
>
> 通常，重心を上方向に移動させるのは筋の求心性収縮である．椅子からの立ち上がりや階段を昇る際には，主に膝関節と股関節の伸展筋が求心性に活動して重心を持ち上げている．筋の求心性収縮はエネルギー消費を必要とする．歩行時の重心上昇はわずかな量であるが，繰り返し行われる接地後の重心の持ち上げを求心性ではなく遠心性収縮で行うことは，歩行がエネルギー消費の少ない動作である一つの表れといえる．

踵ロッカーで前上方に回転を始めた重心は足関節ロッカーの前半でさらに上昇し，その後，重力によって下降していく．足関節ロッカーから前足部ロッカーに向けての筋活動と収縮様式をみるために，筋が発生するパワーをみてみよう．図10は歩行1周期中の下肢筋活動のパワーのグラフであり，プラスが筋の求心性収縮，マイナスが遠心性収縮を示す[3]．図10で歩行中の大きなプラスのパワーは前足部ロッカーが起きる前遊脚期から遊脚期にかけて足関節と股関節でみられる．パワーのグラフと関節モーメントのグラフを併せて見ることにより，プラスのパワーを発生しているのは足関節底屈筋と股関節屈曲筋であることがわかる．これらの筋活動は足関節底屈筋によって床を蹴って前に進み，股関節屈曲筋によって遊脚に向けて大腿部を振り出す活動である（図11）．パワーのグラフより，前足部ロッカーの前の足関節ロッカーの時期は足関節，股関節ともにマイナスのパワーを発生している．関節モーメントのグラフより，足関節ロッカーの関節モーメントは前足部ロッカーと同じ足関節底屈モーメントと股関節屈曲モーメントである．すなわち，足関節ロッカーでは足関節底屈筋と股関節屈曲筋が遠心性収縮によって伸長されながら力を発揮している．

これらを総合すると，足関節ロッカーは単脚支持期で起こり，重心最高点から重力によって下降する動きに対して底屈筋群の遠心性収縮で下肢の前傾にブレーキをかけ，股関節屈曲筋群を伸ばしながら体幹直立のままで股関節を伸展していく（図12）．この時期の足関節と股関節の連動はロッカー機能において重要である．反対足の接地が起きると，これらの伸ばされた筋が解放されて求心性収縮に切り替わり身体を前上方に押し出している．歩行1周期を100％とすると，片方の脚の単脚支持期は40％，両脚支持期は10％であり，長い時間をかけた伸長のあとで短時間の求心性収縮が起こることがわかる．筋は伸長されると大きな力を発揮しやすいことは周知の事実であり，正常歩行では一歩ごとに筋の伸長，短縮が繰り返されている．これらのことから，ロッカー機能の観点で歩行を評価するには足関節を中心に下腿と大腿が前方回転することと体幹の直立が着目すべき点といえる．

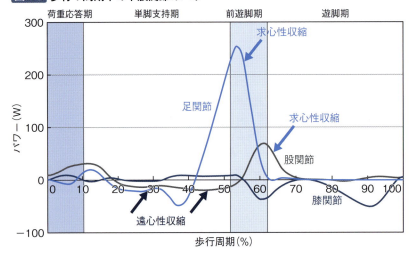

図10 歩行1周期中の下肢関節のパワー

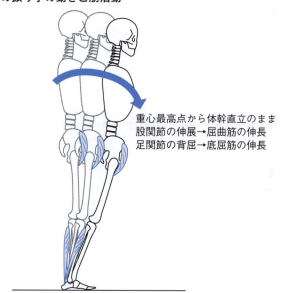

図11 歩行中の筋の求心性収縮

後脚の股関節屈曲モーメント：
下肢を振り出す

後脚の足関節底屈モーメント：
床を蹴って前に進む

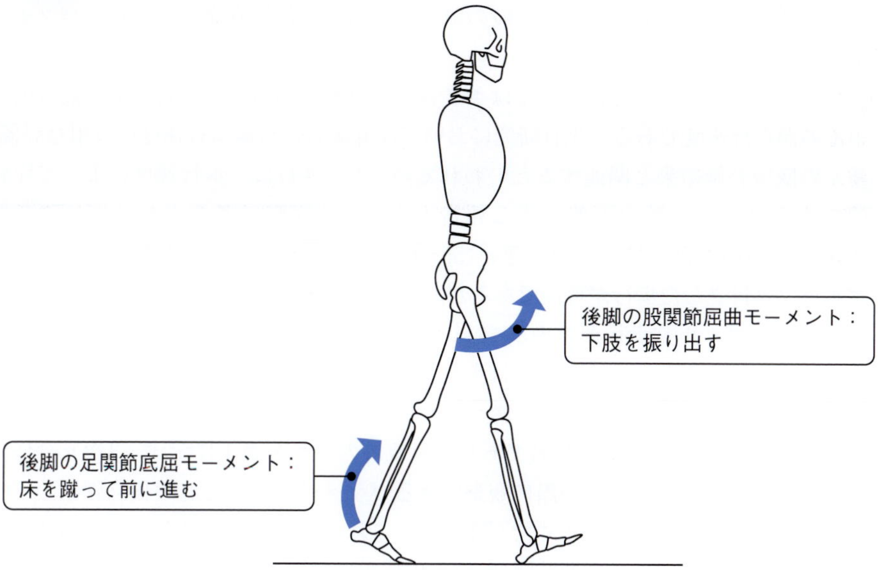

図12 正常歩行立脚期後半の振り子の動きと筋活動

重心最高点から体幹直立のまま
股関節の伸展→屈曲筋の伸長
足関節の背屈→底屈筋の伸長

片麻痺者のロッカー機能と歩行パフォーマンスの関係

　片麻痺者の歩行については多くの先行研究があり，歩行速度の低下や歩幅の非対称性などが指摘されている[4,5]。歩行速度低下と関連する要因を調べた研究も数多く行われ，その多くが麻痺側立脚期後半の床反力前方成分の減少，足関節底屈モーメントの減少，底屈筋の活動の低下が歩行速度の低下と関連すると報告している[6,7]。多くの文献の結果をまとめると，麻痺側の立脚期後半に足関節底屈モーメントの低下により push off が減少し，代償として股関節屈曲筋による大腿部の引き上げ（pull off）が行われるといわれている（図13）。この結果は歩行中の筋の求心性収縮に着目した結果である。しかし，歩行時の筋活動は求心性収縮だけでなく遠心性収縮が重要な役割を果たしている。前述のように十分な遠心性収縮を行うためには体幹の直立と下肢の前方回転が重要であるが，片麻痺者の歩行をロッカー機能の観点から分析した研究

はほとんど行われていない。そこで，ここでは比較的多人数の3次元動作分析による歩行計測結果より，ロッカー機能を表す下肢の前方回転および体幹直立と，歩行のパフォーマンスとの関係について述べる。

歩行のパフォーマンスについてはさまざまな見解があるが，先行研究で最も広く用いられているのが歩行速度である。先行研究において片麻痺者の至適歩行速度は有用な評価指標であり，多くの臨床評価結果と関連するといわれている[8]。さらに，歩行速度によって片麻痺者の機能的なカテゴリー分類が可能とする報告もある[9]。片麻痺者を歩行速度によって遅い（12～20 cm/s），中間（28～37 cm/s），速い（55～65 cm/s）のグループに分類すると，中間および速いグループは自立した歩行が可能であるが，遅いグループはさまざまな介助が必要とされている。他の研究では，正常歩行速度の30％以下の片麻痺者は地域活動に支障が出るという報告もある[10]。これらのことから，ここでは歩行パフォーマンスとして，歩行速度と時間距離因子を取り上げ，ロッカー機能との関係を調べた。

対象は維持期の片麻痺者25名であり，対象者の情報を表1に示す。3次元動作分析で計測されたデータより，歩行評価の際に観察できるパラメータとして麻痺側立脚期の下腿部可動範囲と体幹前後傾の可動範囲を求めた（図14）。これらのパラメータと歩行のパフォーマンスを示す歩行速度，歩幅，歩行周期時間（麻痺側の荷重応答期，単脚支持期，前遊脚期時間）の関係を調べた。図15は立脚期の下腿部可動範囲と体幹前後傾可動範囲の関係を，先行研究にならって歩行速度別に示す。横軸は下腿部可動範囲，縦軸は体幹可動範囲であり，1つの点が1人の対象者を示している。歩行速度が0.20 m/s未満の対象者は下腿部可動範囲が比較的小さく体幹可動範囲が大きい。歩行速度が0.20～0.37 m/sの対象者は体幹可動範囲が比較的小さく，下腿部可動範囲が小さい。歩行速度が0.38 m/s以上の対象者は体幹可動範囲が比較的小さく，下腿部可動範囲は広い範囲に分布している。

図13 片麻痺者の歩行に共通した特徴

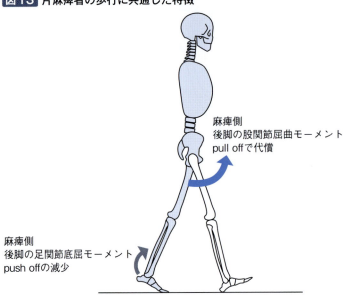

表1 対象者の情報

N＝25

性別	男性：17　女性：8
年齢	71.2(SD6.7)　　Min：57　　Max：84
身長(cm)	161.3(SD 8.3)　Min：147　Max：174
体重(kg)	60.4(SD12.6)　Min：40.2　Max：89.9
疾患名	脳出血：15　脳梗塞：10
麻痺側	右：11　　左：14
下肢Brunnstrom Stage	Ⅲ：2　Ⅳ：9　Ⅴ：9　Ⅵ：5
下腿三頭筋緊張(MAS)	0：5　1：10　2：6　3：4
発症からの期間(年)	8.7(SD6.4)　　Min：11月　Max：26
歩行自立度　屋内	自立：23　監視：2
屋外	自立：17　監視：7　軽度介助：1
歩行補助具	なし：5　T-杖：18　歩行器：1　車椅子：1
使用装具	なし：16　靴べら型 AFO：6　軟性 AFO：1　金属支柱つき AFO：1　油圧 AFO：1

MAS：Modified Ashworth Scale

図14 ロッカー機能評価の着眼点

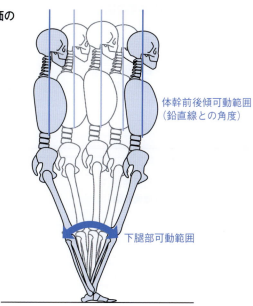

図15 片麻痺者の立脚期の下腿部可動範囲と体幹前後傾可動範囲の関係

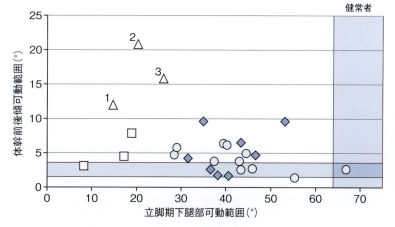

次に，下腿部可動範囲と歩幅の関係を図16，歩行周期時間との関係を図17に示す。下腿部可動範囲は麻痺側立脚期に直接関連する非麻痺側歩幅だけでなく，麻痺側歩幅とも関係があり，下腿部可動範囲が大きいほど歩幅が長い（図16）。下腿部可動範囲と歩行周期時間との関係をみると，下腿部可動範囲が小さい対象者は荷重応答期，前遊脚期が長いことがわかる（図17 a，c）。反対に下腿部可動範囲が増えると単脚支持期はわずかに延長するが，その値はほぼ一定であった（図17 b）。図17 a，cで特に時間が長い対象者にナンバーを振り，図15，図16でも同じナンバーを振った。これらのグラフをみると，下腿部可動範囲が小さい対象者は歩幅が短く，荷重応答期と前遊脚期が長く，体幹の可動範囲が大きく，先行研究において活動に支障があるとされる歩行速度であることがわかる。

これらの結果より，片麻痺者の歩行速度低下の主な要因は歩幅の短縮と両脚支持期の延長であり，これらは下腿部可動範囲の減少と密接に関係していることがわかった。立脚後期の姿勢を考えると，下腿前傾が小さいと非麻痺側の歩幅が伸びず，股関節が伸展しにくい（図18）。さらに体幹が前傾すると股関節伸展が困難となる。これらは足関節ロッカーから前足部ロッカーにかけての足関節と股関節の連動の問題であり，結果としてその後に続く筋の求心性収縮の低下につながると考えられる。

図16 立脚期下腿部可動範囲と歩幅の関係

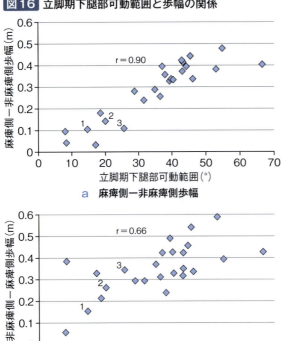

a 麻痺側−非麻痺側歩幅

b 非麻痺側−麻痺側歩幅

図17 立脚期下腿部可動範囲と時間因子の関係

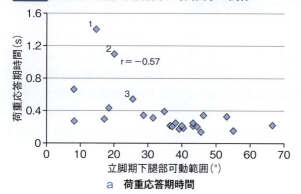

a　荷重応答期時間

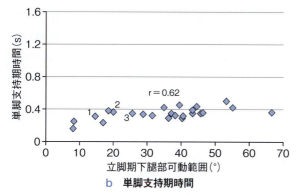

b　単脚支持期時間

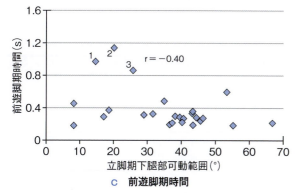

c　前遊脚期時間

図18 下腿部可動範囲と体幹可動範囲の影響

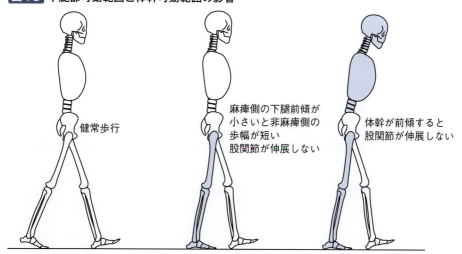

症例検討によるロッカー機能の評価

　片麻痺者の歩行をロッカー機能の観点からみることができることがわかった。次に典型的な歩行を示す2例の症例検討を通して、ロッカー機能の観点からみた歩行分析の詳細を述べる。片麻痺者の歩行は個人差が大きいため、歩行パターンによって分類する研究が行われている。これらの研究では、膝関節の動きによって歩行を分類するのが妥当といわれている[11, 12]。従って、ここでは立脚期中に膝が伸展するパターンと屈曲するパターンの2症例の歩行計測結果を示し、ロッカー機能の観点から歩行の特徴を述べる。さらにロッカー機能を補助する装具を使用した際の歩行の変化を示す。

▶症例A

　立脚期に膝が伸展する歩行を示す症例A（77歳男性、脳梗塞による右片麻痺、下肢のBr. Stage Ⅳ、屋内外歩行自立、発症から1年）の結果を図19に示す[13]。図19aは立脚期のスティックピクチャー、図19bは重心の動き、図19cは関節モーメントのグラフであり、すべて正常歩行の図と同じ書式で描いてある。スティックピクチャーより、症例Aの立脚期には下腿可動範囲が非常に小さく、体幹は常に軽度前傾している。重心高さの変化では麻痺側立脚期に重心が上昇せず、荷重応答期の速度の増加がみられない。症例Aは麻痺側を前に出す歩幅が小さく、荷重応答期時間が長いことと相まって荷重応答期に速度が増加しない。関節モーメントは全体に値が小さいだけでなく、立脚期中つねに足関節は底屈モーメント、膝関節は屈曲モーメント、股関節は伸展モーメントであり、正常歩行でみられた関節モーメントの切り替えがみられない。ここで、膝関節屈曲モーメントは屈曲筋の活動ではなく膝を過伸展することによる膝関節後面の靱帯などの受動要素の抵抗と考えられる。振り子の振り始めに必要な荷重応答期の足関節背屈モーメント、膝関節伸展モーメント、股関節伸展モーメントがみられないため踵ロッカーで重心が上昇せず、その後の足関節ロッカー、前足部ロッカーに影響している。

筋の同時収縮も考慮する

　片麻痺者の歩行の特徴は関節モーメントの切り替えがないことと述べたが、関節モーメントは拮抗筋の筋活動の差である。筋電図を使用した先行研究において、片麻痺者の歩行では麻痺側だけでなく非麻痺側の筋も同時収縮が多いという結果が明らかになっている[14]。すなわち、関節モーメントとして外部に表れる切り替えだけでなく、身体内部でも筋活動の切り替えが困難であるといえる。この点については、「歩行の力学的評価」の項（p.74）などを参照されたい。

　症例Aが油圧ダンパーによって踵ロッカーを補助する装具（油圧装具）を使用した歩行時のスティックピクチャーと重心の動き、関節モーメントを図20に示す。症例Aは踵ロッカーに問題があり、踵ロッカーを補助することによって下肢の前方回転、立脚期の重心上昇がみられ、振り子が振れるようになったと考えられる。関節モーメントのグラフはピーク値が大きくなっただけでなく、グラフがプラスとマイナスに振れて、関節モーメントの切り替えが行われるようになったことがわかる。歩行速度は装具なしの0.27 m/sから0.51 m/sに増加した。

正常歩行と片麻痺歩行のバイオメカニクス

図19 膝伸展パターンを示す症例Aの歩行

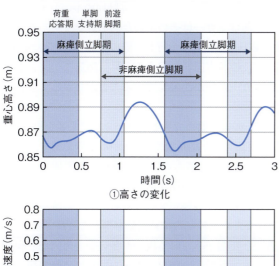

a 麻痺側立脚期スティックピクチャー

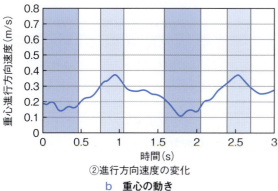

b 重心の動き

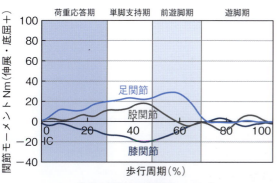

c 歩行1周期中の関節モーメント

図20 症例Aの装具歩行

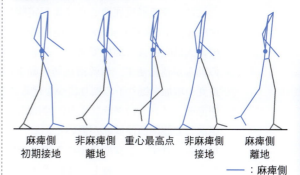

a 麻痺側立脚期スティックピクチャー

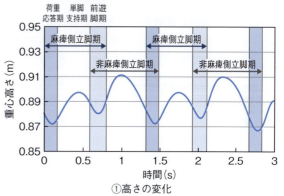

b 重心の動き

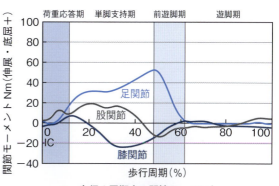

c 歩行1周期中の関節モーメント

▶症例B

次に，膝を軽度屈曲したまま固定膝パターンで歩行する症例B（72歳女性，脳出血による左片麻痺，下肢のBr.Stage Ⅳ，屋内外歩行自立，発症から1年2カ月）の結果を図21に示す。図の書式は症例Aと同様である。スティックピクチャーより，症例Bでは下腿部の振れと大腿部の動きが連動せず，体幹前後傾の動きが大きい。麻痺側立脚初期の速度の増加はみられるが，速度の増加を振り子の振りにつなげることができず，麻痺側立脚期の重心上昇が不十分である。関節モーメントのグラフより，膝関節は常に伸展モーメントを示し，立脚期を通じて膝を軽度屈曲して膝関節伸展筋が働いていることがわかる。単脚支持期の足関節の底屈モーメントの増加がみられず，立脚期後半の下腿の前傾にブレーキをかけることができない。従って，非麻痺側を前に出すことが難しく歩幅が短い。症例Bでは非麻痺側の歩幅が短く，前遊脚期時間の延長が顕著である。その結果，前遊脚期における速度の増加がみられない。

症例Bは非麻痺側の歩幅が短く前遊脚期が長いことから，一見すると立脚期後半の前足部ロッカーに問題があると考えられる。しかし，前足部ロッカーはその前の足関節ロッカー，さらに踵ロッカーの影響を受けている。症例Bが油圧装具を使用して歩行した際の結果を図22に示す。症例Bにおいても，踵ロッカーの補助により下肢の前方回転，重心の上昇，関節モーメントの増加と切り替えが得られ，歩行周期全体のロッカー機能が改善していることがわかる。歩行速度は装具なしの0.43 m/sから0.73 m/sに増加した。

これらの結果より，片麻痺者の歩行では振り子の振り始めである踵ロッカーに必要な機能（足関節背屈筋と膝関節伸展筋の遠心性収縮，股関節伸展筋の求心性収縮）が不十分であり，この時期の重心の前上方移動が困難であることがわかる。症例Aのように踵接地が困難で全足底接地の場合には床反力が各関節の前を通るため下肢の後面の筋が活動し，これらの筋は下肢を後方に引くため重心の前上方移動を妨げる。症例Bは踵接地が可能であるが，この時期に必要な膝関節伸展筋と股関節伸展筋の活動が不十分なため大腿部の前方回転を得ることができない。片麻痺者では症例Bのように立脚期後半に著明な問題がみられる場合が多いが，原因が立脚期前半にある可能性があることは重要な視点である。反対に，踵ロッカーの問題には麻痺側下肢の振り出しが関連するため，今後，さらなる検証が必要である。なお，ここで示した症例A，Bの歩行の変化は，油圧装具を使用した2〜3週間の歩行練習後の結果である。各対象者に適した装具であっても歩行の改善は装具の使用だけでは難しく，運動療法が必要なことはいうまでもない。症例A，Bを含めた装具と運動療法による歩行の変化については筆者らの研究を含めた先行研究を参照されたい[15-17]。

図21 固定膝パターンを示す症例Bの歩行

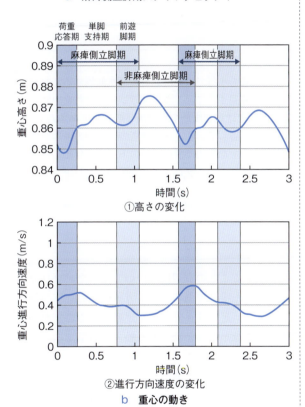

a 麻痺側立脚期スティックピクチャー

① 高さの変化

② 進行方向速度の変化

b 重心の動き

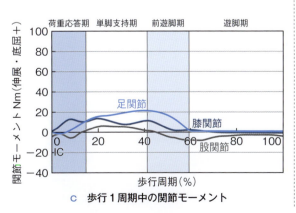

c 歩行1周期中の関節モーメント

図22 症例Bの装具歩行

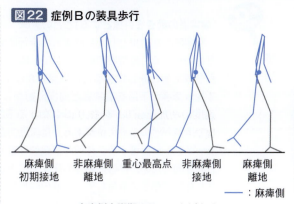

a 麻痺側立脚期スティックピクチャー

① 高さの変化

② 進行方向速度の変化

b 重心の動き

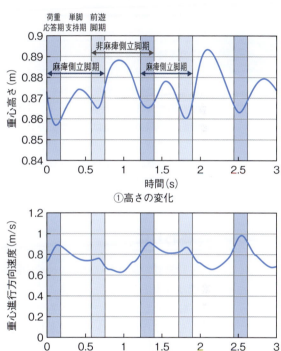

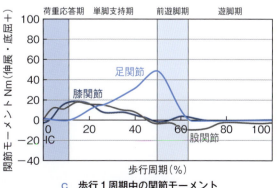

c 歩行1周期中の関節モーメント

「健常者の動きを目標とする」ことの意味

　機能障害を前提とした片麻痺者の歩行において，健常者の動きを目標とするべきかという議論は古くからある．健常者の動きとして，膝関節，足関節といった個々の関節の動きを取り上げ，それらを健常者と同じにすることは意味がないと考える．先行研究においても，ロボット制御によって片麻痺者の下肢を健常者と同様に動かしても筋活動パターンは改善しなかったという報告がある[18]．一方で，ここで述べた床に対する下腿の傾きや体幹の直立は二足歩行の本質である．床に対して下肢がどのように位置するかは床反力の方向を決め，床反力と関節位置の関係が変われば関節モーメントに影響する．体幹の前後傾は重心位置に大きく影響し，床反力は接地点からほぼ重心の方向を向くため，体幹の動きも床反力に大きく影響する．このようなことから，立脚期の下肢の傾きと体幹の動きに着目して，下肢の回転を作ることと体幹直立を目指すことで筋活動を変えることができ，歩行改善につながると考えられる．装具の補高や靴の足底の調整は床面と下腿の角度を変える方法といえる．

歩行の連続性を考えよう

　ここでは麻痺側立脚期に着目して述べたが，片麻痺者の歩行では遊脚期の問題も無視することができない．遊脚期に膝関節の屈曲が不足し，足関節が底屈することでクリアランスがとれないことは多くの片麻痺者で見受けられる．遊脚期の下肢の動きは前遊脚期の振り出しの結果であるため，遊脚期の問題の改善には立脚期の身体の動きが大きく影響している．片麻痺者の遊脚期の膝関節屈曲について調べた先行研究によると，膝屈曲が不足する主な要因は前遊脚期の下肢の振り出し速度の不足であることが明らかになっている[19]．立脚期へのアプローチによって遊脚期のクリアランスの改善につながると考えられる．

終わりに

　片麻痺者の歩行をロッカー機能の観点から評価することの有用性について述べた．ロッカー機能は人類が二足歩行を効率よく行うために獲得した手法である．ロッカー機能の評価の際には下肢の回転と体幹の直立が重要なポイントであり，足関節と股関節を連動させることが必要である．歩行パターン分類で着目した膝関節の動きは足関節と股関節の動きの結果であり，積極的にアプローチすべきなのはあくまで足関節と股関節であると考える．このことは近年，急性期や回復期片麻痺者に対して膝関節を固定した長下肢装具を使用した歩行練習が増加していることと関連している．足関節と股関節の連動を意識した歩行練習の繰り返しは自動的な歩行制御機構の賦活につながる可能性があり，今後の理学療法の可能性を広げるものである．

◎文献

1) Perry J et al：Gait analysis：normal and pathological function 2nd ed, SLACK, New Jersey, 2010.
2) Perry J et al：Gait analysis：normal and pathological function, SLACK, New Jersey, 1992.
3) 山本澄子 ほか：基礎バイオメカニクス 第2版．医歯薬出版．2015.
4) Olney SJ et al：Hemiplegic gait following stroke. Part Ⅰ：Characteristics, Gait Posture 4(2)：136-148, 1996.
5) Bohannon RW：Gait after stroke. Orthop Phys Ther Clin N Am, 10(1)：151-171, 2001.
6) Olney SJ et al：Temporal, kinematic, and kinetic variables related to gait speed in subjects with hemiplegia：a regression approach. Phys Ther, 74(9)：872-885, 1994.
7) Jonsdottir J et al：Functional resources to increase gait speed in people with stroke：strategies adopted compared to healthy controls. Gait Posture 29(3)：355-359, 2009.
8) Witte U et al：Self-selected walking speed in patients with hemiparesis after stroke. Scand J Rehabil Med 29(3)：161-165, 1997.
9) Richards CL et al：Hemiparetic gait following stroke, Part Ⅱ：recovery and physical therapy. Gait Posture 4：149-162, 1996.
10) Montgomery J：Assessment and treatment of locomotor deficits in stroke. In：Badke MB, Editor. Stroke rehabilitation：The recovery of motor control. Chicago：Year book 223-259, 1987.
11) De Quervain IA et al：Gait pattern in the recovery period after stroke. J Bone Joint Surg Am 78(10)：1506-1514, 1996.
12) Mulroy S et al：Use of cluster analysis for gait pattern classification of patients in the early and late recovery phases following stroke. Gait Posture 18(1)：114-125, 2003.
13) 山本澄子 ほか：ボディダイナミクス入門　片麻痺者の歩行と短下肢装具，医歯薬出版，2005.
14) Chow JW et al：Coactivation of ankle muscles during stance phase of gait in patients with lower limb hypertonia after acquired brain injury. Clin Neulophysiol, 123(8)：1599-1605, 2012.
15) Yamamoto S et al：Change of rocker function in the gait of stroke patients using an ankle foot orthosis with an oil damper：immediate changes and the short-term effects. Prosthet Orthot Int, 35(4)：350–359, 2011.
16) Yamamoto S et al：Immediate-term effcts of use of an ankle-foot orthosis with an oil damper on the gait of stroke patients when walking without the device. Prosthet Orthot Int, 39(2)：140-149, 2015.
17) 春名弘一 ほか：油圧制動短下肢装具Gait Solutionの継続使用による脳血管障害片麻痺者の歩行変化．理学療法科学, 26(5)：673-677, 2011.
18) Neckel ND et al：Abnormal joint torque patterns exhibited by chronic stroke subjects while walking with a prescribed physiological gait pattern. J Neuloeng Rehabil, 5：19, 2008.
19) Campanini I et al：A method to differentiate the causes of stiff-knee gait in stroke patients. Gait Posture 38(2)：165-169, 2013.

I 歩行の基礎

③ 運動学習理論と歩行トレーニング

長谷公隆

- 歩行トレーニングにおける運動学習は，歩行に関連する感覚情報，すなわち内在的フィードバックが練習課題を通じて処理されることによって初めて進展する。
- バランス，歩行リズム，環境への適応能力を向上させるために提示する感覚入力，すなわち外在的フィードバックは，運動学習理論に基づいて内容を調整し，頻度を減らしていくことで運動記憶の固定を図る。
- 運動学習の初期段階では，エラーを減らした恒常練習によって目標とする運動プログラムの精緻化を図るが，運動学習の進展とともに，歩行速度や歩幅を変える多様練習やエラーを増幅した練習課題を検討する。

はじめに

　運動スキル（後天的に形成される行動単位）を習得するには，ある特定の運動の正確性や効率性を高めるための練習が必要である。脳卒中片麻痺者は，自らの麻痺を認知し，「歩く」ための新たな運動スキルを身に付けなくてはならない。リハビリテーション（以下，リハ）医療には，学習者である患者に対して，生活に必要な行動を医学的見地から学習させる治療技術が求められている。それゆえ，さまざまな生活行動に際して，何も考えずに運動スキルを発揮できるような自動化の手続きが重要となる。また，多くの成人患者は，特定の運動スキルを習得したいという目的をもっており，歩行トレーニングは，運動学習理論に基づいて，その運動学的側面の治療を担うと同時に，成人教育学に基づいた対応（表1）が必要である。

表1　成人教育学（andragogy）における P-MARGE

身近な事象に興味をもち，その問題を自己決定的に解決する。
Practical（大人の学習者は実利的である） 　何を学習するかだけでなく，どんなレッスンが有効かを理解させる。
Motivation（動機を必要とする） 　裏を返せば，強制的に行われる学習の効果は低い。
Autonomous（自律的である） 　独立していて自らが選択して学習する。こちらの思うようにいくとは限らない。
Relevancy（関連性を必要とする） 　学習目的が実生活に役立つものであることを示す必要がある。
Goal-oriented（大人の学習者は目的志向性が高い） 　その学習が実生活における課題を解決できるものである必要がある。
Experience（豊富な経験を有する） 　人生経験が学習を左右する。

運動学習理論の基礎

運動学習の理論は，ある刺激（stimulus：S）に対して反応（response：R）が生じるという反応理論（S-R理論）から，運動プログラムの書き換えを基盤とした階層理論へと展開したことで，学問的にも臨床的にも大きな飛躍を遂げた．運動課題と学習者，環境との相互関係において，運動学習を推進する感覚情報（フィードバック）の処理過程と運動記憶保持にかかわる脳機能の役割を運動学習理論のなかで理解することが重要である．

結果の知識が運動学習を強化する

S-R理論は，犬に「ベルの音」を与えてからえさを与え続けると，ベル音に対して唾液反応がみられるようになるパブロフの条件反射理論に代表される．Thorndikeは，ある刺激状況（S）での反応（R）において満足を伴えば，そのS-R間の結合が強まってSの下でRが起こる傾向が増し，不満足を伴えば，S-R間の結合は弱まることを観察し（効果の法則：law of effect），パフォーマンスにおける目標距離や目標時間の誤差情報，すなわち結果の知識（knowledge of results：KR）を，運動学習を強化する機能をもつ重要な情報として位置付けた．Skinnerは，Thorndikeによる試行錯誤学習の研究を基にオペラント学習（オペラント条件付け）を定式化した．オペラント行動とは，その行動が生じた直後の環境の変化に応じて，その後にその行動が生じる頻度が変化する行動をいう．

▶スキーマ理論と運動学習

認知心理学の分野において，「過去の経験から体制化された抽象的な認知構造」として定義付けられたスキーマ（schema）の概念は，運動学習理論の発展に大きな影響を及ぼし，中枢神経制御に基づく運動学習理論の基盤形成に寄与している（表2）[1]．Neisser（1976）[2]は，これまでの経験を基に作り出された環境についてのスキーマに基づく認知的探索行為，外部環境についての特徴分析に基づく新たな情報の抽出，それらを基にしたスキーマの修正というサイクル（知覚循環モデル）によって行動が定位され，「スキーマ」から出発して「外部環境からの情報」に至る「トップダウン処理」，「外部環境からの情報」から「スキーマ」へ至る「ボトムアップ処理」の両者が環境を認知する過程として重要であることを主張している（図1）．

表2 身体スキーマ（body schema）の特性

Spatial encoding	3次元空間における位置や形状の情報である
Modular	さまざまな脳領域が関与する
Adaptable	可塑的に変化する
Supramodal	複数の感覚モダリティが関与する
Coherent	感覚情報が統合される
Interpersonal	他者との関係が寄与する（mirror neuron）
Updated with movement	運動とともにアップデートする

スキーマは機能解析のための単位あるいは構造体である．各々のスキーマがどこに局在するかは問題にされず，行動解析に必要な枠組みの形成のためにスキーマが適用される．

文献1）より作成

図1 知覚循環モデル

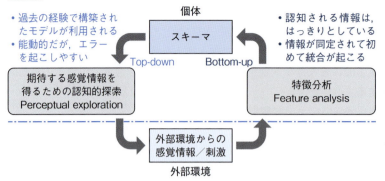

日常心理学における行動は，スキーマに基づいた環境についての認知的探索行為によって情報を得るトップダウン処理と，外部環境に関する新たな感覚情報に基づいた特徴分析によってスキーマを書き換えるボトムアップ処理との知覚循環が，環境認知過程において機能している。

文献2)より作成

● スキーマ理論

　Schmidt(1975)[3)]は，フィードバック機構による修正に依存した閉ループ理論に対して，過去の経験によって形成された運動パターンである一般化運動プログラム(generalized motor programs：GMP)が運動のタイミングや強度を制御する開ループ制御機構を想定したスキーマ理論(Schmidt's schema theory)を提唱した。開ループ制御とは，出力を帰還させる(ループを形成する)ことなく，期待する出力を予測して入力信号(運動指令)を制御するシステムである。基本的に運動の開始と終わりが明確にある離散運動(discrete movement)が対象となり，歩行のためのステップや蹴り出しなどの部分練習に適用される。運動指令やその運動による感覚的結果(sensory consequence)はスキーマとして貯蔵され，再生スキーマ(recall schema)が，要求されている運動に類似したGMPを発動し，再認スキーマ(recognition schema)は，実際に行われた運動の結果を評価する(図2)。

図2 スキーマ理論(Schmidt's schema theory)

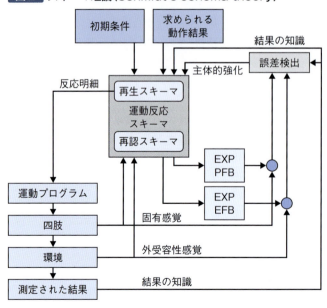

スキーマとは運動の経験に基づいて変容する記憶のコンポーネントである。再認スキーマは，実際の運動に伴って生じる感覚フィードバックを評価し，練習の反復によってエラー同定能力を高める機能をつかさどる。再認スキーマによるエラー同定は，GMP-再生スキーマに基づいて実施された早い運動に対して機能する。一方，フィードバックを利用しながら調整できる遅い運動については，再生スキーマ-再認スキーマによって管理される。スキーマ理論は小脳におけるフィードバック誤差学習の基盤を形成している。

EXP PFB：期待された固有受容性
　　　　　フィードバック
EXP EFB：期待された外受容性
　　　　　フィードバック

文献3)より引用改変

閉ループ理論(closed loop theory)

　閉ループ制御とは，制御対象に関する情報を入力側に帰還(フィードバック)させて目標値と比較し，入力信号(運動指令)を補正する制御法である。しかし，この理論では，フィードバックを利用できないような素早い運動の習得を説明することはできない。

• プログラム学習とパラメータ学習

　同一のGMPに基づく運動は一定の「相対的時間および強度」で行われる特性を有する一方で，実行される個々の運動は，絶対的なタイミングや強度などのパラメータを，再生スキーマを用いてGMPに割り当てることで生成される。従ってスキーマ理論では，GMPの精緻化を促すプログラム学習と，運動を構成するパラメータの調節性を高めるパラメータ学習によって運動スキルが上達する。

　プログラム学習には，相対的時間や運動強度におけるエラーを減らし，同じ動きを繰り返して練習する恒常練習（constant practice）を，結果の知識（KR）を付与する頻度を適正に減らして行うことが効果的である。また，練習ブロックのなかで異なるGMPに支配された課題をランダムな順序で配置するランダム練習（random practice）は運動記憶の固定に有効である。これは，同様の運動反応を単純に反復するよりも，次の試行を実施するために学習者が運動反応を再構築しなくてはならないランダム練習の優位性に基づく。

　一方，同一のGMPに基づいた運動課題の練習においてパラメータ学習を進めるためには，運動の速度や方向，距離などのパラメータをさまざまに変化させて練習を行う多様練習（variable practice）の優位性が示されている。一般に，GMPに応じて再生されたパラメータを変えることは短期間でできるが，GMPを変容させるためには多くの練習を要する[3]。

● 動的システム理論と運動学習

　Bernstein（1967）は，運動指令が同じでも動作の開始肢位や外力が変われば，結果として生じる運動はまったく異なることを指摘し，身体を重力や慣性力などの内力が作用する質量をもった機械的システムとみなして，それ自体がもつ力学的特性の影響を考慮に入れたモデルを提唱した[4]。運動は，課題と環境の要因に加えて，個体の神経系，筋骨格系，認知系などの複数のシステムが流動的かつ協調的に作用した結果として起こる現象ととらえられる。

　動的システム理論（dynamical systems theory）（図3）に基づいて運動学習を進めるうえでのキーワードは，自己組織化（self-organization）とアトラクター（attractor）である。課題を行うための万人に共通する「理想的な動き方」は存在せず，個人が自らの身体条件に応じて，課題ならびに環境の要因を処理することで，自らの動き方を構築することを前提とする。このとき，運動系（ダイナミックス）には収束しやすい状態，すなわちアトラクターが存在する。従って，別の安定した運動様式へと導くには，課題・環境・個体において運動を制約している因子を調整することで自己組織化を促す。スキーマ理論が離散運動（discrete movement）を対象とするのに対して，動的システム理論は連続運動（continuous movement）にも適用される。例えば，補装具などを用いた身体アライメントへの介入，トレッドミルによってリズム運動を矯正した課題，不整地などのさまざまな環境での練習によって歩行リズムの形成を図る練習が考慮される。

図3 動的システム理論

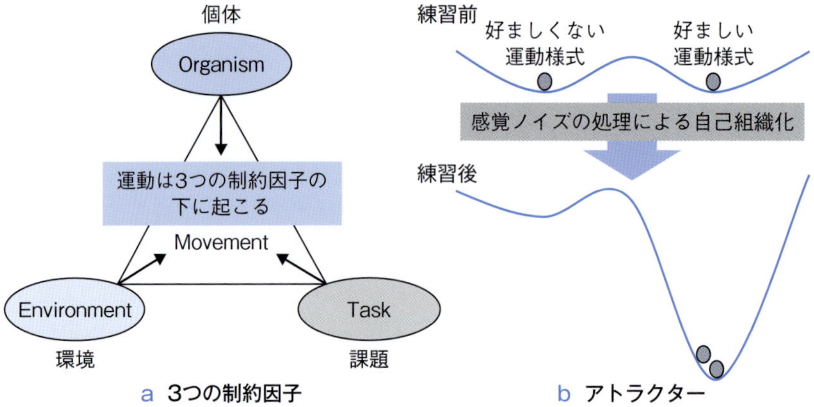

a　3つの制約因子
b　アトラクター

a　個体・課題・環境のいずれかのサブシステムに介入することでパフォーマンス（運動）に変化をもたらすことが可能となる。
b　目標とするパフォーマンスを妨げるような感覚ノイズが処理されることで，bistability（2つの安定状態）における重み付けが変化し，さまざまな環境条件においても目標とするパフォーマンスを再現できるような好ましい運動様式が自己組織化される。

・差動学習

　動的システム理論に基づく差動学習（differential training）[5]は，どのように動いたらよいかを学習者自身に探索させるように，個体・課題・環境の各制約因子を調整して行う練習法である。運動速度や正確性など，課題における目標を課したうえで，実施する課題の開始肢位や運動の軌道，終了肢位，道具の大きさや重さなどのバリエーションを列挙して，異なった組み合わせの試行を実施させる。同じ条件での試行は繰り返さない。より大きな感覚ノイズがあるなかで体得された運動スキルは，姿勢の多少の崩れや環境の変化に影響されることなく，課題を達成できるパフォーマンスが自己組織化される。

> **運動学習理論を歩行トレーニングの治療計画に適用しよう**
> 　スキーマ理論と動的システム理論を理解することは，練習課題の方略を決めるうえで有用である。歩行トレーニングにおいては，運動プログラムを形成するためのエラーを減らした恒常練習（プログラム学習）から，さまざまな運動出力を発揮させる多様練習（パラメータ学習），立ち上がり動作や方向転換などを含めた運動課題や環境の設定を変化させて，運動スキルの自己組織化を誘導する差動学習へと段階的に進めていく治療計画が基本となる。

● 感覚運動学習

　脳が行う情報処理の方法を理解するために適用される計算論的神経科学（computational neuroscience）に基づいた運動学習に関する知見は，感覚情報と運動を統合する感覚運動学習（sensorimotor learning）として体系化されてきている[6]。入力された感覚情報を中枢制御系が処理し，その結果を運動として出力するとともにその情報が運動記憶として蓄えられる。運動課題における感覚情報の形式やそれらの情報処理にかかわる脳機能が，運動学習の過程にどのように関与するかを理解できるので，運動スキルの特性に応じた課題設定や運動学習の神経機構の障害への対応を検討するうえで有用である。感覚運動学習は，適応（adaptation），使用依存的可塑性（use-dependent plasticity），スキル学習（skill learning）によって推し進められ，言い換えれば，これらの学習の結果として運動指令をつかさどる脳機能の局在，すなわち脳機能マッピングが変容する（図4）[7]。

図4 感覚運動学習

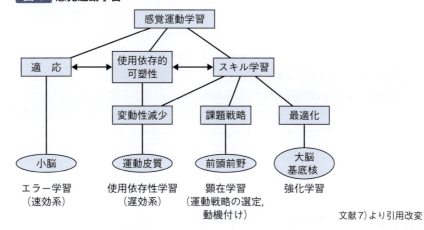

文献7)より引用改変

- 適応

　外力が作用する環境の変化に対して，パフォーマンスにおける効率性や正確性を高めていく過程を適応という．小脳は，ある運動指令によって実行された運動の軌道や結果に関するさまざまな感覚情報の入力を受けて，それが意図していたパフォーマンスと異なる場合に，その誤差を修正して運動指令を書き換えるシステムとして機能する（図5）[8]．小脳は，課題を繰り返す間に，意図する運動との誤差を検出してそれを減少させる「フィードバック誤差学習」を行う場であり，運動学習における教師の役割を果たしている（教師あり学習）．

図5 小脳におけるフィードバック誤差学習

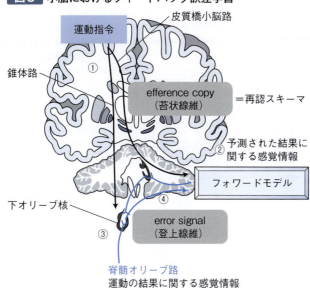

①運動指令は皮質脊髄路を介して実行器官（end-effector）へと伝達されると同時にその運動指令が実現されることで期待される感覚的結果（sensory consequence：SC）が「efference copy」として皮質橋小脳路を介して小脳へ送られる．
②フォワードモデルとして「efference copy」は記録されている（スキーマ理論における再認スキーマ）．
③実際の運動の結果に基づくSCと期待された運動によるSCとが下オリーブ核において照合される．
④照合の結果，登上線維を介して誤差信号が小脳に伝達されてフォワードモデルが書き換えられる．

文献8)より引用改変

- 使用依存的可塑性

　運動を反復することによって，その運動をつかさどる脳内神経回路の結合性が強化される．これを使用依存的可塑性という．運動の企図，準備，遂行，結果の判断が反復されることで，運動皮質内および関連領野とのネットワーク結合性が変化し，運動記憶として保持される．小脳におけるフィードバック誤差学習では，誤差情報に基づいて運動の適正化が即座に進められる（教師あり学習）のに対して，使用依存的可塑性に基づく「教師なし学習」では運動の適正化に時間を要するが，運動記憶に優れる．

・スキル学習

　大脳基底核は，ある行動を行うことでどのような成果が得られるかを予測し，その成果と予測とが一致するようになるまで運動を変化させ，習得した運動を記憶・再現する強化学習に基づいて運動学習に関与する．ドーパミン細胞は，強化信号として報酬をコードするだけでなく，報酬の予測誤差情報を伝達する機能も担う．

　また，運動順序に関する顕在的な気付き（awareness）や宣言的記憶（declarative memory）も運動スキルの習得に貢献する．運動に関するパラメータの間に共通して存在する要素を見出す過程を構造学習と称し，目的とするパフォーマンスがどのような運動要素から成り立っているかを理解していることによって，自らのパフォーマンスにおける問題点に気付きやすくなる（学習するための学習；learning-to-learn）．

歩行トレーニングにおけるフィードバックの基本（表3）

　運動学習を推し進めるフィードバック（以下，FB）には，運動課題そのものから学習者自身が得る感覚情報である内在的FB（intrinsic FB）と，運動課題において焦点化するべき感覚情報として外部から提示される外在的FB（extrinsic FB）とがある（図6）[8]．

表3　片麻痺歩行練習に適用される内在的FBと外在的FB

	内在的FB		外在的FB
視覚FB（Visual FB）	広視野運動情報（visual flow）	仮想空間（virtual reality）	モデリング，ビデオFB，運動軌跡情報，荷重量情報
聴覚FB（Auditory FB）	ステップ音		言語指示，筋活動量（EMG），荷重量情報，歩行リズム情報
触覚FB（Haptic FB）	荷重量情報，関節運動情報		身体的ガイダンス，トレッドミル（BWSTT），下肢装具（歩行補助具），機能的電気刺激，歩行支援ロボット，エラー増幅

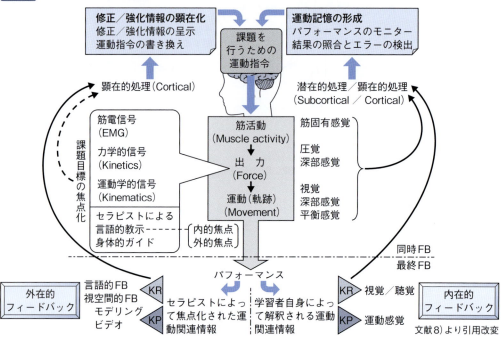

図6　フィードバックの種類

文献8）より引用改変

▶片麻痺歩行トレーニングに必要な内在的フィードバック

目標とするパフォーマンスへ到達するために必要な感覚情報，すなわち内在的FBが，設定された課題から提供されなくては，運動学習は進展しない．片麻痺歩行の再建において患者に処理させなくてはならない最も重要な感覚情報は，麻痺肢への荷重感覚である．二足歩行において，下腿三頭筋の立脚期筋活動の約50％が，足関節底屈筋の荷重受容器であるゴルジ腱器官からのⅠb群線維を介した張力正帰還作用（positive force feedback）によって制御される[9]．一方，麻痺肢の振り出しには，股関節伸展による股関節屈筋Ⅰa群求心性活動を介した屈曲運動の促通が必要である（図7）[10]．運動麻痺や垂直性の障害によって麻痺肢への荷重や股関節伸展運動が困難な症例では，下肢装具や吊り下げ機器などを用いて，歩行リズムのなかでそれらを提供する課題設定を検討する．さらに，歩行に際しては，身体動揺の大きさやスピード感などが，視覚，固有感覚，前庭系などの感覚情報に基づいて処理されている．運動課題を通じて，これらの内在的FBをいかに処理させることができたかが，片麻痺歩行再建の成否を左右する．

図7 歩行リズム制御における感覚フィードバックの作用

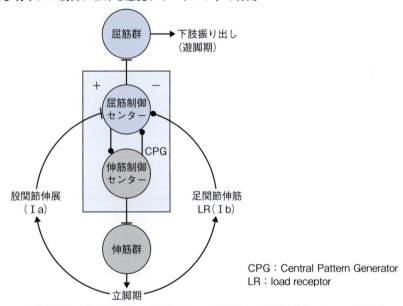

歩行における立脚期制御は伸筋群によって管理される．屈筋群は，股関節伸展によって促通され，足関節底屈筋の荷重受容器（LR；ゴルジ腱器官）からのⅠb群求心性活動によって抑制される．

文献10）より引用改変

▶歩行トレーニングに有効な外在的フィードバック

外在的FBには，運動反応の成果に関する判断を適正化し，エラーを減らして，運動パフォーマンスを向上させる役割がある（ガイダンス説）．視覚・聴覚・触覚による外在的FBの有効性は，課題の複雑さに応じて異なり[11]，例えば単純な課題において視覚的FBを課題遂行中に呈示する同時FB（concurrent FB）は運動学習効果がないのに対して，複雑な課題については有効である．課題を実施した後に行う視覚的モデリングなどの最終FB（terminal FB）は，単純課題に有効であるが複雑課題では効果がない．アラーム音によってエラーを知らせる聴覚的FBは，単純課題において有効である．近年では，エラーを増幅することで処理される「haptic FB」の効果が示されており，歩行訓練においても歩幅の非対称性を増幅するように実施するスプリットベルト・トレッドミル[12]や，プーリーを介して麻痺肢を後方に引っ張るように錘を負荷して麻痺肢振り出しを反復する練習[13]，非麻痺肢に義足を適用した片麻痺歩行訓練[14]などが実施されている．

外在的FBを提示し過ぎると依存性を助長し，処理すべき内在的FBへの不注意を招いて，保持テスト（retention test）におけるパフォーマンス低下の原因となる．運動記憶への固定を促すための外在的FB付与の共通のデザインは，運動学習の進展とともに外在的FBの頻度を削減していくことである．近年では，学習者がFBを欲したときに提示する自己制御（self-controlled）FBの運動学習における有効性が報告されている[15]．

歩行トレーニングで同時FBとして付与される言語的FBには，運動における注意の焦点を患者自身の身体の一部に置くように指示する内的焦点（internal focus）（「もっと右膝を伸ばして」など）と，なんらかの目標に対して対処するような動きを指示する外的焦点（external focus）（「もう少し腰を右の平行棒に寄せて」など）が用いられる．多関節運動を必要とする連続的な運動において，注意の焦点を特定の身体部位に向かせると（内的焦点），顕在的（explicit）処理に基づいた運動が誘導され，それ以外の筋群の協調が損なわれて運動全体の流暢性を妨げてしまう場合がある．片麻痺歩行練習の場面では，内的焦点が用いられる頻度が多いが，自動性ならびに運動記憶保持に優れた外的焦点の適用を考慮することが推奨される．

結果の知識の与え方

結果の知識（KR）の与え方には，何試行かをまとめた練習ブロック終了時ごとにそのブロック内の各試行に対するKRを順番に連続的に与える要約的KR（summary KR），練習ブロック終了時ごとにそのブロック内の各試行に対するKRの平均値のみを知らせる平均的KR（averaged KR），何％かの試行にのみKRを与えるKRの相対頻度削減（reduced relative frequency of KR），練習の後期に徐々にKRの相対頻度を削減する削減的KR（faded KR），目標となる運動の時間や軌跡に幅を設定し，運動反応の結果がそのバンド幅内の場合には成功，バンド幅を逸脱すれば失敗として，その成否のみを知らせるバンド幅KR（bandwidth KR），などの方法がある．

歩行に関連する内在的FBを整えてから練習を展開する

片麻痺者では，運動出力の低下に加えて，感覚障害や小脳障害などによって運動学習機構に問題を抱えている場合も多く，運動スキルの習得には長期間を必要とする．だからこそ，歩行に関連する感覚情報（内在的FB）を練習課題のなかで適正に提供することが歩行トレーニングの大原則となる．そのうえで，外在的FBによる応答性（視覚的同時FBによる歩容修正の可否など）や患者が適応している歩行パターンの検証に基づく課題設定（麻痺肢の不使用へのアプローチなど）によって，歩行トレーニングを組み立てていくことが重要である．

片麻痺歩行トレーニングへの運動学習理論の展開

歩行は，リズムを調節する能力，動的にバランスを保つ能力，内的・外的環境に適応する能力によって制御される（図8）[16]．片麻痺者では，麻痺肢から運動モーメントが十分に出力できないことによって，これらのすべてが制約される．従って，その能力に応じた外的代償手段を適用し，バランス機能，リズム形成，適応能力に関する運動スキルを課題特異的（task-specific）に学習できるような多面的アプローチが重要である．以下に，課題設定，FB付与，練習法の観点から，それぞれの能力を高めるための歩行トレーニングの例を示すが，バランス機能，リズム形成，適応能力はリンクしており，歩行トレーニングを実施することで課題特異的効果は各能力に付与される．

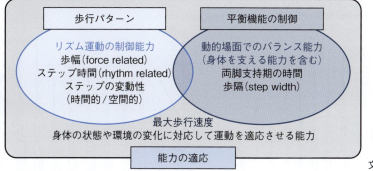

図8 歩行制御の要素

文献16)より作成

▶バランス機能

　バランス機能の学習は，姿勢調節におけるエラーをモニターする能力が失われていなければ，麻痺肢での立脚期姿勢調節を管理する能力を学習させるために，荷重感覚を処理させる運動課題を設定し，課題を無意識的に反復させるほうが，実用的な姿勢調節能力，すなわち，会話などの認知行動に影響されにくい運動スキルを習得させることができる（潜在学習：implicit learning）。しかしながら，脳卒中後の急性期における運動学習の初期段階や垂直性（verticality）が障害されているケースにおいては，立脚期姿勢調節を顕在的に意識させて練習（顕在学習：explicit learning）することで，運動プログラムの基礎を再構築する必要がある。その際の大原則は，目標とする身体アライメントでの荷重感覚の入力である。姿勢調節における筋活動パターン（synergy）はわずかなアライメントの違いによってまったく異なるものになってしまう。

　麻痺が重度で目標とするアライメントでの荷重感覚の入力が困難であれば，下肢装具や体重支持機器の使用を検討し（図9），麻痺肢立脚期の荷重応答期，立脚中期，立脚終期に関する部分練習を行う。ただし，足関節底屈筋のゴルジ腱器官は，立脚期制御において重要な荷重受容器であるので，特に立脚中期から後期における足関節背屈運動は制限せずに練習することを検討する。鏡による視覚FBや修正すべきエラー情報などについての聴覚的FB，身体的ガイダンス（physical guidance）を同時FB（concurrent FB）として付与しながら，パフォーマンスにおけるエラーを減らして，麻痺肢立脚期の制御に必要な運動戦略を恒常練習（constant practice）によって反復し，基本的な運動プログラムを形成する（プログラム学習）。

　麻痺肢立脚期が形成されてきたら，歩行補助具や身体的ガイダンスの量を減らして課題の難度を上げる。さらに難度を上げて麻痺肢の立脚期制御を練習する方法の一つが，非麻痺肢に模擬義足を適用した義足療法[14]である。両脚支持期での非麻痺肢による代償が制限されることで増幅したエラーを制御する練習法である。これらは，体性感覚を基にエラー認識を促す介入法であり，いわゆるボトムアップ処理に基づく運動学習である。一方，課題における情報を提示し，トップダウン処理によって麻痺肢の立脚期制御を高める方法には，運動力学的指標を聴覚FBとして提示する課題などがある。杖荷重量が設定値を超えるとビープ音が鳴るようにして杖への依存度を減らす練習[17]や，麻痺肢への荷重量が体重の50％を超えてから非麻痺肢を前方に踏み出す歩行トレーニング[18]が試みられている。バランス機能を高めるためには，単一の手法によってではなく，さまざまな課題を併用したアプローチが必要である。

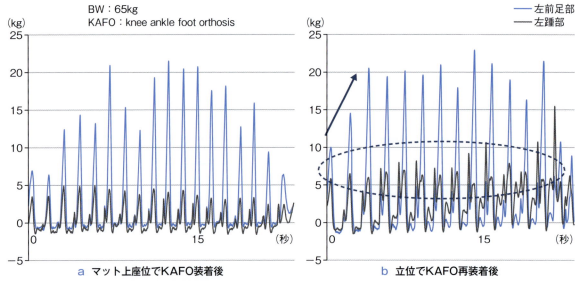

図9 長下肢装具歩行練習における足底部への荷重量（左重度片麻痺者）

a　マット上座位でKAFO装着後　　b　立位でKAFO再装着後

左重度片麻痺者（半側無視合併例）にマット上座位でKAFOを装着して歩行トレーニング（後方介助）を実施した場合，足底部に加わる荷重量は，装具のカフによる免荷効果によって，特に踵部への荷重量が小さく，前足部にもすぐには荷重が得られにくい（a）．立位姿勢で麻痺肢へしっかりと荷重させた後にカフを締めなおすことで，踵部への荷重量は増大し，前足部への荷重も3歩目で1/3BWにまで高められるようになる（b）．

▶リズム形成

　歩行リズム形成の運動学習は，麻痺肢への荷重感覚入力付与と股関節伸展運動による振り出しの促通を交互に反復する課題を実現することに始まる．歩行支援外骨格ロボットの開発によって，身体アライメントを保持することが困難な重度麻痺者に対しても，リズム課題を提供できるようになってきている．リズム形成にしばしば適用される外在的FBは，掛け声などの聴覚的な同時FB（concurrent FB）である．音楽的要素を取り入れて歩行リズムを規定することで，聴覚-運動同期機構を介した予測的時間フレームの形成を促し，歩行速度やケイデンス，歩幅の改善を目指す方法も用いられている[19-21]．

　一定の空間で歩行速度を調節しながら股関節伸展運動を誘導できるトレッドミルは，麻痺肢の振り出しを促通するために必要な内在的FBを供給する治療機器として歩行トレーニングに適用される．トレッドミルによる歩行練習前後の歩行分析から，最大歩行速度の増加，歩幅（step length）の増大，両脚支持時間（double-support time）の短縮などの効果が期待できる．リズム形成を誘導するには，歩行速度を変えることで生じるエラーを修正するパラメータ学習の実施が必要である．

　麻痺肢の振り出しが困難な患者には，吊り下げ式体重支持機器によって荷重受容器への感覚入力を抑制し，麻痺肢の振り出しを促通する体重支持トレッドミル歩行（body weight supported treadmill training：BWSTT）が用いられており，バランス機能が十分でない患者に対してもリズム形成に関与する能力の学習が可能となっている．

　トレッドミルを用いた歩行練習の効果を改善するために，①歩く際に得られるはずの内在的FBであるスピード感をvirtual reality（VR）によって視覚情報として入力する[22]，②トレッドミル歩行に際して制御させる対象を抽出し，外在的FBとして新たに付与する[23]，という2通りの試みがあり，いずれも通常のトレッドミルを用いた歩行練習に比較して歩行指標を改善させる可能性があることが示唆されている．

　前者は，一定の空間で歩行練習ができるという利点に対応して生じるトレッドミル歩行の欠

点を補うための外在的FB付与である．後者は，モニターを設置すれば視覚情報を歩行トレーニング中に提示できるトレッドミルの利点を生かした外在的FB付与であり，歩行時の身体の重心変動などが視覚的に付与される．

　麻痺肢振り出しに必要な遊脚期における足関節背屈制御の改善を目指した前脛骨筋の筋電図バイオフィードバック（EMG-BF）による聴覚FBは，歩容や歩行指標における時間的因子の改善をもたらすと報告されている．しかしながら，Cochrane Reviewによるメタ解析では，通常のリハ治療に比較して歩幅や歩行速度の改善度に有意な差は示されていない[24]．Jonsdottirら[25]は，歩行時のプッシュオフを促通する目的で，下腿三頭筋の聴覚FBを付与した歩行練習を，歩行速度や歩く方向を変えて行う多様練習とFB頻度の削減を行う期間を設定し，計20セッションを実施した結果，対照群に比較して介入6週後のプッシュオフパワー，歩行速度，歩幅の増大が得られたと報告している．EMG-BFのように，内的焦点の呈示による歩行トレーニングでは，顕在的処理に基づいた学習が基本となるので，FB頻度削減などの運動学習理論を適用した練習スケジュールを組むことが重要になる．

　歩行支援ロボットによる治療効果は，触覚FBに基づいた運動学習によってもたらされる．歩行自立度が低い患者や急性期の歩行困難な患者に対する効果が期待される[26]．一方で，歩行運動をすべてロボットが介助してしまうと患者は受動的となり，運動学習を阻害してしまうことになる．近年では，患者の能動的な運動制御を引き出すために，ロボットによる触覚FBを削減し，外在的FBによって患者自身が制御するべき目標を呈示した歩行トレーニングの効果が検証されている[27-29]．足部外果の標的リサージュを視覚的に提示し，その軌道に沿って歩行する練習を外骨格型ロボットによってアシスト（Assist-as-Needed）するトレッドミル歩行訓練によって，Dynamic Gait Index，Timed "Up & Go" Test，遊脚期膝屈曲角度および歩行速度の改善が6カ月後においても保持されることが報告されている[30]．日本で開発されたBio-responsive motion system，Gait exercise assist robot，Honda walking assistなどでの歩行トレーニングにおける練習効果について，外在的FB付与との関連などに関する知見の蓄積が期待される．

信頼度割り当て問題（credit assignment problem）
　修正の対象となるエラーを引き起こしている原因を何に求めるか，より高い成果や報酬を得るためにどのような行動を起こすか，によって課題への取り組み方は異なってくる．この原因探索過程は，信頼度割り当て（credit assignment）問題といわれる．例えば，ロボットからの感覚情報に基づいて得られた学習効果（after effects）は，ロボットをはずした途端に急速に減衰する．この現象は，道具が提供する感覚情報が運動スキルを支えており，その道具に信頼が割り当てられることに起因している．

▶環境への適応能力

　片麻痺歩行は，半身の麻痺という内的環境の変化に適応した結果にほかならない．片麻痺者は，「歩く」ことに集中し，画一化されたパターンでそれを再現する傾向にある．従って運動療法場面では，さまざまな環境を提供し，その環境下で「歩く」ためにどのような運動スキルが必要となるのかを，内在的FBを通じて記憶させることが重要である．例えば，短距離走のアスリートが下り坂を疾走して，そのスピード感を養うように，体重支持システムによって安全が確保できれば，患者の最大歩行速度を上回るスピードでトレッドミル歩行トレーニングを行う．最大歩行速度は，歩行リズムとバランスの関係を制御する最大限の適応能力を表す指標として用いられている．このほか，内的・外的環境に適応する能力は，会話などの課題を歩行中に行わせた際の変化[31]や，障害物などの外乱に対する応答[32]などによって分析される．

下肢装具は麻痺肢への荷重量を改善することから[33]，歩行リズムの再建に重要な荷重感覚を継続的に提供する有用な道具の一つである。下肢装具の利点は，触覚FBを運動療法場面以外においても常に付与できる点であり，適応困難な環境への誘導が可能となる。一方で，下肢装具が片麻痺歩行の機能回復にどのような効果をもたらすかについては，さらなる臨床研究の積み重ねが必要である。下肢装具を用いた条件下で，歩行に必要な内在的FBをいかに入力するか，運動学習理論における「FB頻度の削減」をどのように実施できるか，が治療効果を左右する鍵を握ると思われる。

代償的運動制御の管理が歩行トレーニング効果を左右する
　片麻痺歩行の病態は多種多様である。同様の歩行トレーニングを実施しても，運動スキルが向上する患者もいれば，学習効果が得られない患者もいる。代償的運動制御を学習してしまう患者は，歩行トレーニングにおける「Non responder」となる可能性がある[34]。片麻痺歩行において非麻痺肢による代償は必要な運動スキルであるが，症例の病態に応じて麻痺肢を使うことができるように，下肢装具や歩行訓練機器を駆使できる優れたコーチの存在が求められる。

終わりに

　運動学習理論に基づいたFB付与や練習法の展開は，リハ治療効果の改善に寄与する可能性を秘めている。片麻痺歩行の再建には，機能障害の病態と回復段階に応じた歩行トレーニングを展開する必要がある。近年では，ウェアラブルセンサーの開発によって，運動療法を実施する場面においてだけでなく，生活のあらゆる場面で制御対象に関する情報をFBとして付与することが可能となってきている。一方で，生活期のリハ治療においては，感覚ノイズを増やした練習課題が主流となっていくかもしれない。運動スキル習得に有効な治療課題の追求がリハ医療の発展において重要である。

◎文献

1) Haggard P et al：Disorders of body schema. Higher-order motor disorders：from neuroanatomy and neurobiology to clinical neurology. p261-271, Oxford University Press, New York, 2005.
2) Neisser U：Perceiving, anticipating, and imaging. Perception & Cognition：Issue in the Foundations of Psychology, Volume 9：Minnesota Studies in Philosophy of Science, p89-105, 1976.
3) Schmidt RA：A Schema Theory of Discrete Motor Skill Learning. Psycholog Rev, 82(4)：225-260, 1975.
4) Kelso JA et al：Patterns of human interlimb coordination emerge from the properties of non-linear, limit cycle oscillatory processes：theory and data. J Mot Behav, 13(4)：226-261, 1981.
5) Schöllhorn WI et al：Time scales of adaptive behavior and motor learning in the presence of stochastic perturbations. Human Move Sci, 28(3)：319-333, 2009.
6) Wolpert DM et al：Principles of sensorimotor learning. Nat Rev Neurosci, 12(12)：739-751, 2011.
7) Krakauer JW et al：Human sensorimotor learning：adaptation, skill, and beyond. Curr Opin Neurobiol, 21(4)：636-644, 2011.
8) 長谷公隆：運動学習理論に基づくリハビリテーションの実践，第2版，医歯薬出版，2016.
9) Nielsen JB：Motoneuronal drive during human walking. Brain Res Rev, 40(1-3)：192-201, 2002.
10) Pearson KG：Role of sensory feedback in the control of stance duration in walking cats. Brain Res Brain Res Rev, 57(1)：222-227, 2008.
11) Sigrist R et al：Augmented visual, auditory, haptic, and multimodal feedback in motor learning：a review. Psychon Bull Rev, 20(1)：21-53, 2013.
12) Reisman DS et al：Repeated split-belt treadmill training improves poststroke step length asymmetry. Neurorehabil Neural Repair, 27(5)：460-468, 2013.
13) Savin DN et al：Generalization of improved step length symmetry from treadmill to overground walking in persons with stroke and hemiparesis. Clin Neurophysiol, 125(5)：1012-1020, 2014.
14) Hase K et al：Effects of therapeutic gait training using a prosthesis and a treadmill for ambulatory patients with hemiparesis. Arch Phys Med Rehabil, 92(12)：1961-1966, 2011.
15) Grand KF et al：Why self-controlled feedback enhances motor learning：Answers from electroencephalography and indices of motivation. Hum Mov Sci, 43：23-32, 2015.
16) Patla AE：Neurobiomechanical bases for the control of human locomotion. In：Bronstein AM et al. Clinical disorders of balance posture and gait, p19-41, Arnold, 1996.
17) Jung K et al：Effects of gait training with a cane and an augmented pressure sensor for enhancement of weight bearing over the affected lower limb in patients with stroke：a randomized controlled pilot study. Clin Rehabil, 29(2)：135-142, 2015.
18) Ki KI et al：Effects of auditory feedback during gait training on hemiplegic patients' weight bearing and dynamic balance ability. J Phys Ther Sci, 27(4)：1267-1269, 2015.
19) Thaut MH et al：Rhythmic auditory stimulation improves gait more than NDT/Bobath training in near-ambulatory patients early poststroke：a single-blind, randomized trial. Neurorehabil Neural Repair, 21(5)：455-459, 2007.
20) Cha Y et al：Immediate effects of rhythmic auditory stimulation with tempo changes on gait in stroke patients. J Phys Ther Sci, 26(4)：479-482, 2014.
21) Shin YK et al：Effect of Rhythmic Auditory Stimulation on Hemiplegic Gait Patterns. Yonsei Med J, 56(6)：1703-1713, 2015.
22) Walker ML et al：Virtual reality-enhanced partial body weight-supported treadmill training poststroke：feasibility and effectiveness in 6 subjects. Arch Phys Med Rehabil, 91(1)：115-122, 2010.
23) Massaad F et al：Reducing the energy cost of hemiparetic gait using center of mass feedback：a pilot study. Neurorehabil Neural Repair, 24(4)：338-347, 2010.
24) Woodford H et al：EMG biofeedback for the recovery of motor function after stroke. Cochrane Database Syst Rev, 2：CD004585, 2007.
25) Jonsdottir J et al：Task-oriented biofeedback to improve gait in individuals with chronic stroke：motor learning approach. Neurorehabil Neural Repair, 24(5)：478-485, 2010.
26) Morone G et al：Who may have durable benefit from robotic gait training?：a 2-year follow-up randomized controlled trial in patients with subacute stroke. Stroke, 43(4)：1140-1142, 2012.
27) Krishnan C et al：Active robotic training improves locomotor function in a stroke survivor. J Neuroeng Rehabil, 9：57, 2012.
28) Krishnan C et al：Reducing robotic guidance during robot-assisted gait training improves gait function：a case report on a stroke survivor. Arch Phys Med Rehabil, 94(6)：1202-1206, 2013.
29) Schück A et al：Feasibility and effects of patient-cooperative robot-aided gait training applied in a 4-week pilot trial. J Neuroeng Rehabil, 9：31, 2012.
30) Srivastava S et al：Assist-as-Needed robot-aided gait training improves walking function in individuals following stroke. IEEE Trans Neural Syst Rehabil Eng, 23(6)：956-963, 2015.
31) Bowen A et al：Dual-task effects of talking while walking on velocity and balance following a stroke. Age Ageing, 30(4)：319-323, 2001.
32) Said CM et al：Control of lead and trail limbs during obstacle crossing following stroke. Phys Ther, 85(5)：413-427, 2005.
33) Tyson SF et al：Effects of an ankle-foot orthosis on balance and walking after stroke：a systematic review and pooled meta-analysis. Arch Phys Med Rehabil, 94(7)：1377-1385, 2013.
34) Bowden MG et al：Locomotor rehabilitation of individuals with chronic stroke：difference between responders and nonresponders. Arch Phys Med Rehabil, 94(5)：856-862, 2013.

I 歩行の基礎

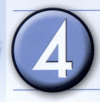

4 装具療法概論

勝谷将史

- 脳卒中ガイドラインでは，早期からの装具療法の実施が推奨されている。
- 脳卒中下肢装具は，治療用と機能代償用の2つに大別される。
- 装具療法における治療用装具の役割は，自由度制約による運動課題の難易度調整である。
- 装具診察において重要なのは，「どの装具が適応であるか」ではなく，「適応のある装具を使用し，どのように運動療法をデザインするか」である。
- 装具処方時の患者教育は重要なポイントになる。

はじめに

　脳卒中者に対するリハビリテーション（以下，リハ）において，下肢装具は重要なツールの一つである。脳卒中ガイドライン2015でも「不動・廃用症候群を予防し，早期の日常生活活動向上と社会復帰を図るために，十分なリスク管理の下にできるだけ発症後早期からの積極的なリハを行うことが強く勧められる。その内容には早期座位・立位，装具を用いた早期歩行訓練，摂食・嚥下訓練，セルフケア訓練などが含まれる」と記載され，グレードAで推奨されている。また「脳卒中片麻痺で内反尖足がある患者に，歩行改善のため短下肢装具を用いることが勧められる」と記載され，これはグレードBで推奨されている。このように下肢装具の使用はガイドラインでも明確に推奨されている[1]。しかし，臨床現場では地域や個人によってさまざまな考え方があり，ガイドラインに準じたリハが臨床現場で行われているとはいい難い。実際，筆者は処方時期や使用装具の種類の選択，装具使用の可否などにおいて，医師・理学療法士間で方針の相違をしばしば経験してきた。

　2009年にわれわれの行った回復期リハにおける医師・理学療法士間の脳卒中下肢装具に対する認識調査[2]では，医師は「非麻痺側の筋力維持・強化，ならびに身体の活性化に有用である」と認識し，下肢装具の利点を強く認識する傾向を認めた。これに対し理学療法士の認識は，医師と比較してばらつきがあり，「機能回復を阻害する」「感覚入力を妨げる」という下肢装具に対して否定的な認識をもつ割合も高かった（表1）。このような認識の差異が臨床現場での装具療法に混乱を招き，理学療法士の教育現場にも影響していると考える。

　ここでは脳卒中者に対する下肢装具療法における下肢装具の目的，各職種の役割，装具診のあり方などを取り上げながら装具療法のプロセスについて述べていく。

表1 脳卒中下肢装具に対する医師・理学療法士の認識調査

対象	利点	欠点
装具全体	・関節の変形の予防や矯正ができる(Dr) ・非麻痺側の筋力維持・強化，ならびに身体の活性化に有用である(Dr)	・機能回復を阻害する(PT) ・感覚入力を妨げる(PT)
院内既存の装具	・いつでも必要に応じて訓練が開始できる(Dr) ・非麻痺側の筋力維持・強化，ならびに身体の活性化に有用である(Dr)	
処方に基づき本人用に作製された装具	・スキントラブルを起こしにくい(Dr) ・筋力が弱くても起立，歩行が可能となる(Dr) ・関節の変形の予防や矯正ができる(Dr) ・非麻痺側の筋力維持・強化，ならびに身体の活性化に有用である(Dr) ・起立歩行訓練が可能となれば，心理的好影響や動機付けにつながる(Dr) ・関節の固定性を高める(Dr) ・機能回復を促進する(Dr)	

カッコ内の記載が「Dr」のものは医師の選択率が高かった項目，「PT」のものは理学療法士の選択率が高かった項目を表す。

文献2)より引用

下肢装具の目的

　一般的に下肢装具の力学的原理は3点支持機構であり，その目的は「変形の予防・矯正」「病的組織の保護」「失われた機能の代償または補助」とされてきた[3]。しかし，これらは古典的な定義であり，臨床現場における脳卒中装具療法での下肢装具の目的を十分に説明しているとはいえない。

　脳卒中装具療法における下肢装具の使用目的は，次の2つに大別できる(表2)。1つは達成されるべき歩行様式を獲得するため，早期から立位，歩行訓練を行い，装具による適切なアライメントの矯正と自由度制約により課題の難易度を調整[4]することで歩行の運動学習を促し機能回復に導く治療用装具としての使用，もう1つは障害により失った機能を代償するために装具の機能を選択し，パフォーマンスを最大限に引き出すことで歩行・ADLを安定させQOLを高める機能代償用(生活用)装具としての使用である。装具療法を進めるうえでは基本的にはこの2点をしっかりと認識し，目的に応じてトレーニングの内容をデザインする必要がある。

　脳卒中の回復曲線に合わせた装具の使用目的の変化を図1に示す。一般的に急性期では廃用予防や機能改善・運動学習を目的とし，回復期では運動学習・機能改善目的での使用から始まり，退院が近くなると失った機能を代償し生活環境に合わせてADLを安定させる目的での使用に変化していく。そして生活期では安定した動作と活動維持のため，また，失った機能を代償し，ADLの安定や廃用予防目的での使用となる。さらに生活期脳卒中者であってもボツリヌス治療などの治療的介入に装具を併用する場合は，運動学習や機能改善が装具使用の目的となることもある[5]。使用する患者がどの時期に位置し，何を目的にしているのかにより装具の目的は変化する。つまり装具の役割は装具のユーザーの状況によって変化する(図2)。

治療の進歩

　近年，脳の可塑性に基づいたさまざまな治療法が登場している。上肢ではCI療法や，HANDS療法，ボツリヌス治療や反復経頭蓋磁気刺激(rTMS)，経頭蓋直流電気刺激(tDCS)なども臨床的に応用されている。下肢においてもロボティクスやボツリヌス治療，機能的電気刺激を利用した治療が生活期の患者に応用されており，生活期における治療的介入が可能となってきている。

表2 下肢装具の使用目的

治療用装具	機能代償用装具
達成されるべき歩行様式を獲得するため，装具による適切なアライメント矯正と自由度制約により，運動課題の難易度を調整することで歩行の運動学習を促す	障害により失った機能を代償するために装具の機能を選択，ADLでのパフォーマンスを最大限に引き出す

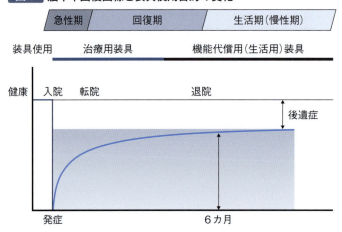

図1 脳卒中回復曲線と装具使用目的の変化

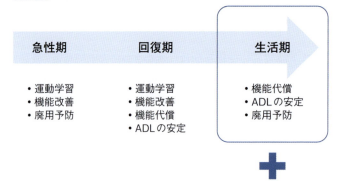

図2 装具ユーザーの状況により変化する装具の役割

装具療法における各職種の役割

　装具療法は装具というツールを利用した運動療法である．装具療法の流れのなかで各職種の役割は明確であり，基本的な役割として医師は装具を処方し，義肢装具士は装具を作製，療法士は装具を使用し運動療法を行う．

▶装具療法における医師の役割

　装具療法はリハ全体における治療戦略の一部である．医師は患者を診察し病態を把握，画像所見や社会的背景も含めて総合的に問題点を抽出し，予後予測を基にゴール設定を行う．ゴールを達成するために必要な治療戦略にどのような装具が必要かを療法士，義肢装具士と話し合い，適切な装具を処方する．「義肢装具にかかわる医師のガイドライン」[6]では処方，採寸・採

型，適合の3つの分野で医師の役割を規定している。適切な処方だけでなく，採寸・採型時の医学管理や必要な指示を義肢装具士に対して臨機応変に行う必要がある。処方された装具の適合判定も重要な医師の役割であり，仮合わせ時，完成時に適合を確認する。

治療経過のなかで患者の機能は変化する。医師は患者のトレーニング現場に出向き治療の進行状況を把握し，適宜機能変化を評価し治療方針の修正を行う。

また，医師は装具処方を含め，その治療全体に対して責任をもち，各職種と連携し治療を進めることが求められる[7]。

▶装具療法における義肢装具士の役割

装具療法における義肢装具士の役割は装具の作製である。採寸・採型を行い，処方された装具を作製する。装具の作製にあたっては，医師・療法士とともに動作分析を行い，義肢装具士としての専門的立場で意見することも重要であり，そのうえで医師・療法士と情報を共有し使用環境や装具使用の目的を明確にしていく必要がある。また装具の力学的特性や，材料や部品については義肢装具士の専門である。従って医師や療法士の装具に対する考えを具現化するために積極的に意見交換し，パーツや形状などの提案を行う必要がある。

▶装具療法における療法士の役割

装具療法における療法士の役割は，もちろん患者に対して運動療法を提供することである。ゴール設定に基づき必要な装具療法を患者へ提供する。装具の作製にあたっては，医師・義肢装具士とともに動作分析を行い，装具の選定を行う。

重要なのは「どの装具が適応であるか」ではなく，「適応のある装具を使用し，どのように運動療法をデザインするか」である。また運動療法は装具の自由度制約により段階的に難易度を調整していくことがポイントとなる。すなわち，機能回復の変化に応じて装具の設定を調節し運動課題の難易度を調整する[8]。療法士は装具の調整も自ら行う必要があるため，調整方法に習熟する必要がある。

装具診のあり方

装具療法において重要なポイントは，まず適切な装具を使用することである。そのためには患者の状態を評価し，どのような装具が適応であるかを装具診において多職種で検討していく。装具診では，まず検討する装具が治療用装具であるのか，機能代償用装具であるのかを確認する。

次に筋力や関節可動域，麻痺のレベル，感覚障害など身体機能の評価を行った後，裸足での立位，歩行を評価していく。裸足での静的立位では痙縮の影響が一見ないようにみえても，その場でステップを踏んでもらうことで，内反・尖足・槌趾が出現することは臨床的によく経験する。従って静的な評価だけでなく，動的な評価を行うことで，本来の問題点が明らかになることが多い。さらに歩行分析を行い，歩行周期に沿って異常歩行を確認し，それらの問題が装具により解決可能であるかを確認していく。

続いて備品で使用可能な装具を装着し着用時の歩容を確認し，歩行に対する装具の影響を確認していく。このような過程を経て装具に必要な機能を選定し患者の同意を得たうえで装具を処方する。装具診に必要な検討項目を**表3**に示す。

表3 装具選択に必要な検討項目

- 目的（治療用装具，もしくは機能代償用装具）
- 麻痺レベル（SIAS, Brunnstrom Stage など）
- 歩容
- 痙縮
- 関節可動域
- 感覚障害
- 高次脳機能障害
- 認知機能
- 使用環境（屋内，もしくは屋外）
- その他（患者のコンプライアンスなど）

装具選定の際の考え方

装具診において備品の装具を用いて歩行デモを行う場合，Aの装具と，Bの装具の比較検討になってしまうことが多い。しかし，備品の装具はあくまでも他者の下肢に合わせて作製されたものであり，単にAとBを比較するだけでは最適な装具の処方に結びつかない。裸足で歩行分析を行った時点で歩行の問題点は明らかになるため，必要な装具の選定は可能であると考える。つまり身体機能の評価と裸足での歩行分析により，装具に必要な機能を選定し処方装具を決定していく。

義肢装具士とのコミュニケーションの重要性

義肢装具士は装具の材料や部品などに関して医師や療法士より多くの知識をもっている。従って，医師・療法士が装具に必要な機能を選定すれば，材料や形態，関節ジョイントのパーツなど最適な装具を提案してくれる。医師・療法士はどのような機能を装具に求めるのかを義肢装具士に具体的に伝えてほしい。

装具療法における患者教育

多くの場合，処方された装具は長期的に使用され生活期における重要なツールとして患者の生活を支えることになる。しかし，退院後，処方された装具は耐用年数を超え，下肢の機能変化や形態変化により不適合に至る。装具の不適合や破損などは活動レベルの低下を招き，結果的に痙縮の増悪などの機能低下や，さらなる形態変化につながるという悪循環に陥る。このような背景がまさに装具難民を生み出すことにつながっている。

この問題を解決するための重要なポイントは，装具処方時における患者教育である。患者教育とは，「患者や家族が日常的に必要としている知識や情報を与えることによって，患者が自主的に判断し，健全な生活に戻すことにより，疾患の進行を予防し増悪を防ぐための教育」と定義されている[9]。つまり装具処方時，医師や療法士・義肢装具士には，患者本人と家族に対して「処方された装具の効果や目的」「装具の耐用年数」「装具のトラブルシューティング」など，装具に関する知識をしっかりと伝えることが求められる（図3）。

装具難民

装具難民とは以下のような状態と考える。
- なんらかの機能障害により本来装具が必要であるが，装具処方のない状態
- 処方された装具が耐用年数を超え放置されている状態
- 装具は処方されているが，機能変化により不適合な状態
- 装具が破損したまま放置されている状態
- 装具に異常がある場合，どこに問い合わせていいのかがわからない状態
- 患者にかかわる医療・介護・福祉スタッフの装具に関する知識が浅いため，適切なアドバイスができない状態

図3 患者が知るべき装具の知識

- 処方された装具の効果や目的
  何を改善し，使わなければどのようなリスクがあるのか

- 装具の耐用年数
  耐用年数を過ぎれば新たに装具の処方が可能

- 装具のトラブルシューティング
  - 簡単な装具不適合のサイン
  - 素材劣化のサイン
  - 異常時の連絡・相談先の確認

処方時の患者教育が重要!!!

装具療法の実際

　装具療法は，脳卒中片麻痺者に対する歩行リハにおいて，主体となるトレーニングである。歩行は歩行課題を遂行することで最も効率よく学習されるが[8]，片麻痺を有する状態では歩行課題の遂行は難しい。

　歩行課題を遂行し，効率的に機能回復を図るためには，運動課題は転移性が高く課題特異的であることがポイントになる。そのため装具により関節の自由度を制限し，適切なアライメントに矯正することが重要である。装具により難易度を調整された課題を繰り返し，課題が達成されたら段階的に自由度を調整，新たな適正課題を繰り返すことにより運動学習が進みゴール達成に至る。そしてその後，永きにわたり生活の場となる自宅では，安定した動作と活動を維持するため，装具は失った機能の代償，ADLの安定，そしてQOLの保持を目的として使用されることになる。

　脳卒中の発症から経過のなかで患者の機能は変化し，トレーニングの目的も変化していく。従って1つの装具を急性期から生活期まで継続的に使用し続けることは難しく，機能変化やトレーニングの目的に応じて調整し，必要性によっては新たに処方することもポイントになる。

　装具療法では装具を処方する医師，装具をトレーニングに使用する療法士，装具を作製する義肢装具士が，それぞれ目的やゴール設定をチーム内で共有し治療を進める必要がある。さらに病棟訓練にかかわる看護師や介護士など病棟スタッフも装具の着脱指導やフィッティングのチェックなどが可能なように基礎的な装具の知識をもつ必要がある。チームアプローチが重要になる。

　装具はあくまでもツールの一つであり，装具療法は独立した治療手技ではない。従って療法士のもつさまざまな治療手技と対立するものではなく，療法士の治療をより効率的に進めるサポーティブなものである。装具をうまく運動課題に組み込み，運動学習を進め機能回復に導くことが療法士の技術である。

装具処方の目的

回復期ではまず機能回復を図り,最終的には生活環境に合わせて退院後のADLを安定させる必要がある。そのため作製すべきなのは治療用装具なのか,機能代償用装具なのかが曖昧になるため,筆者は入院時に治療用装具としての装具の検討,退院1カ月前には機能代償用としての装具の検討というように,回復期入院中に計2回検討するようにしている。なお,この退院1カ月前に処方する装具は退院後の環境に適応し生活を安定させる目的で処方されるものだが,現在のところ医療保険で作製している。ただし,地域や支払基金,時代によっても運用が異なることがあるので,医療保険での作製が認められないこともある。当該患者に適用されるルールを熟知したうえで,最善となる制度を利用した装具作製計画を立てることが必要である。

環境調整による活動変化

装具は外部から下肢を覆うことにより,その機能や能力に影響を与える。すなわち装具により下肢の環境を調整することで,活動を変化させている。脳卒中リハにおける下肢装具の利用は,リハにより獲得される新たな歩行様式や生活様式へ,変化していく機能を反映させる「ポータブルな環境調整」でもあると考えられ,ICF (International Classification of Functioning, Disability and Health) の概念図に落とし込むと全体的に把握しやすい(図4)。

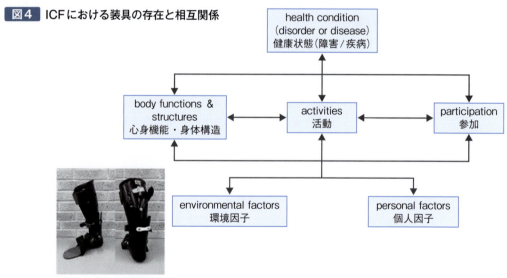

図4 ICFにおける装具の存在と相互関係

ポータブルな環境調整

○文献

1) 日本脳卒中学会 脳卒中ガイドライン委員会 ほか編:脳卒中治療ガイドライン2015,協和企画,2015.
2) 勝谷将史 ほか:回復期リハビリテーションにおける医師・理学療法士間の脳卒中下肢装具に対する認識調査.リハビリテーション科診療,(9):9-14,2009.
3) 飛松好子 ほか:下肢装具.義肢装具のチェックポイント,第7版(日本整形外科学会 ほか監),p.230-262,医学書院,2007.
4) ニコライA.ベルンシュタイン:デクステリティ 巧みさとその発達,金子書房,2003.
5) 勝谷将文 ほか:装具の併用.脳卒中上下肢痙縮Expert ボツリヌス治療 私はこう治療している(木村彰男 監),診断と治療社,p.108-115,2013.
6) 赤居正美 ほか編:義肢装具にかかわる医師のガイドライン.義肢装具のチェックポイント,第7版(日本整形外科学会 ほか監),p.363,医学書院,2009.
7) 浅見豊子:装具マネージメントの実際.総合リハビリテーション,40(10):1277-1284,2012.
8) 才藤栄一 ほか:運動学習理論(2)運動学習からみた装具―麻痺疾患の歩行練習において.総合リハビリテーション,38(6):545-550,2010.
9) 大池真樹 ほか:わが国における患者教育に関する看護研究の動向と課題:教育内容と評価に焦点を当てて.宮城大学看護学部紀要,13(1):37-43,2010.

歩行の評価

II 歩行の評価

1 歩行の基本的評価（ローテク）

脇田正徳，大畑光司

- 歩行評価は，片麻痺者の歩行障害の程度を明らかにし，治療介入すべき問題点や原因を明確にするために必要不可欠である。
- 歩行機能のどのような側面を評価するのか，その目的に合わせてエビデンスレベルの高い評価方法を使用することが推奨される。
- 評価を継続的に行うことにより，歩行機能の推移を連続的にとらえ，治療介入の効果を検証することができる。

片麻痺者に対する歩行評価

▶歩行評価の目的

片麻痺者に対する歩行リハビリテーション（以下，リハ）では，機能回復を促して歩行の自立度や実用性を最大限に高めることが重要課題となる。片麻痺者の障害像をICF（International Classification of Functioning）モデルで考えると，社会的参加（participation）や生活の質（QOL）を制約する要因として，移動および歩行能力が活動レベル（activity）に与える影響は甚大である。従って歩行評価では，まず歩行の自立度や実用性を判定し，治療介入すべき歩行障害の問題点を明確にする必要がある。そして，歩行障害の原因を検証して治療方法を決定するとともに，介入によるアウトカムの達成目標値を設定する。治療介入中および介入後は再評価を行い，アウトカムの達成度から治療効果を判定し，介入方法の見直しが必要であるかを検証する（図1）。すなわち，歩行評価の目的は，歩行障害を多面的に評価して問題点を抽出することで適切な治療介入へと導き，片麻痺者の歩行機能再建を図ることである。

図1 歩行評価の流れ

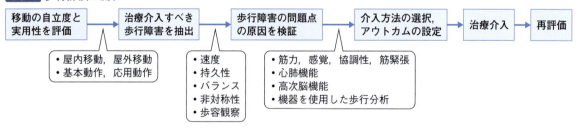

▶評価方法の種類と選択方法

脳卒中者の歩行リハに用いられる評価方法は多岐にわたる。歩行の自立度の評価，速度や持久性，バランス，非対称性の評価，歩行中の運動学的・運動力学的パラメータの評価などがある。実際の使用にあたっては，歩行機能のどのような側面を評価するのか，その目的に合わせて評価方法を選択する必要がある。

臨床で使用する評価には，信頼性（reliability），妥当性（validity），応答性（responsiveness）の高いものが求められる（＋αMEMOを参照）。その一方，測定時間や費用が多くかかるもの，特殊な機器が必要な場合は汎用性の面で問題となる。簡便でかつ信頼性，妥当性，応答性の高

い評価を選択することの利点は，歩行機能を正確に評価し，縦断的な変化を連続的にとらえられることである．従って急性期，回復期，維持期においても共通した歩行評価を用いることが望ましい．

近年，系統的レビューにより脳卒中の歩行リハにおける各種評価法のエビデンスが検証されている（表1）．ここでは，歩行の基本的評価である心理測定法（psychometric method），観察による歩行評価，機器を使用して比較的簡便に評価できる方法（時間空間的指標，床反力）について，エビデンスに基づく推奨度の高い評価方法を紹介する．

表1 脳卒中の歩行リハにおけるエビデンスの高い評価

			推奨される評価
心理測定法	系統的レビュー	Tyson S (2009)[1]	・5m歩行テスト，10m歩行テスト ・6分間歩行テスト ・Rivermead Mobility Index (RMI)
		Geroin C (2013)[2]	・実用的歩行能力分類 (FAC) ・10m歩行テスト ・6分間歩行テスト ・Rivermead Mobility Index (RMI) ・Berg Balance Scale (BBS)
	理学療法診療ガイドライン (2011)[3]		・10m歩行テスト ・Timed "Up & Go" Test (TUG) ・エモリー機能的歩行能力評価 (EFAP)
観察による歩行評価	系統的レビュー	Ferrarello F (2013)[4]	Gait Assessment and Intervention Tool (GAIT)

信頼性：計測した値に再現性があるか
　　　　→再テスト法，検者内および検者間信頼性，内的一貫性の評価
妥当性：計測した値が検証したい機能を評価しているか
　　　　→内容妥当性，表面妥当性，構成概念妥当性，予測妥当性，基準関連妥当性の評価
応答性：時間経過に伴う機能的変化に対して感度があるか
　　　　→臨床的有意な最小変化量 (MCID)，床効果・天井効果の評価

心理測定法（psychometric method）

▶歩行能力

●歩行自立度

・実用的歩行能力分類（Functional Ambulation Category：FAC）

FACは，歩行の自立度を6段階に分類した評価方法である[5]（表2）．簡便に評価でき，信頼性，妥当性，応答性も高いことが報告されている[2]．片麻痺者におけるFACスコアは，歩行速度，歩幅，ケイデンス，1日の歩数，歩行距離，歩行のエネルギーコスト，機能的自立度評価法（Functional Independence Measure：FIM），Rivermead Mobility Index（RMI）と関連することが報告されている[5-8]．

表2 Functional Ambulation Category(FAC)

分類	定義
0　歩行不能	・歩行不可 ・平行棒内でのみ歩行可能 ・平行棒外を安全に歩行するためには，2人以上の監視・介助が必要
1　介助歩行 レベルⅡ	・転倒予防のため平地歩行中に1人介助が必要 ・介助は常時必要で，バランス保持や協調性の補助と同時に，体重の支持も含まれる
2　介助歩行 レベルⅠ	・転倒予防のため平地歩行中に1人介助が必要 ・介助は，常時あるいは一時的に軽く触れて，バランスや協調性を補助する程度
3　監視歩行	介助なしで平地歩行できるが，判断力の低下や心機能の問題，口頭指示が必要などの理由により，安全歩行のために近くで1人見守りが必要
4　平地のみ歩行自立	平地歩行は自立可能だが，階段や坂道，不整地では見守りや介助が必要
5　歩行自立	平地，不整地，階段，坂道ともに歩行自立

文献5)を参考に作成

● 歩行速度

・10m歩行テスト

　快適速度および最大速度での10m歩行の所要時間と歩数を計測する。一般的には，前後2〜3mを加速・減速のための助走路として設けて，その間の10mを定常歩行区間としてストップウォッチを用いて計測することが多い。歩行速度(m/s)は，歩行距離(m)を所要時間(s)で除して算出する。健常者における各年代の快適歩行速度と最大歩行速度の平均値を表3に示す[9]。歩行速度は簡便に計測が可能で，高い信頼性，妥当性，応答性が報告されているため，片麻痺者における最も基本的な歩行指標とされている[1-3]。

　歩行速度が歩行機能指標によく用いられる理由として，片麻痺者の生活空間を予測できることが挙げられる。Perryら[10]は脳卒中者の生活空間での移動能力を6段階に分類し，歩行速度が生活空間の広がりを反映する指標になると報告している。この基準によると，歩行速度が0.8m/s以上であれば地域移動可能，0.4〜0.8m/sで地域移動困難，0.4m/s未満であれば屋内移動レベルと分類される(表4)。Bowdenら[11]は，Perryらの分類を用いて片麻痺者の歩行機能を比較し，歩行速度が遅い群ほど1日の歩数や1歩行周期における麻痺側pre-swingの時間的割合が増加していると報告している。また，Schmidら[12]は歩行速度が改善した片麻痺者では，ADLや移動範囲が拡大し，QOLが増加したと報告している。これらの報告より，歩行速度は歩行の自立度や実用性の予測に有用な指標であるため，歩行リハにおける主要なアウトカムの一つになっている。

　歩行速度の計測にあたり，杖や装具の使用に関する規定はない。杖や装具の有無でそれぞれの歩行速度を比較することにより，適切な補助具を選定するための参考データとして利用できる。また，治療介入の効果を判定する際は，同一条件で計測し比較することが望ましい。急性期片麻痺者の歩行速度における臨床的有意な最小変化量(minimally clinically important difference：MCID)は，0.16m/sと報告されている[13]。

　10m歩行テストでは歩数も同時に計測するため，歩幅(ストライド長)やケイデンスの評価も可能である。歩行速度が改善した場合には，歩幅(ストライド長)とケイデンスのどちらの増加が影響しているのかを検討する。歩幅の増加は，下肢でより大きな力学的制御ができていることを示唆するが，麻痺側と非麻痺側の歩幅を個別に求めることは困難であるため，歩行観察と合わせて解釈することが必要となる。

　10mの測定区間を確保することが難しい場合は，5m歩行テストを使用することもできる[14]。

表3 健常者における各年代の快適歩行速度と最大歩行速度（m/s）

	男性		女性	
	快適歩行速度	最大歩行速度	快適歩行速度	最大歩行速度
20代	1.39	2.53	1.41	2.47
30代	1.46	2.46	1.42	2.34
40代	1.46	2.46	1.39	2.12
50代	1.39	2.07	1.40	2.01
60代	1.36	1.93	1.30	1.77
70代	1.33	2.08	1.27	1.75

文献9）より引用

表4 片麻痺者における歩行速度と生活空間

歩行速度	生活空間での移動レベル
0.8m/s以上	地域での移動可能
0.4〜0.8m/s	地域での移動に制限あり
0.4m/s未満	屋内移動

文献10）より引用

●歩行持久性

・6分間歩行テスト

　6分間にできるだけ長い距離を歩行させて，その距離を測定する．一般的には歩行路を30mに設定することが多い．評価者は患者の後ろについて歩き，転倒しないように注意する．運動負荷量の大きいテストであるため，運動中の疲労に注意し，運動前後ではバイタルサインの確認が必要である．本テストは介助なしで歩行できる者が対象となるが，歩行補助具は使用してもよい．信頼性があり，歩行速度やTimed "Up & Go" Test（TUG），階段昇降能力，FIMと関連することが報告されているが[1, 15-17]，重度麻痺者や心肺機能が低い患者では評価が困難なケースも多い．6分間歩行距離は，最大運動負荷試験による最大酸素摂取量（$VO_2 max$）との関連が低いとの報告もある[18]．そのため，本テストは筋力やバランス機能も含めた歩行持久性の評価ととらえるべきである．測定時間を短く設定した2分間歩行テストは，信頼性が高く，6分間歩行テストとの関連性も高いことが報告されており[15]，重度麻痺者には有効と考えられる．

　健常高齢者での6分間歩行距離の平均値を表5に示す[19]．片麻痺者における6分間歩行テストのMCIDは50mと報告されている[1,2]．

表5 健常高齢者における6分間歩行距離，TUG，BBS

	6分間歩行距離（m）		TUG（s）		BBS	
	男性	女性	男性	女性	男性	女性
60代	572±92	538±92	8±2	8±2	55±1	55±2
70代	527±85	471±75	9±3	9±2	54±3	53±4
80代	417±73	392±85	10±1	11±3	53±2	50±3

文献19）より引用

▶移動能力
●Timed "Up & Go" Test(TUG)

　肘掛けのある椅子から立ち上がり，3m先のコーンを回って引き返し，再び着座するまでの時間をストップウォッチで測定する。快適速度または最大速度で計測する。立ち座り，歩行，方向転換などの動的バランスを含んでいるため，移動能力を評価する簡便な指標として用いられる。場所を広く使用しないため，地域在住の片麻痺者でも比較的簡便に評価できる利点がある。健常高齢者でのTUGの平均値を表5に示す[19]。本テストは片麻痺者において信頼性があり，麻痺側の足関節底屈筋力，歩行速度，歩幅，ケイデンス，6分間歩行距離，階段昇降能力，Berg Balance Scale(BBS)，Community Balance and Mobility Scale(CB&M)と関連があることが報告されている[3,20,21]。Knorrら[21]は，機能レベルが高くTUGスコアが8.1秒以内の者では天井効果を認めたと報告している。

●エモリー機能的歩行能力評価(Emory Functional Ambulation Profile：EFAP)

　EFAPは，平地および絨毯での5m歩行，TUG，障害物歩行，5段の階段昇降による5つの異なる条件下で課題達成時間(s)を計測する評価法である[22]（表6）。歩行補助具を使用する場合は，各課題ごとに補助具の種類によって定められた係数(assistive factor：AF)を所要時間に乗じて時間補正を行いスコアリングする。各課題で算出したスコアをそれぞれ加算して総合スコアを求める。改訂エモリー機能的歩行能力評価(modified Emory Functional Ambulation Profile：mEFAP)は，EFAPに介助量の評価をさらに加えたものである[23]。さまざまな生活環境における移動能力を時間的指標および補助具の種類，介助量の程度により評価するため，歩行能力を総合的に把握するのに有用である（表7）。mEFAPは各課題の所要時間にAFによる時間補正は行わないが，補助具の使用と介助量の程度を別個に記載する。EFAPとmEFAPの信頼性は高く，歩行速度やBBS，RMIとの関連が報告されている[22-24]。絨毯での5m歩行や階段昇降の時間計測が含まれているため，評価できる場所が限られてしまい汎用性の面でやや課題がある[1]。

表6　エモリー機能的歩行能力評価(EFAP)

補助具	×AF	平地	絨毯	TUG	障害物	階段
なし	×1					
短下肢装具	×2					
1本杖	×3					
ウォーカーケイン 4点杖	×4					
短下肢装具＋1本杖	×5					
短下肢装具＋ウォーカーケイン 短下肢装具＋4点杖	×6					

Total ＿＿＿＿＿

文献22)より引用

表7 改訂エモリー機能的歩行能力評価(mEFAP)

	平地	絨毯	TUG	障害物	階段	総合時間(s)
所要時間(s)						
補助具または装具						
短下肢装具						
長下肢装具						
1本杖						
4点杖(狭い)						
4点杖(広い)						
ウォーカーケイン						
歩行器						
介助						
自立						
修正自立						
監視						
接触のみ						
最小介助						
中等度介助						

文献23)より引用

● **Rivermead Mobility Index(RMI)**

　RMIは，Rivermead Motor Assessmentを改良して作成された移動能力の評価法で，ベッド上での寝返りから走行までの15課題が自立しているかどうかを評価する[25]。移動に関する自立の可否をyes/noでスコアリングし，自立している場合は1点加点し，得点範囲は0〜15点となる。「できる動作」ではなく「している動作」の評価で，14項目の質問と1項目の観察評価から構成される。動作手順については問わないのが特徴である。簡便に評価可能であり，信頼性，妥当性，応答性も高い[1,2]。RMIは，体幹制御テスト(Trunk Control Test)やBBS，Barthel Index，FIMなどの日常生活動作と関連することが報告されている[1]。わが国では前島ら[26]がRMIの日本語版を作成し，信頼性および妥当性の検証も行われている(表8)。RMIのMCIDは3点と報告されている[2]。

▶バランス

● **Berg Balance Scale(BBS)**

　本テストに歩行項目は含まれていないが，バランス機能の総合的評価として，また歩行リハのアウトカムの指標として広く使用されている。

　本テストでは，座位，立位での14課題における機能的バランスを0〜4の5段階(0：不可〜4：自立)で評価して，総得点を算出する[27](表9)。簡便に評価が可能であり，信頼性，妥当性，応答性も高い[2]。BBSは，歩行速度やBarthel Index，FIMなどの日常生活動作と関連することが報告されている[28]。急性期で座位保持ができない重症例，機能レベルが高い症例では床および天井効果を認めることがあるため，歩行リハの帰結機能評価とする場合には留意が必要である[28]。健常高齢者でのBBSスコアの平均値を表5に示す[19]。

表8 Rivermead Mobility Index 日本語版

ID　　　　　名前　　　　　年齢　　　　　日時　　　　　検者
患者に対して，下記の15項目の質問を行う（項目5は観察する）。 すべての「はい」という答えに対して，1点を与える。 介助なく，自立しているかが大切で，手順はあまり重要ではない。

質問項目	
1　ベッド上での寝返り 　自分で寝返り（仰向きから横向き）していますか？	（はい・いいえ）
2　起き上がり 　ベッドに寝たところから，ご自身で起き上がり，ベッド（端）に腰かけていますか？	（はい・いいえ）
3　座位バランス 　ベッドに支えなく，（10秒以上）腰かけていますか？	（はい・いいえ）
4　座位から起立 　どんなにしてもよいから，椅子から立ち上がっていますか？（起立，立位いずれも15秒以内） 　　ー必要に応じて，手を使ったり，介助してもよい	（はい・いいえ）
5　支えなしで立つ 　（介助者や支えなしで10秒間立っていることを観察する）	（はい・いいえ）
6　トランスファー（移乗） 　手助けなしで，なんとか乗り移りしていますか？（例：ベッドから椅子など）	（はい・いいえ）
7　屋内歩行ー必要なら補助具を装具 　見守りなしで，10m歩いていますか？ 　　ー補助具や備品は必要に応じて用いてもよい	（はい・いいえ）
8　階段 　手助けなしで，どうにか階段を昇っていますか？	（はい・いいえ）
9　屋外歩行（整地） 　舗装された屋外を手助けなしで，歩き回っていますか？	（はい・いいえ）
10　屋内歩行ー補助具なし 　屋内を見守りなしで，補助具を使用せず，10m歩いていますか？	（はい・いいえ）
11　床から拾う 　5m先に落とした物を拾っていますか？	（はい・いいえ）
12　屋外歩行（不整地） 　不整地（芝，砂利道，土，雪，氷など）を手助けなしで歩いていますか？	（はい・いいえ）
13　入浴 　監視をされることなく，風呂やシャワーに入って体を洗っていますか？	（はい・いいえ）
14　階段の移動（起伏の移動） 　手すりや手助けなしで，なんとか階段を昇り降り（4段）していますか？ 　　ー必要に応じて補助具（杖など）を使用してもよい	（はい・いいえ）
15　走る 　足を引きずる（跛行）ことなく，10mを4秒以内で走りますか？（早歩きでもよい）	（はい・いいえ）
（はい）1．2．3．4．5．　　6．7．8．9．10．　　11．12．13．14．15． 　　　　　　　　　　　　　　　　　　　　　　　　　　　　　　　　計　　　　点	

文献26）より引用

表9 Berg Balance Scale(BBS)

スコアリングでは，各項目に該当する最も低い点数を記録する

1) 座位からの立ち上がり
指示：手を使わずに立ってください。
- 4：手を使用せずに安定して立ち上がり可能
- 3：手を使用して立ち上がり可能
- 2：数回の試行後，手を使用して立ち上がり可能
- 1：立ち上がり，または安定のために最小介助が必要
- 0：立ち上がりに中等度または最大介助が必要

2) 立位
指示：つかまらずに2分間立ってください。
- 4：安全に2分間立位可能
- 3：監視下で2分間立位可能
- 2：30秒間立位可能
- 1：数回の試行にて30秒間立位可能
- 0：介助なしでは30秒間立位不可

3) 座位（背もたれなし，足底は接地）
指示：腕を組んで2分間座ってください。
- 4：安全に2分間座位可能
- 3：監視下で2分間座位可能
- 2：30秒間座位可能
- 1：10秒間座位可能
- 0：介助なしでは10秒間座位不可

4) 着座
指示：座ってください。
- 4：ほとんど手を使用せずに安全に着座可能
- 3：手を使用して着座を制御
- 2：下腿後面を椅子に押し付けて着座を制御
- 1：1人で座れるが，制御は困難
- 0：座るのに介助が必要

5) 移乗
指示：まず肘掛けを使用し，次に肘掛けを使用せずに移乗してください。
- 4：ほとんど手を使用せずに安全に移乗可能
- 3：手を使用して安全に移乗可能
- 2：言語指示や監視があれば移乗可能
- 1：介助者が1人必要
- 0：介助あるいは監視に2人必要

6) 閉眼立位
指示：目を閉じて10秒間立ってください。
- 4：安全に10秒間閉眼立位可能
- 3：監視下で10秒間閉眼立位可能
- 2：3秒間閉眼立位可能
- 1：3秒間閉眼立位は不可だが，立位は安定
- 0：転倒を予防するために介助が必要

7) 閉脚立位
指示：足を閉じてつかまらずに立ってください。
- 4：自分で足を閉じ，安全に1分間閉脚立位可能
- 3：自分で足を閉じ，監視下で1分間閉脚立位可能
- 2：自分で足を閉じ，30秒間閉脚立位可能
- 1：足を閉じるのに介助が必要だが，15秒間閉脚立位可能
- 0：足を閉じるのに介助が必要で，かつ15秒間閉脚立位不可

8) 立位での前方リーチ
指示：腕を90°屈曲して指を伸ばし，できるだけ前方にリーチしてください。（腕を90°屈曲したときに被検者の指先に定規を当てる。リーチする際，被検者の手が定規に触れてはならない。被検者が最も前方に傾いたときの，指先の前方到達位置を記録する。
- 4：安全に25cm以上前方リーチ可能
- 3：安全に12.5cm以上前方リーチ可能
- 2：安全に5cm以上前方リーチ可能
- 1：前方リーチ可能だが，監視が必要
- 0：バランスを崩す，あるいは介助が必要

9) 立位で床から物を拾い上げる
指示：足の前にある靴（スリッパ）を拾い上げてください。
- 4：安全に，かつ容易に拾い上げ可能
- 3：監視下で拾い上げ可能
- 2：拾い上げ不可だが，靴（スリッパ）まで2～5cmの所にはバランスを保持したままリーチ可能
- 1：拾い上げ不可で，監視が必要
- 0：試行不可，あるいは転倒を予防するために介助が必要

10) 立位で左右の肩越しに後ろを振り向く
指示：左肩越しに後ろを振り向き，同様に右にも振り向いてください（検者は振り向きを促すために，物品を提示してもよい）。
- 4：両側から振り向き可能で，体重移動も良好
- 3：片側のみ振り向き可能で，対側では体重移動が不十分
- 2：側方までしか振り向けないが，バランスは安定
- 1：振り向くときに監視が必要
- 0：転倒を予防するために介助が必要

11) 360°回転
指示：1周回転して止まり，次に逆方向に回転してください。
- 4：両方向ともに4秒以内で安全に360°回転可能
- 3：片方向のみ4秒以内で安全に360°回転可能
- 2：360°回転可能だが，両方向ともに4秒以上かかる
- 1：近位監視，あるいは言語指示が必要
- 0：回転するときに介助が必要

12) 交互に台への足乗せ
指示：各足4回ずつ，台の上に交互に足を乗せてください。
- 4：支持なしで，20秒以内に安全に8ステップ可能
- 3：支持なしで可能だが，8回ステップに20秒以上必要
- 2：監視下で補助具を使用せずに4回ステップ可能
- 1：最小介助で2回以上ステップ可能
- 0：転倒を予防するために介助が必要，あるいは試行不可

13) 継ぎ足立位
指示：片方の足を反対側の足のすぐ前に置いてください。困難であれば，踵を反対側の爪先から十分前に離して置いてください。（スコア3：ステップ長が足長を超えている，横幅が通常の歩幅と同程度であること）
- 4：自分で継ぎ足となり，30秒間保持可能
- 3：自分で足を前に出して，30秒間保持可能
- 2：自分で足をわずかに前に出して，30秒間保持可能
- 1：足を出すのに介助を要するが，15秒間保持は可能
- 0：足を出すとき，または立位中にバランスを崩す

14) 片脚立位
指示：つかまらずにできるだけ長く片足で立ってください。
- 4：自分で片足を挙上して，10秒間以上保持可能
- 3：自分で片足を挙上して，5秒間以上保持可能
- 2：自分で片足を挙上して，2秒間以上保持可能
- 1：片足を挙上して3秒間保持不可であるが，自分で立位保持は可能
- 0：試行不可，あるいは転倒を予防するために介助が必要

総得点　　/56

文献27)より引用

■観察による歩行評価

　前述した心理測定法は歩行障害を定量化する指標になるが、歩容に関する時間空間的情報については含まれていない。歩行評価では、中枢神経障害による一次的な歩行障害と代償戦略による二次的な歩行異常を区別して、適切な治療介入へと導くことも重要な課題である。3次元解析装置や表面筋電図などの機器を用いた歩行解析では、歩行の運動学的、運動力学的パラメータを定量化し、筋の制御パターンを理解するのに有益な情報を提供する一方、測定時間や設備環境の点で問題となる。そのため、臨床で通常行われる歩行観察によっても、歩容を定量的ならびに包括的に評価することが望ましい。片麻痺者の観察的歩行分析に用いられる定量的評価には、Gait Assessment and Intervention Tool（GAIT）、Tinneti Gait Scale、Wisconsin Gait Scale、Rivermead Visual Gait Assessment、Hemiplegic Gait Analysis Form、New York Medical School Orthotic Gait Analysisなどがある[4, 29]。近年の系統的レビューでは、GAITが片麻痺者における信頼性、妥当性および応答性の高い歩行評価として推奨されている[4, 29]。

▶Gait Assessment and Intervention Tool（GAIT）

　GAITは、歩行周期における各相での上肢、体幹、下肢の運動学的パラメータを31項目に分類し、各項目に応じて0～3点でスコアリングする評価法である[30]（表10）。前額面および矢状面（必要であれば頭上から水平面も）からビデオカメラで歩行を撮影し、歩容を定量的かつ包括的に評価する。歩容の異常が明確になるため、治療ターゲットを決定するうえで有用となる。また、信頼性、妥当性、応答性も高いため、介入効果の検証にも有用である[4, 29]。装具や補助具の使用、また徒手的な介助も必要に応じて認められるが、その場合はスコアリングに調整が必要となる。

■機器を使用した歩行評価

　機器を用いた歩行解析では、心理測定法や歩行観察では正確に評価できない時間空間的情報、さらに力学的パラメータや筋活動についての検証が可能である。歩行障害の問題点や原因をより包括的に検証できるため、治療介入の決定ならびに効果判定に有用な手法となる。ここでは、機器を用いて比較的簡便に計測できる時間空間的指標の評価、および床反力評価について紹介する。

▶時間空間的指標

　歩幅や歩隔などの空間的情報や、立脚時間および遊脚時間などの時間的情報は、片麻痺者の歩行を特徴付ける重要な指標である。例えば、麻痺側立脚時間が短縮している場合には、麻痺側下肢の支持性が低下していることを示唆し、麻痺側前遊脚時間が延長している場合は、麻痺側下肢の蹴り出しや足部クリアランスが低下していることを示唆している。歩幅の大きさは、反対側下肢での蹴り出し力の強さを表す指標として利用できる。時間空間的指標の計測は、足圧センサー型歩行シートにより簡便に評価が可能である。シート上で歩くことで歩幅や歩隔などの空間的情報、歩行速度や立脚時間、遊脚時間などの時間的情報が簡便に計測できる（図2）。

　脳卒中者は、麻痺側下肢による力学的制御の管理が困難であるため、非麻痺側下肢での制御に依存した歩行になりやすい。そのため、片麻痺者における歩行非対称性の評価も、歩行機能を反映する重要な指標となる。歩行非対称性は、エネルギーコスト低下、バランス低下、非麻痺側下肢への過負荷、麻痺側下肢の骨密度減少などとの関連が報告されている[31-34]。興味深い

ことに，Pattersonら[35]は片麻痺者の歩行機能を縦断的に調査し，歩行速度が改善しても多くの症例で非対称性は改善していなかったと報告している。これは，歩行速度の指標だけでは歩行機能の改善が麻痺側下肢の機能回復により生じたのか，それとも非麻痺側の代償的適応によって生じたのかを区別できないことを示唆している。そのため，非対称性の程度を定量化し，歩行の問題点の把握や治療ターゲットの選択に用いることが重要と考えられる。空間的対称性は左右の歩幅，時間的対称性は左右の立脚時間または遊脚時間によって求められる。非対称性の指標は，以下の式によって算出することが一般的である。

$$\text{Symmetry ratio} = \frac{V\text{麻痺側}}{V\text{非麻痺側}}$$

$$\text{Symmetry index (SI)} = \frac{(V\text{麻痺側} - V\text{非麻痺側})}{0.5(V\text{麻痺側} + V\text{非麻痺側})} \times 100\%$$

$$\text{Symmetry index (SI)} = \frac{V\text{麻痺側}}{0.5(V\text{麻痺側} + V\text{非麻痺側})} \times 100\%$$

＊V：時間空間パラメータ

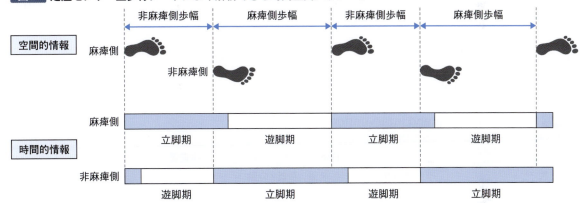

図2 足圧センサー型歩行シートにより解析できる時間空間パラメータ

▶床反力評価

　歩行は，左右の下肢で床反力を制御しながら，重心の安定化と身体の前方推進を効率よく進める連続動作である。そのため，床反力による力学的情報は，身体の支持能力や制動および推進能力を評価するうえで重要な意味をもつ。床反力の計測では，左右の床反力計を踏み分けて歩行することで，麻痺側および麻痺側下肢へ作用する力を同定することができる。

　床反力鉛直成分は身体の支持能力を反映し，健常者では2峰性パターンとなる。片麻痺者では単峰性となることが多く，これは立脚初期での重心上方移動が不十分なため抜重できていないことを示唆している。前後成分は，立脚前半に下肢が受ける制動力と，後半に下肢が産生する推進力の大きさを表している。近年，片麻痺者における床反力特性については，前方推進力に着目した検討が多くなされている。前方推進力の大きさは，推進力の積分値やピーク値を指標として用いることが多い。片麻痺者では麻痺側下肢での推進力が低下しており，重症例ほどその傾向が強い[36]。麻痺側下肢の推進力が小さい患者では，代償的に非麻痺側下肢の推進力に依存することになり，前方推進力の左右非対称性が大きくなる（図3）。その結果，歩幅も非対称となり片麻痺者に特徴的な歩容パターンを呈するようになる[37]。推進力の形成に重要な因子には，立脚後期に形成される足関節底屈モーメントと股関節伸展角度が報告されており，介入方法を決定するうえで重要な治療ターゲットになると考えられる[38, 39]。

図3 床反力前後成分のデータ例

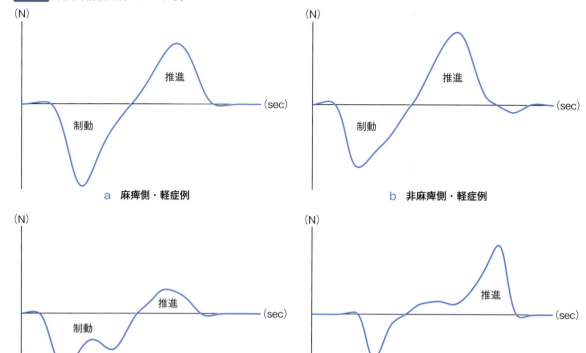

a　麻痺側・軽症例
b　非麻痺側・軽症例
c　麻痺側・重症例
d　非麻痺側・重症例

表10 Gait Assessment and Intervention Tool（GAIT）

| 名前 _____　日付 ____/____/____　検査者 _____ |
| 診断名 _____　検査側 ____　装置 / 装具 / 介助 _____ |

		Score
立脚期と遊脚期	1. 肩の肢位 　0＝正常 　1＝異常（該当項目にチェック　__下制, __挙上, __後方突出, __前方突出）	
	2. 肘の屈曲 　0＝＜45°（正常＝～10°） 　1＝45～90°屈曲 　2＝＞90°屈曲	
	3. 上肢の振り 　0＝正常 　1＝異常（振りの減少または消失）	
	4. 体幹アライメント（静的） 　0＝正常な直立位（屈曲, 伸展または側屈がない） 　1＝前後傾斜　__屈曲　または　__伸展 　2＝側方傾斜　__右　または　__左 　3＝両方向に傾斜　__屈曲　または　__伸展, __右　または　__左	
立脚期	5. 体幹肢位 / 運動（動的）（側方から見た矢状面） 　0＝正常（静的な体幹アライメントを維持） 　1＝体幹　__屈曲　または　__伸展（いずれか）＜30° 　2＝体幹　__屈曲　または　__伸展（いずれか）≧30°	
	6. 体幹肢位 / 運動（動的）（前後から見た前額面） 　0＝正常（静的な体幹アライメントを維持） 　1＝体幹　__右側屈　または　__左側屈（いずれか）＜30° 　2＝体幹　__右側屈　または　__左側屈（いずれか）≧30°	

	7. 体重移動（頭部，体幹，骨盤の側方移動）（前後から見た前額面） 　　0＝正常な体重移動（立脚側下肢を25mmを超える） 　　1＝体重移動の減少 　　2＝体重移動がほとんどない，またはまったくない 　　2＝過度な体重移動	
	8. 骨盤肢位（前後から見た前額面） 　　0＝正常（トレンデレンブルグ徴候なし） 　　1＝わずかな反対側骨盤落下 　　2＝重度または急速な反対側骨盤落下	
	9. 股関節伸展（側方から見た矢状面） 　　0＝正常（足接地時の屈曲30°から立脚中期に中間位になり，立脚後期に伸展20°まで動く） 　　1＝立脚中期に中間位まで伸展するが，立脚後期での伸展が不足 　　2＝立脚期全体で異常（屈曲位または著明な伸展）	
	10. 股関節回旋（前後から見た前額面） 　　0＝正常（中間位） 　　1＝異常（内旋位） 　　1＝異常（外旋位）	
立脚期	11. 足接地時の膝関節（側方から見た矢状面）　__ A　または　__ Bを選択 　A. 膝関節屈曲 　　0＝正常（中間位，または過伸展ではない） 　　1＝5〜15°屈曲位 　　2＝15〜30°屈曲位 　　3＝＞30°屈曲位 　B. 膝関節伸展 　　0＝正常（中間位，または屈曲位ではない） 　　1＝5〜15°過伸展 　　2＝15〜30°過伸展 　　3＝＞30°過伸展	
	12. 荷重応答期の膝関節（側方から見た矢状面）　__ A　または　__ Bを選択 　A. 膝関節屈曲 　　0＝正常（15°まで屈曲） 　　1＝15〜30°屈曲 　　2＝≧30°屈曲 　B. 膝関節伸展 　　0＝正常（15°まで屈曲） 　　1＝屈曲なし，15°まで過伸展 　　2＝≧15°過伸展	
	13. 立脚中期の膝関節（側方から見た矢状面）　__ A, __ B, __ C, または　__ Dを選択 　A. 膝関節屈曲 　　0＝正常（踵接地時4°屈曲位から，歩行周期の14％で15°屈曲位に増加する） 　　1＝立脚中期で5〜15°屈曲位（立脚中期で中間位にならない） 　　2＝15〜30°屈曲 　　3＝≧30°屈曲 　B. 膝関節伸展 　　0＝正常（踵接地時4°屈曲位から，歩行周期の14％で15°屈曲位に増加する） 　　1＝伸展するが過伸展ではない 　　2＝15°まで過伸展 　　3＝＞15°過伸展 　C. 膝関節屈曲から伸展への運動 　　0＝正常（踵接地時4°屈曲位から，歩行周期の14％で15°屈曲位に増加する） 　　1＝立脚中期の前半で屈曲位であり，その後中間位に向かって伸展する 　　2＝立脚中期の前半で屈曲位であり，その後制御されず完全伸展（中間位またはそれ以上）する 　　　snapping back（膝折れからの急な伸展）ではない 　　3＝立脚中期の前半で屈曲位であり，その後制御されず最終角度まで急に強制的に伸展する 　D. 膝関節伸展から屈曲への運動 　　0＝正常（踵接地時4°屈曲位から，歩行周期の14％で15°屈曲位に増加する） 　　1＝立脚中期の前半で伸展位であり，その後遅れて屈曲するが制御は可能 　　2＝立脚中期の前半で伸展位であり，その後屈曲して制御不能となるが，再度制御可能になる 　　3＝立脚中期の前半で伸展位であり，その後制御不能で屈曲し，代償的戦略が必要になる	

（次ページに続く）

立脚期	14. 立脚後期/前遊脚期の膝関節(踵挙上からつま先離地)(側方から見た矢状面) 　0＝正常(矢状面で35～45°屈曲位) 　1＝＜35°または＞45°屈曲 　2＝35～45°屈曲するが，その後伸展する 　3＝伸展位のままである	
	15. 足関節の運動(側方から見た矢状面)　__A　または　__Bを選択 　A. 足関節底屈 　　0＝正常(接地時中間位から立脚中期の前に10°底屈し，その後踵離地で10°背屈する) 　　1＝踵接地から立脚中期までは正常であるが，その後は底屈位のままである 　　1＝接地は足底全体であり，立脚中期の前にわずかに底屈し，その後は底屈位のままである 　　2＝接地は底屈位の足底全体であり，踵離地まで底屈位のままである 　　3＝過度な底屈で踵接地しない 　　3＝踵接地またはつま先接地の後に過度に，さらに(または)早期に底屈する(伸び上がり歩行) 　B. 足関節背屈 　　0＝正常(接地時中間位から立脚中期の前に10°底屈し，その後踵離地で10°背屈する) 　　1＝立脚中期の前までは正常であるが，その後＞10°背屈する 　　2＝立脚中期，立脚後期に15～20°背屈する 　　3＝立脚期全体で過度な背屈(＞20°)	
	16. 足関節内反(前後から見た前額面) 　0＝正常(足接地時にわずかな内反/回外，その後踵離地まで外反/回内) 　1＝足接地時に過度な内反/回外 　2＝足接地時，立脚中期に過度な内反/回外 　3＝立脚期全体で過度な内反/回外	
	17. 立脚後期/前遊脚期の足関節底屈(踵挙上からつま先離地)(側方から見た矢状面) 　0＝正常(背屈位から10°底屈に動き，前遊脚期で十分な蹴り出しがある) 　1＝つま先離地で底屈運動はあるが，蹴り出しは弱く部分的である 　2＝底屈運動はない/不足し，蹴り出しがない	
	18. つま先の肢位(側方から見た矢状面) 　0＝正常(中間位) 　1＝過度な足趾伸展 　1＝鉤爪趾 claw toe	
遊脚期	19. 体幹姿勢/運動(動的)(側方から見た矢状面) 　0＝正常(静的な体幹アライメントを維持) 　1＝体幹傾斜　__屈曲　または　__伸展(いずれか)＜30° 　2＝体幹傾斜　__屈曲　または　__伸展(いずれか)≧30°	
	20. 体幹姿勢/運動(動的)(前後から見た前額面上) 　0＝正常(静的な体幹アライメントを維持) 　1＝体幹傾斜　__右側屈　または　__左側屈(いずれか)＜30° 　2＝体幹傾斜　__右側屈　または　__左側屈(いずれか)≧30°	
	21. 骨盤肢位(前後から見た前額面) 　0＝正常(同じ高さ，または遊脚側でわずかに低い) 　1＝軽度遊脚側骨盤挙上 　2＝中等度～重度遊脚側骨盤挙上	
	22. 骨盤肢位(側方から見た矢状面) 　0＝正常(前後傾中間位) 　1＝前傾位 　1＝後傾位	
	23. 骨盤回旋(上方から見た水平面) 　0＝正常(遊脚初期に5°後方回旋から遊脚後期も5°前方回旋) 　1＝骨盤回旋の減少 　1＝過度な骨盤回旋 　2＝骨盤回旋がない	
	24. 股関節屈曲(側方から見た矢状面) 　0＝正常(遊脚初期に屈曲0°から最大屈曲35°となり，その後遊脚後期で25°以下に減少．股関節内外転中間位) 　1＝屈曲位で遊脚が始まるが，最大屈曲は正常となる 　1＝矢状面で最大屈曲10～30° 　2＝最大屈曲10～30°で股関節外転を伴う(分回し) 　2＝最大屈曲10～30°で股関節内転を伴う(はさみ足) 　3＝遊脚期を通して0～10°の屈曲 　3＝＞35°屈曲(過度な屈曲)	

遊脚期	25. 股関節回旋（前後から見た前額面） 　0＝正常（中間位） 　1＝異常（内旋位） 　1＝異常（外旋位）	
	26. 遊脚初期の膝関節（側方から見た矢状面） 　0＝正常（膝関節屈曲40〜60°） 　1＝膝関節屈曲15〜40° 　2＝膝関節屈曲15°未満 　3＝膝関節は屈曲しない	
	27. 遊脚中期の膝関節（側方から見た矢状面） 　0＝正常（屈曲60±4°） 　1＝45〜55°屈曲 　2＝25〜45°屈曲 　3＝0〜25°屈曲	
	28. 遊脚後期の膝関節（側方から見た矢状面） 　0＝正常（屈曲位からの最大伸展） 　1＝屈曲位で，期間を通じて屈曲したままである 　1＝伸展位で，期間を通じて伸展したままである	
	29. 足関節運動（側方から見た矢状面） 　0＝正常（立脚後期［つま先離地］で底屈し，遊脚中期は中間位となり，その後足接地前にわずかに背屈位となる） 　1＝遊脚中期で中間位となるが，後期で背屈しない 　2＝遊脚中期で中間位でなく，後期でも背屈しない	
	30. 足関節内反（前後から見た前額面） 　0＝正常（内外反中間位を維持） 　1＝遊脚期に内反位	
	31. つま先の肢位（側方から見た矢状面） 　0＝正常（中間位） 　1＝不十分な足趾伸展 　1＝鉤爪趾 claw toe	

コメント：

Total Score _____ /62

文献30）より引用

◎文献

1) Tyson S et al : The psychometric properties and clinical utility of measures of walking and mobility in neurological conditions: a systematic review. Clin Rehabil, 23(11): 1018-1033, 2009.
2) Geroin C et al : Systematic review of outcome measures of walking training using electromechanical and robotic devices in patients with stroke. J Rehabil Med, 45(10): 987-996, 2013.
3) 吉尾雅春 ほか：脳卒中理学療法診療ガイドライン［オンライン］
http://www.japanpt.or.jp/upload/jspt/obj/files/guideline/12_apoplexy.pdf
4) Ferrarello F et al : Tools for observational gait analysis in patients with stroke: a systematic review. Phys Ther, 93(12): 1673-1685, 2013.
5) Holden MK et al : Clinical gait assessment in the neurologically impaired. Reliability and meaningfulness. Phys Ther, 64(1): 35-40, 1984.
6) Mehrholz J : Predictive validity and responsiveness of the functional ambulation category in hemiparetic patients after stroke. Arch Phys Med Rehabil, 88(10): 1314-1319, 2007.
7) Viosca E et al : Proposal and validation of a new functional ambulation classification scale for clinical use. Arch Phys Med Rehabil, 86(6): 1234-1238, 2005.
8) Cunha IT et al : Performance-based gait tests for acute stroke patients. Am J Phys Med Rehabil, 81(11): 848-856, 2002.
9) Bohannon RW : Comfortable and maximum walking speed of adults aged 20-79 years: reference values and determinants. Age Ageing, 26(1): 15-19, 1997.

10) Perry J et al : Classification of walking handicap in the stroke population. Stroke, 26(6): 982-989, 1995.
11) Bowden MG et al : Validation of a speed-based classification system using quantitative measures of walking performance poststroke. Neurorehabil Neural Repair, 22(6): 672-675, 2008.
12) Schmid A et al : Improvements in speed-based gait classifications are meaningful. Stroke, 38(7): 2096-2100, 2007.
13) Tilson JK et al : Meaningful gait speed improvement during the first 60 days poststroke: minimal clinically important difference. Phys Ther, 90(2): 196-208, 2010.
14) Tyson SF : Measurement error in functional balance and mobility tests for people with stroke: what are the sources of error and what is the best way to minimize error? Neurorehabil Neural Repair, 21(1): 46-50, 2007.
15) Kosak M et al : Comparison of the 2-, 6-, and 12-minute walk tests in patients with stroke. J Rehabil Res Dev, 42(1): 103-107, 2005.
16) Fulk GD et al : Clinometric properties of the six-minute walk test in individuals undergoing rehabilitation poststroke. Physiother Theory Pract, 24(3): 195-204, 2008.
17) Flansbjer UB et al : Reliability of gait performance tests in men and women with hemiparesis after stroke. J Rehabil Med, 37(2): 75-82, 2005.
18) Eng JJ et al : Submaximal exercise in persons with stroke : test-retest reliability and concurrent validity with maximal oxygen consumption. Arch Phys Med Rehabil, 85(1) : 113-118, 2004.
19) Steffen TM et al : Age- and gender-related test performance in community-dwelling elderly people: Six-Minute Walk Test, Berg Balance Scale, Timed Up & Go Test, and gait speeds. Phys Ther, 82(2): 128-137, 2002.
20) Ng SS et al : The timed up & go test: its reliability and association with lower-limb impairments and locomotor capacities in people with chronic stroke. Arch Phys Med Rehabil, 86(8): 1641-1647, 2005.
21) Knorr S et al : Validity of the Community Balance and Mobility Scale in community-dwelling persons after stroke. Arch Phys Med Rehabil, 91(6): 890-896, 2010.
22) Wolf SL et al : Establishing the reliability and validity of measurements of walking time using the Emory Functional Ambulation Profile. Phys Ther, 79(12): 1122-1133, 1999.
23) Bear HR et al : Modified emory functional ambulation profile: an outcome measure for the rehabilitation of poststroke gait dysfunction. Stroke, 32(4): 973-979, 2001.
24) Liaw LJ et al : Psychometric properties of the modified Emory Functional Ambulation Profile in stroke patients. Clin Rehabil, 20(5): 429-437, 2006.
25) Collen FM et al : The Rivermead Mobility Index: a further development of the Rivermead Motor Assessment. Int Disabil Stud, 13(2): 50-54, 1991.
26) 前島伸一郎 ほか : Rivermead Mobility Index 日本語版の作成とその試用について. 総合リハ, 33(9): 875-879, 2005.
27) Berg K et al : Measuring balance in the elderly : preliminaty development of an instrument. Physiotherapy Canada, 41(6) : 304-311, 1989.
28) Blum L et al : Usefulness of the Berg Balance Scale in stroke rehabilitation: a systematic review. Phys Ther, 88(5): 559-566, 2008.
29) Gor-Garcia-Fogeda MD et al : Observational Gait Assessments in People With Neurological Disorders: A Systematic Review. Arch Phys Med Rehabil, 97(1): 131-140, 2016.
30) Daly JJ et al : Development and testing of the Gait Assessment and Intervention Tool (G.A.I.T.) : a measure of coordinated gait components. J Neurosci Methods, 178(2): 334-339, 2009.
31) Ellis RG et al : The metabolic and mechanical costs of step time asymmetry in walking. Proc Biol Sci, 280(1756): 20122784, 2013.
32) Hendrickson J et al : Relationship between asymmetry of quiet standing balance control and walking post-stroke. Gait Posture, 39(1): 177-181, 2014.
33) Norvell DC et al : The prevalence of knee pain and symptomatic knee osteoarthritis among veteran traumatic amputees and nonamputees. Arch Phys Med Rehabil, 86(3): 487-493, 2005.
34) Jørgensen L et al : Ambulatory level and asymmetrical weight bearing after stroke affects bone loss in the upper and lower part of the femoral neck differently: bone adaptation after decreased mechanical loading. Bone, 27(5) : 701-707, 2000.
35) Patterson KK et al : Longitudinal changes in poststroke spatiotemporal gait asymmetry over inpatient rehabilitation. Neurorehabil Neural Repair, 29(2): 153-162, 2015.
36) Bowden MG et al : Anterior-posterior ground reaction forces as a measure of paretic leg contribution in hemiparetic walking. Stroke, 37(3): 872-876, 2006.
37) Balasubramanian CK et al : Relationship between step length asymmetry and walking performance in subjects with chronic hemiparesis. Arch Phys Med Rehabil, 88(1): 43-49, 2007.
38) Turns LJ et al : Relationships between muscle activity and anteroposterior ground reaction forces in hemiparetic walking. Arch Phys Med Rehabil, 88(9): 1127-1135, 2007.
39) Hsiao H et al : Mechanisms to increase propulsive force for individuals poststroke. J Neuroeng Rehabil, 12:40, 2015 doi: 10.1186/s12984-015-0030-8.

Ⅱ 歩行の評価

2 歩行の先端的評価（ハイテク）

橋口 優, 大畑光司

- 歩行分析は，歩行を定量的，客観的かつ体系的にとらえ，問題点を抽出し，介入の効果を証明するために有用な手段である。
- 歩行の先端的指標として，3次元動作解析装置，筋電図および加速度計を用いて得られたデータの解析手法を中心に説明する。

歩行分析の目的および解析手法の変遷

　脳卒中片麻痺者において，歩行速度で示される歩行機能は参加領域を決定する要因の一つとして重要な機能と報告されている[1]。片麻痺者では，さまざまな中枢神経障害に起因して歩行障害が生じるため，リハビリテーションにおいて，歩行障害を評価し，その原因を抽出し，改善するためのトレーニングを選択することが必要となる。そのため，歩行分析には定量的であること，客観的であること，体系的であることが重要となる。

　歩行分析に関する研究は19世紀はじめより多くなされてきた。その発端では肉眼での観察が主であり，定量的な分析は確立されていなかった。その後，1950年以降には，3次元動作解析装置，筋電図および加速度計などが利用されるようになり，1990年代には臨床で3次元動作解析装置が普及してきた。これらの手法の発展により，片麻痺者の非対称性や同時活動などの定性的に示されていた歩行障害が定量化されるようになり，またリハビリテーションによる介入の効果を証明することが可能となってきた。そして，歩行分析の次なる目的は片麻痺者の歩行障害の原因を抽出し，よりエビデンスの高いリハビリテーションを選択することへと展開している。以下に，運動力学，神経学的な観点から注目されている先端的な歩行分析の紹介と臨床での実践について説明する。

3次元動作解析装置を用いた歩行分析手法

　人は，生体内の筋や靱帯によって生じた弾性力を利用する内的な力と重力や床反力などの外的な力によって運動を行う。特に外的な力は，機器を用いた測定によって，身体に加わる力の量と作用点を定量的に示すことができる。

　3次元動作解析装置では，反射マーカを身体各部に貼付し，半導体カメラで撮影することで，空間上でのマーカ位置や軌跡を測定する。マーカは身体モデルに従って，身体各部のランドマークと一致させて貼付する。測定の精度は，カメラの精度，台数に依存するとともに，マーカの貼付方法に依存する。マーカの貼付について，特に継時的に繰り返し測定を行う際は，前回測定時と同位置となるよう，正確に行うことが重要である。測定されたマーカの空間位置座標は，貼付されたマーカ間を線で結ぶことで，身体全体をスティックピクチャーとして視覚的に表現する。さらに，各セグメントを示す直線のなす角度から各関節の変化量および角速度を算出することが可能である(図1)。歩行分析で用いる指標として，各関節のピーク値が代表値となる。ここで，各関節では1歩行周期において，それぞれ役割の異なる複数のピーク値を有するため，ピーク値の算出には，範囲を規定して%gait cycleを定めることが必要となる。参考として，

表1に各関節のピーク値を算出する%gait cycleの例を示す。

図1 歩行周期における各関節の角度・モーメント・パワー

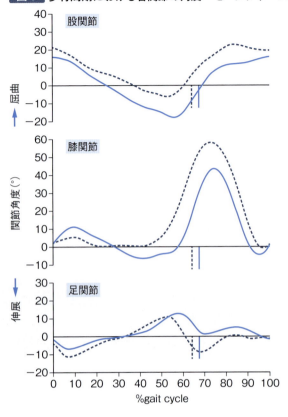
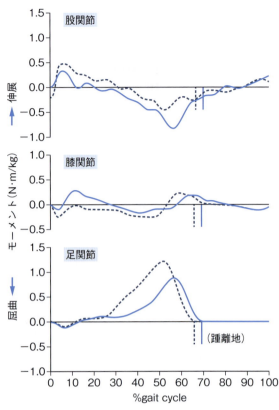
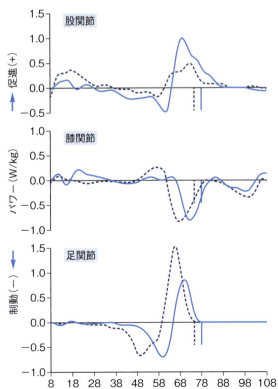

―――― : 麻痺側下肢
-------- : 非麻痺側下肢

文献2)より引用

歩行の先端的評価(ハイテク)

表1 各関節のピーク値を算出する範囲の例

各関節ピーク値		算出期間(%gait cycle)	
		開始	終了
股関節	股関節屈曲(立脚初期)	0	20
	股関節伸展	0	100
	股関節屈曲(遊脚期)	90	100
膝関節	膝関節屈曲(立脚初期)	0	20
	膝関節伸展	20	50
	膝関節屈曲(遊脚期)	50	100
足関節	足関節底屈(立脚初期)	0	20
	足関節背屈	0	100
	足関節底屈(立脚後期)	50	70

　各関節の角度データは，運動学的な指標となるが，あくまで内的な力と外的な力が加わった結果である．そのため，運動の要素を評価するためには，内力や外力を定量的に評価することが必要となる．3次元動作解析装置に加え，床反力計を同時に使用することで，身体に加わる床反力を定量的に測定することが可能となり，各関節軸の空間座標と床反力ベクトルおよび重力ベクトルの位置関係によって各関節に生じているモーメントを算出することが可能となる．各関節のモーメントは，人の歩行を駆動するための物理的な役割を示す指標であり，歩行障害の原因を究明するために利用できる．

　さらに，モーメントと関節の角速度の積によって，各関節のパワーを算出することが可能となる．パワーは，各関節における仕事率を表しており，関節モーメントと運動方向が同じ場合は，正の値となり，筋の求心性収縮により運動を促進していることを表す．一方，運動方向に対して関節モーメントが反対となる場合は，負の値となり，筋が遠心性収縮によって運動を制動していることを表している．特に，パワーのなかで特徴的なのが立脚後期における足関節周囲の負のパワーであり，歩行周期中で最も大きな値となる．このパワーは，下腿三頭筋の遠心性収縮を表しており，この遠心性収縮によってストレッチングショートニングサイクル[3]を利用して，遊脚期における下腿の振り出しを円滑に生じている．

運動力学的な背景を理解する
　運動学的な指標であるピーク角度や角速度の変化は，運動力学的な要素(モーメント・パワー)の変化に起因して生じる．具体的にいえば各関節の可動域の減少や増加などの歩行障害は，その背景にモーメントやパワーの変化がある．つまり，歩行障害の原因を明示するためには，運動力学的な指標に着目し，評価することが必要となる．

inter-segment coordination
　近年空間上の各セグメントの動きを3次元空間に描写することにより，各セグメント間の動きが協調性を有するかを評価することが可能となっている．この手法の利点は，各セグメントの動きを統合して包括的に歩行を評価することが可能であることにある．実際の例として，健常者と小脳失調の患者において3次元動作解析装置を用いて測定されたデータから各セグメント(足部foot/大腿部thigh/下腿部shank)の傾き(elevation angle)を算出し，それらの動きが協調的であるかどうかを3次元平面上へと描写することで検討した研究[4]がある．

表面筋電図を用いた歩行分析手法

　運動力学的指標の開発および解析手法の発展によって，動作時のパフォーマンスを理解するための多くの知見が得られる可能性が高まってきた．一方で，筋電図学的指標を利用することで，神経学的な病態を有する患者の回復に伴う，神経系の振る舞いの変化を評価することが可能となる．

　筋電図は，皮膚上に貼付した電極から筋膜上を伝搬する微小な電位変化を測定し，その電位を増幅器によって増幅して視覚的に見やすくすることで，皮膚下の筋肉の活動を推定する手法である．電位信号を測定するため，皮膚上の皮脂や角質などがノイズとなる可能性があり，電極貼付前には皮膚前処理剤やアルコールを用いて皮膚処理を行い，電極を貼付する必要がある．他の分析手法と異なる点として，筋電図より得られたデータは，皮膚上の物質によるノイズのほかに，動作による低周波帯域のノイズや，電子機器内の電位変化による高周波帯域のノイズを含んでいるため，フィルタ処理が必要となる．

　フィルタ処理については，以下に示す3つのフィルタが主流となる．まず，高周波帯成分を除去し，波形を円滑化させるためのローパスフィルタがある．一方で，低周波帯成分を除去するためのフィルタとして，ハイパスフィルタがある．さらに，これらのフィルタを組み合わせ，任意のヘルツ数帯域を抽出するバンドパスフィルタがあり，多くはノイズ除去のために利用される．上記のフィルタを選択して利用することで，それぞれの研究によって混在しやすいノイズを検討し，必要な生体内の電位波形のみを抽出して解析を行うことが可能となる．また，筋電図では筋膜上の電位変化を測定しているため，得られる波形は，正負の値を示す．そのため，さらに波形処理としてすべてのデータにおいて絶対値を算出する整流化とよばれる解析が必要であり（図2），これによってすべての値は正の値となり，積分値などの指標の算出に利用される．

　電位波形を抽出する筋電図で得られるデータは，電極の貼付位置に加え，皮膚上の状況や筋肉の位置によっても変化する可能性を多く含んでいる．そのため，同一の対象筋の測定を行っても，被検者間で値が大きく変動することになる．この問題を解決し，被検者間での比較を行うためには，最大筋活動量による正規化という解析が必要となる．歩行を行う前に，静止座位もしくは静止立位において対象筋が最大に活動する運動を行い，対象筋の最大筋活動量を測定し，歩行時の筋活動を最大筋活動量に対する割合（%MVC）として表現することで，被検者間での比較が可能となる．

図2 筋電図波形の整流化とフィルタ処理

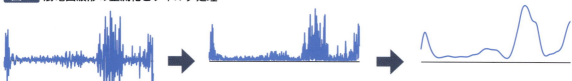

a　測定波形（20〜500Hzのバンドパスフィルタ後）　　b　全波整流化後の波形　　c　10Hzのローパスフィルタ後の波形

ローパスフィルタを選択する場合
　特にローパスフィルタは，筋電図波形を平滑化することから，onsetやtime to peakなどの時間的な指標を算出するためには有用である．しかし，高周波成分を除去することにより，平均・最大筋活動量や積分値などの量的な指標が低値になるため，比較検討の際には注意が必要である．患者の問題点について時間的もしくは量的な指標のどちらで検討するかについては吟味する必要がある．

得られた筋電図波形から，以下のような指標を算出することで代表値とし，脳卒中片麻痺者の歩行障害を神経学的な観点から評価する．最もポピュラーな指標としては，各筋の活動量の指標として，1歩行周期における平均筋活動量もしくは最大筋活動量を利用する．また，筋活動の活動時間の要素を含めて，波形の積分値を算出する方法も多く利用される．一方で，量的な指標ではなく，時間的な指標として対象筋の筋活動が発揮されたタイミングを同定する解析として，各筋のonsetを算出する方法がある．一般的な方法では，静止時の筋活動量の標準偏差の2倍の値を基準として，対象筋の筋活動量が基準を超えたタイミングを対象筋の筋発揮のタイミングとして同定する．同様に，時間的な指標の一つとしてtime to peakという指標を算出する方法がある．time to peakは，対象筋の活動が最大となったタイミングをグラフから同定することにより，最大筋活動を発揮したタイミングについて比較することが可能となる．

　また，筋電図波形については周波数解析という手法が利用されている．測定された電位波形は筋内に存在する多数の運動単位によって生じた微小な筋電位の総和として算出される．そのため，これらの混在した筋電位のなかから一定の役割を有する電位のみを抽出する方法として，周波数解析が存在する[5]（図3）．図3aは周波数解析の概要を示している．$g(t)$で示される波形を周波数の異なる複数の波形へと分解することが解析の目的となる．具体的な例としては，高周波数帯域や低周波数帯域ごとに波形の分布を算出することで電位信号の性質や筋の活動の変化を評価する手法などがある．疲労などに関する研究の指標に利用されることが多いが，現在エビデンスが少ないため，今後も臨床的な研究が必要となる指標の一つである．

図3 周波数解析の基礎概念と結果の一例

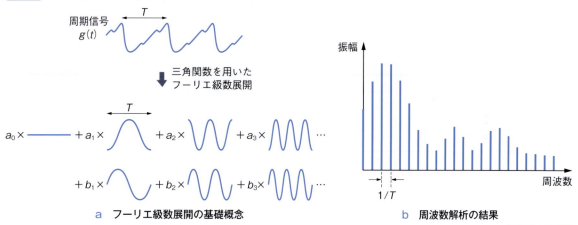

a　フーリエ級数展開の基礎概念　　　　b　周波数解析の結果

文献5)より引用

　最後に，片麻痺者における陽性徴候の一つである主動作筋−拮抗筋の同時活動を表面筋電図で得られた筋活動波形から，定量的に評価する手法を紹介する．主動作筋−拮抗筋の筋活動を正規化し，2つの波形の重なる部分の積分値を算出することで同時活動指数を算出する．これまでの報告で，同時活動指数は筋力の低下に加え，歩行時のCO_2コストと関連することが報告されていることから，代償的戦略として同時活動を評価することが可能と考えられている[6,7]．

muscle synergy

　人の運動は，複数の関節の運動を出力するために複数の筋活動を順序立てて活動させることで生じており，無数に存在する組み合わせのなかで最も動作に適したものを選択している。そこには，高い冗長自由度が存在し，中枢神経系の制御機構は膨大な計算量を有することとなる。これを解決する概念の一つとして，シナジーとよばれる中枢神経系の振る舞いが古くから考えられてきた。しかし，このシナジーは多関節の同期的な運動という定性的な表現にのみ留まっており，定量的な明示が特に困難な事象として神経科学分野で大きなテーマの一つとなってきている。近年，このテーマを飛躍的に発展させる方法として，非負値行列因子分解（non-negative matrix factorization：NNMF）という手法が報告されている[8]。この方法によって，今まで明示されていなかった，動作に特異的なシナジーパターンを抽出することが可能となった。NNMFを用いると，歩行において重要な力学的応答に対応するシナジーパターンを抽出できることから，下肢の筋活動をより力学的な目的に応じて評価することが今後できるようになる可能性がある[9]（図4）。

図4 シナジーの概要

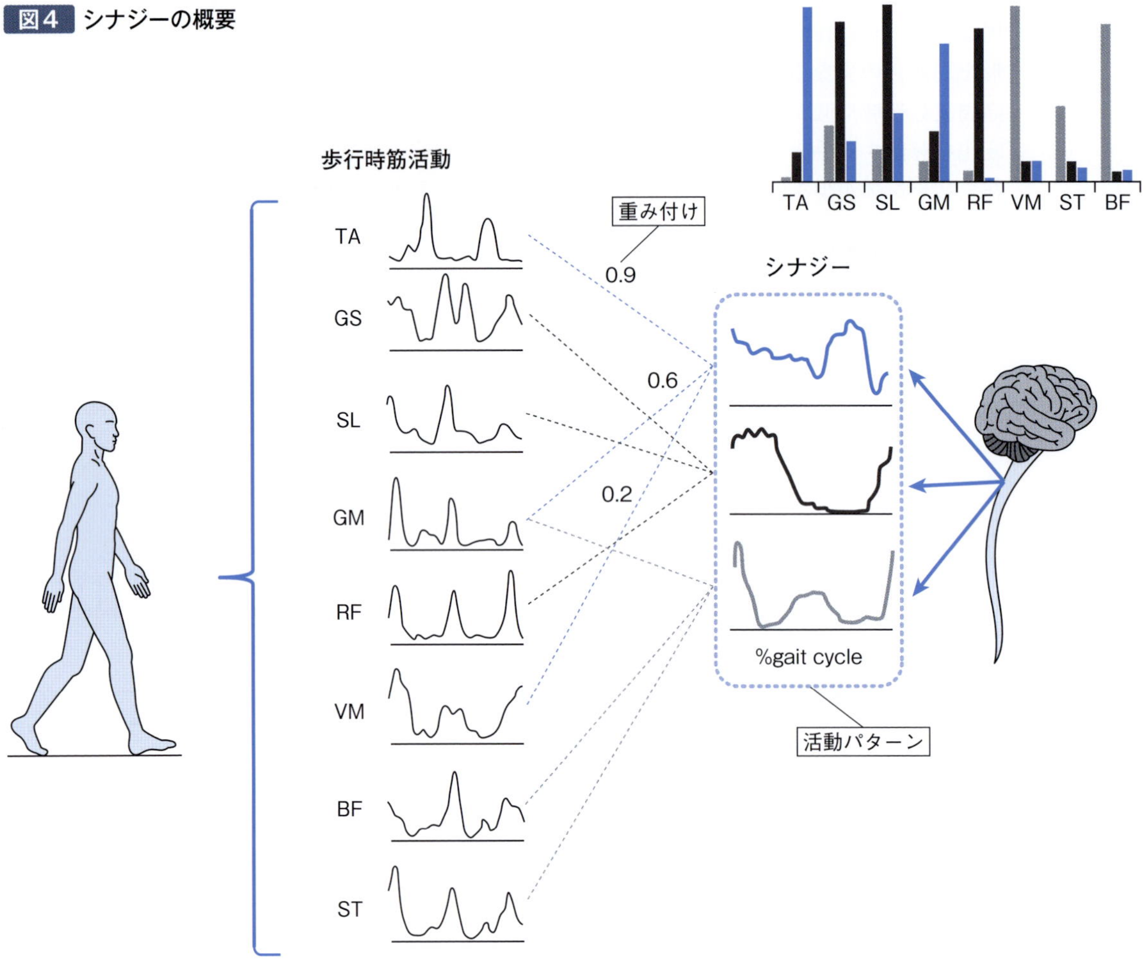

コヒーレンス

　脳卒中片麻痺者の歩行に関する研究の結果として，運動介入によって運動機能の改善がみられた患者では大脳皮質の運動関連領域の賦活がみられていたことが報告されている[10]。つまり，歩行障害を呈する患者の歩行を評価するうえで皮質脊髄路の関与を評価することは重要な要素であると考えられる。皮質脊髄路の関与の強さについて，表面筋電図を利用して評価する筋電図−筋電図コヒーレンス（coherence）とよばれる解析が存在する。この解析は脳波−筋電図間コヒーレンスで明示される[11]，脳波と筋電図信号の同一周波数帯域の関連の強さをより簡便に評価することのできる手法である。

加速度計を用いた歩行分析

　加速度計を用いた歩行分析は歴史が古く，その簡便性によってこれまでに多くの報告がなされてきた。加速度計は物体の加速度を測定するが，この加速度は物体に働いている力を反映する。つまり，加速度計で得られた値は，物体自身の位置や軌跡ではなく，物体に働く力を評価する指標であることに注意する必要がある。

　身体に置き換えると，腰部に取り付けた加速度計によって測定される加速度は，取り付け部位に加わる，外力および内力の総和を表現している。例えば，前方への外乱が加わった際の体幹はまず前方に動き，その後，前方に動きながら速度を減少させて静止する場合，後半部分では体幹は前方に動いているが，加速度は後方に正となる。

　つまり，身体の運動が減速している際には，加速度は運動方向と反対側に生じている。このことから，患者の歩行の問題点について加速度の値を用いて考察する際は，空間的な位置もしくは軌跡ではなく，どのような方向に力が加わっているかという視点が必要とある。

　また，加速度計は身体に働く力を測定するほかに，歩行動作中の踵接地を同定するためにも多く用いられる。これらの点を踏まえて，以下に加速度計によって得られたデータから導き出される定量的な指標を紹介する。図5に，加速度計によって測定される波形の一例（健常若年成人）を示す。図5aは踵に貼付した加速度計より測定されたデータであり，踵接地を示す矢印の部分は接地時の衝撃を示し，全波形の中でも高い値を示している。図5b〜dについては，腰部（一般的にはL3棘突起の高さ）に貼付した加速度計より測定された波形を示しており，重心に対してどの方向に力が加わっているかを示している。

▶加速度データの絶対量

　root mean square（RMS）は得られた加速度波形を二乗平均することによって，歩行周期全体で生じた加速度の総和を求め，加速度計を貼付した部分の動きの絶対量を測定している。RMSについては，高齢者における研究において評価されることが多く，転倒歴や転倒の可能性との関連が古くから検討されているが，近年の報告ではRMSは歩行速度に依存するという限界があり，利用頻度が少なくなっている[12]。

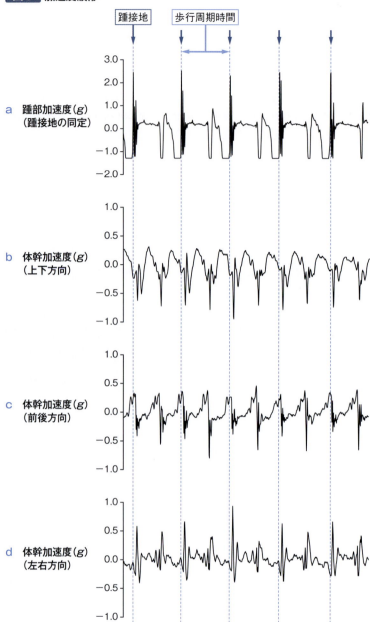

図5 加速度波形

歩行周期時間の変動性

加速度計によって測定したデータから踵接地を同定することにより,歩行周期時間の算出が可能となる(図5)。この歩行周期時間の変動係数は,歩行の不安定性の指標として用いられる。易転倒性を評価する指標として,stride time coefficient of variation (STCV) とよばれ,複数の歩行周期時間の標準偏差を平均値で除すことで算出される[13](下式参照)。加速度計さえあれば,算出は容易であり,歩行の不安定性の評価および転倒可能性の評価として利用可能である。

$$STCV(\%) = \frac{歩行周期時間の標準偏差}{歩行周期時間の平均値} \times 100$$

◎文献

1) Perry J et al : Classification of walking handicap in the stroke population. Stroke, 26(6): 982-989, 1995.
2) Olney SJ et al : Temporal, kinematic, and kinetic variables related to gait speed in subjects with hemiplegia : a regression approach. Phys Ther, 74(9): 872-885, 1994.
3) Fukunaga T et al : In vivo behavior of human muscle tendon during walking. Proc Biol Sci, 268(1464):229-233, 2001.
4) Martino G et al : Locomotor patterns in cerebellar ataxia. J neurophysiol, 12(11):2810-2821, 2014.
5) 馬杉正男:信号解析 信号処理とデータ分析の基礎,森北出版, 2013.
6) Lamontagne A et al : Coactivation during gait as an adaptive behavior after stroke. J Electromyogr Kinesiol, 10(6):407-415, 2000.
7) Lamontagne A et al : Mechanisms of disturbed motor control in ankle weakness during gait after stroke. Gait Posture, 15(3):244-255, 2002.
8) Ivanenko YP et al : Motor Control Programs and Walking. Neuroscientist, 12(4):339-348, 2006.
9) Ivanenko YP et al : Plasticity and modular control of locomotor patterns in neurological disorders with motor deficits. Front Comput Neurosci, 7(123):1-11, 2013.
10) Miyai I et al : Longitudinal optical imaging study for locomotor recovery after stroke. Stroke, 34(12):2866-2870, 2003.
11) Nielsen JB et al : Reduction of common motoneuronal drive on the affected side during walking in hemiplegic stroke patients. Clin Neurophysiol, 119(12):2813-2818, 2008.
12) Kavanagh JJ et al : Accelerometry : a technique for quantifying movement patterns during walking. Gait Posture, 28(1):1-15, 2008.
13) Hausdorff JM et al : Gait dynamics, fractals and falls: finding meaning in the stride-to-stride fluctuations of human walking. Hum Mov Sci, 26(4):555-589, 2007.

Ⅱ 歩行の評価

3 歩行の力学的評価

田中惣治

- 脳卒中片麻痺者の「歩行の力学的評価」を運動力学的データによる歩行評価としてとらえ，多人数の計測結果から得られたデータを基に，麻痺側立脚期で膝関節が過伸展する片麻痺者の歩行の運動力学的特徴を述べる。
- 脳卒中片麻痺者に対し，底屈制動機能を有する短下肢装具を装着したときの歩行の運動力学的な変化を理解する。
- 臨床における観察による歩行分析と計測から得られる運動力学的なデータの関係を示すことで，臨床での片麻痺者の歩行の力学的評価に応用しやすくなると考える。

はじめに

本稿に与えられたテーマは「歩行の力学的評価」である。本稿では，「歩行の力学的評価」を床反力計や3次元動作分析装置から得られた床反力や関節モーメントのデータ，つまり運動力学的データによる歩行評価と解釈したい。とはいえ，臨床現場の多くは3次元動作分析装置などの計測機器はなく，計測機器から得られたデータをリアルタイムに目の前の対象者の理学療法に還元することは難しいと考える。

著者らはこれまで3次元動作分析装置と表面筋電計を用いて100名以上の片麻痺者の歩行を計測・解析してきた。そこで本稿では，まず，多人数の計測から得られた片麻痺者の歩行の定量化されたデータを提示し，片麻痺者の歩行時の運動力学的な特徴を解説する。次に，短下肢装具を使用した歩行の運動力学的な変化を示し，歩容改善のメカニズムを考察する。さらに，具体的に症例を通じて，計測から得られた運動力学的データによる歩行評価をどのように臨床に応用できるか検討したい。なお，3次元動作分析装置から得られた運動力学的データに加え，片麻痺者の歩行と現象をより理解するため，筋電位計測から得られたデータも併せて提示する。

脳卒中片麻痺者の歩行の特徴と歩行パターン分類

脳卒中片麻痺者（以下，片麻痺者）は脳血管障害により随意性低下，異常筋緊張，感覚障害や姿勢調整障害などを呈し，歩容や歩行障害の質・程度は個別性が大きい。多種多様な歩容を呈する片麻痺者の歩行を評価し，適切なリハビリテーション（以下，リハ）を提供するには，個々の片麻痺者の歩行の特徴をとらえた客観的な指標が必要である。しかし，現在では明確な指標はなく，片麻痺者の歩行の評価・治療は理学療法士の経験や力量に左右されているのが現状である。

計測機器を使用した片麻痺者の歩行分析については多くの研究があるが，片麻痺者はばらつきが大きく個別性があるため，片麻痺者を全体としてみると歩行速度の低下，麻痺側単脚支持期の短縮，両脚支持期の延長，歩幅の短縮，歩幅と時間因子の非対称性[1,2]や，足関節底屈モーメントの低下によるpush offの減少[3]などの情報を得るにとどまる。これらの情報を臨床の理学療法士の歩行分析や治療に直結させることは難しい。臨床で歩行分析を行う際に役立つ情報を得るためには，どのような歩き方の片麻痺者がどのような問題を抱えているかを知ることが

必要である。

　一方，歩行分析によって片麻痺者の歩行を分類する試みが行われており，Quervainら[4]は麻痺側立脚期の膝関節の動きに着目し，立脚期に膝が過剰に伸展する歩行（extension thrust pattern：以下，膝伸展パターン）や，膝関節が過剰に屈曲する歩行（buckling knee pattern），立脚期に膝関節がほぼ固定されている歩行（stiff knee pattern）に歩行パターン分類を行った（図1）。臨床においても「反張膝」「膝折れ」など片麻痺者の歩容を膝関節の動きで表現することに加え，上記の歩行パターンは臨床でも多くみられることから，麻痺側立脚期の膝関節の動きは片麻痺者の歩行の特徴を示す指標の一つとなりうる。しかし，Quervainらの報告を含め，先行研究において各歩行パターンの歩行時の運動力学的特徴は明らかにされていない。

　著者らは，前述した歩行パターンのなかでも臨床で多くみられる膝伸展パターンに着目し，歩行時の運動力学的・筋電図的特徴を明らかにした。ここでは計測結果から得られた知見を基に，膝伸展パターンを呈する片麻痺者の歩行を中心に解説する。

図1　麻痺側膝関節の動きによる歩行パターン分類

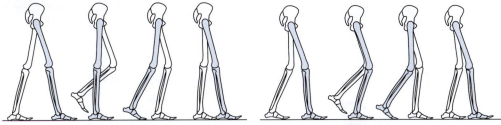

a　膝が過剰に伸展するパターン
　　（extension thrust pattern）

b　膝が過剰に屈曲するパターン
　　（buckling knee pattern）

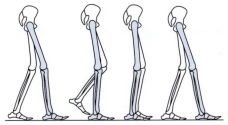

c　膝屈曲位を歩行周期で維持するパターン
　　（stiff knee pattern）

文献4）より引用改変

健常歩行のメカニズム

　片麻痺者の歩行の特徴を知る前に，健常歩行の運動パターンの特徴を理解しておく必要がある。健常歩行を理解するうえでSaibeneらの「倒立振り子モデル」と[5]，Perryが提唱した歩行立脚期のロッカー機能が役立つ[6]。

　「倒立振り子モデル」は「位置エネルギー」と「運動エネルギー」の変換の繰り返しからなる。踵が床につく初期接地の時期に身体重心の進行方向への移動速度は最大となり，運動エネルギーは最大となる。この運動エネルギーは身体重心が上昇することにより位置エネルギーに変換され，立脚期の後半では運動エネルギーに変換される。このエネルギー変換が効率的な歩行を可能としている。

　踵ロッカーは踵を支点にして足部と下腿が前方に転がる運動としてみられ，この時期には前脛骨筋が遠心性に働きながら底屈運動が起き，足関節背屈モーメントが生じる。この前脛骨筋の活動による背屈モーメントは下腿を前方に回転する力を生成し，下腿は前方への推進力を得

る(図2)。

　その後の単脚支持期での足関節ロッカーは，足関節を軸とした下腿の前方回転運動であり，主に下腿三頭筋による底屈モーメントが下腿の前傾を制御している(図3)。つまり単脚支持期では前方に進むための力を発揮しておらず，足関節ロッカーの時期は踵ロッカーで生み出された運動エネルギーを位置エネルギーに変換し，前に進んでいることになる。従って，倒立振り子の形成には，踵ロッカーの時期の前脛骨筋の活動と背屈モーメントの発揮による倒立振り子の初速が重要となる。

図2 踵ロッカー時に作用する関節モーメントと下肢筋活動

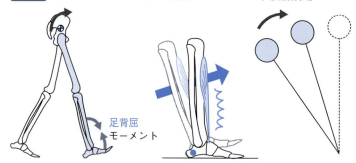

踵ロッカーでは，前脛骨筋が働きながら底屈運動が起き，足関節背屈モーメントが生じ，下腿を前方に回転する力が生成される。この力は身体重心を前上方へ転がすための推進力となり，倒立振り子を働かせる初速を得ている。

文献5)より引用改変

図3 足関節ロッカー時に作用する関節モーメントと下肢筋活動

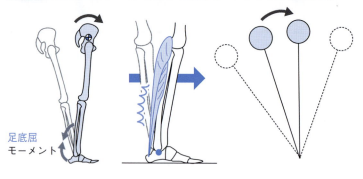

単脚支持期での足関節ロッカーは，足関節を軸とした下腿の前方回転運動であり，主に下腿三頭筋による底屈モーメントが下腿の前傾を制御している。

文献5)より引用改変

膝伸展パターンの運動力学的特徴

▶膝伸展パターンの分類

　膝伸展パターンを呈する片麻痺者は臨床で多くみられるが，膝の伸展が過剰にみられる現象の理由として，大腿四頭筋の筋力低下や底屈筋の痙性麻痺や拘縮に対する代償を挙げる報告がある[5]。しかし，大腿四頭筋の筋力強化を行う，背屈可動域を拡大させる，もしくは短下肢装具を使用した足関節の良肢位固定などの介入を行った場合でも，必ずしも膝過伸展の改善につながるとはいえない。膝伸展パターンの片麻痺者の歩行時の特徴は明らかになっておらず，何を評価し，何を治療すべきか，悩むことは多い。

　膝伸展パターンの片麻痺者といっても，臨床では接地直後から膝関節が伸展するパターンと，立脚中期で膝関節が伸展するパターンに分けて評価や治療を行うことがある。また，山本[6]は，膝関節が伸展する片麻痺者において接地直後の膝伸展と，立脚中期から後期にかけての膝伸展は異なる歩行として分類すべきとしている。

　著者らの先行研究より，膝伸展パターンの片麻痺者は麻痺側荷重応答期で膝関節が過伸展する歩行(初期膝伸展パターン)と，立脚中期以降に膝関節が過伸展する歩行(中期膝伸展パターン)に分類できることが明らかになった[7]。各歩行パターンは歩行時の麻痺側膝関節の動きと併せて，

矢状面における下腿傾斜角度の運動により分類できる．図4は各歩行パターンの歩行時の下腿傾斜角度を示す．片麻痺者のなかでも麻痺側立脚期の膝関節の動きが健常者に近い歩行（健常膝パターン）では，初期接地後に立脚期を通じて下腿が滑らかに前傾する．中期膝伸展パターンは荷重応答期で一度下腿が前傾した後，単脚支持期で下腿が後傾する．初期膝伸展パターンでは初期接地後，さらに下腿が後傾する．この立脚期での下腿後傾運動は健常歩行ではみられないことから，膝伸展パターンの片麻痺者特有の動きであり，初期膝伸展パターンと中期膝伸展パターンは麻痺側立脚期の膝関節運動と下腿傾斜（下腿前後傾運動）のタイミングにより判別できる．

図4 歩行パターン別の歩行時の下腿傾斜角度

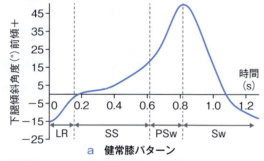

a 健常膝パターン

健常膝パターンは初期接地後，立脚期を通じて下腿が滑らかに前傾する．

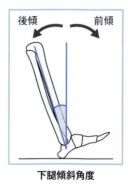

下腿傾斜角度

LR ：loading response（荷重応答期）
SS ：single stance（単脚支持期）
PSw：pre swing（前遊脚期）
Sw ：swing（遊脚期）

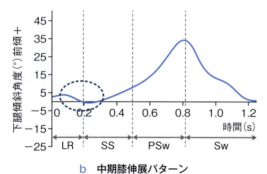

b 中期膝伸展パターン

中期膝伸展パターンは初期接地後，一度下腿が前傾するが，その後，後傾に転じ，非麻痺側が床から離れた単脚支持期で最も下腿が後傾する．

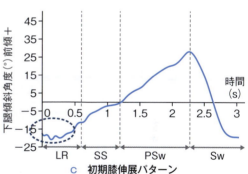

c 初期膝伸展パターン

初期膝伸展パターンは初期接地後，さらに下腿が後傾する．

観察による歩行分析の着眼点

臨床で膝伸展パターンの片麻痺者の歩行を観察する場合には，歩行時の矢状面における膝関節運動と併せて下腿の前後傾運動と下腿が後傾するタイミングに着目するとよい．

▶膝伸展パターンの片麻痺者の歩行時の特徴

膝伸展パターンを初期膝伸展パターンと中期膝伸展パターンに分類したが，両者の歩行時の特徴を3次元動作分析装置と表面筋電計の計測から得られたデータを基に解説する．なお，以下はコントロールとして健常膝パターン（21名）と，初期膝伸展パターン（12名），中期膝伸展パターン（21名）のデータであり，各歩行パターンの下肢Brunnstrom Recovery Stage（BRS）と歩行速度を表1に示す．また，各歩行パターンの足関節角度，足関節モーメント，重心鉛直方向位置の結果をそれぞれ図5a，b，cに示し，歩行時の麻痺側筋活動の結果を表2に示す．

図5 歩行パターン別の足関節角度・モーメント，重心位置の比較

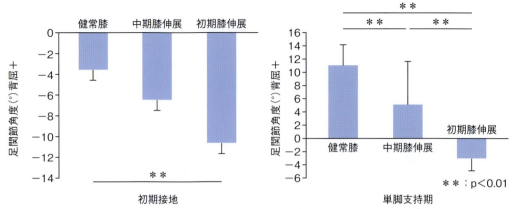

a 各歩行パターンの足関節角度

初期膝伸展パターンは他の歩行パターンと比較し底屈位で初期接地する．つまり，踵接地が困難であり，つま先接地している．
単脚支持期では，健常膝パターンと比較し初期・中期膝伸展パターンで足関節背屈角度が小さい．

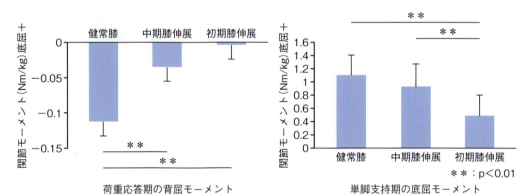

b 各歩行パターンの足関節モーメント

荷重応答期では健常膝パターンと比較し，初期・中期膝伸展パターンで足関節背屈モーメントが小さい．
単脚支持期では，初期膝伸展パターンで足関節底屈モーメントが小さい．

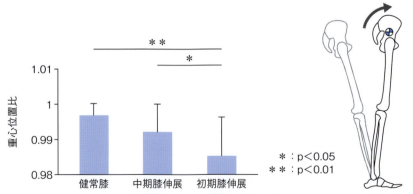

c 各歩行パターンの麻痺側・非麻痺側の重心鉛直方向の位置の比較

図は非麻痺側立脚期と比較し，麻痺側立脚期で重心をどれほど上げることができるかを示している．
中期膝伸展パターンは健常膝パターンと同程度に麻痺側立脚期で重心を上げることができるが，初期膝伸展パターンは麻痺側立脚期で重心を上げることができない．

表1 歩行パターン別の下肢BRSと歩行速度

	下肢BRS					歩行速度(m/s)
	Ⅱ	Ⅲ	Ⅳ	Ⅴ	Ⅵ	
健常膝パターン	0	0	2	4	15	0.86±0.25
中期膝伸展パターン	0	2	9	5	5	0.57±0.19
初期膝伸展パターン	1	7	4	0	0	0.25±0.13

*：$p<0.05$
**：$p<0.01$

表2 歩行パターン別の歩行時の筋活動

		前脛骨筋〔%〕	腓腹筋〔%〕	大腿二頭筋〔%〕
健常膝パターン	LR	123.3 (111.5〜150.1)	81.7 (54.9〜104.4)	147.5 (127.4〜173.9)
	SS	63.9 (46.9〜72.2)	125.2 (109.9〜143.3)	106.7 (64.8〜124.0)
	PSw	109.2 (87.8〜128)	72.8 (42.9〜114.8)	47.2 (38.7〜62.4)
中期膝伸展パターン	LR	93.3 (78.8〜127.4)	122.1 (93.9〜159.4)	154.1 (122.4〜195.0)
	SS	55.8 (32.0〜78.0)	111.5 (96.1〜136.8)	120.7 (101.1〜141.0)
	PSw	95.0 (72.1〜126.0)	99.2 (72.6〜125.5)	43.7 (35.2〜82.8)
初期膝伸展パターン	LR	95.2 (86.7〜142.2)	134.4 (115.4〜145.8)	167.5 (132.0〜202.3)
	SS	93.8 (54.8〜133.8)	105.5 (96.2〜128.8)	161.9 (132.9〜205.8)
	PSw	76.3 (64.2〜91.9)	92.4 (86.4〜110.0)	87.9 (69.6〜104.5)

- 表記は中央値(四分位範囲)．
- 片麻痺者の筋活動の解析では，最大随意等尺性収縮による正規化が困難であり，被験者間の比較が難しい．片麻痺者の歩行における個々の筋の筋活動の大小をみるため，筋電図データは，各筋においてLR，SS，PSwの筋活動の平均値を求め，これを1歩行周期の筋活動の平均値で除し筋活動比を求めている．

*：$p<0.05$
**：$p<0.01$

①前脛骨筋の筋活動
健常膝パターンと中期膝伸展パターンは，健常者と同様に荷重応答期で前脛骨筋の筋活動が大きい．初期膝伸展パターンは荷重応答期で前脛骨筋の筋活動を高めることができない．

②腓腹筋の筋活動
健常膝パターンは荷重応答期と比較し，単脚支持期で腓腹筋の筋活動が大きい．一方，中期膝伸展パターンは荷重応答期において，単脚支持期と同程度に腓腹筋が活動する．つまり，荷重応答期において，健常膝パターンは腓腹筋の筋活動を抑えた状態で前脛骨筋が活動するのに対し，中期膝伸展パターンは前脛骨筋とともに，拮抗筋である腓腹筋が活動する．

③大腿二頭筋の筋活動
健常膝パターンは，健常者と同様に単脚支持期と比較し荷重応答期で大腿二頭筋の筋活動が大きい．一方，中期膝伸展パターンは単脚支持期と荷重応答期で同程度に活動する．つまり，中期膝伸展パターンは大腿二頭筋の筋活動が単脚支持期で過剰に働いていることがわかる．

●中期膝伸展パターンの運動力学的特徴

立脚中期に膝関節が過伸展する中期膝伸展パターンの片麻痺者では，荷重応答期での足関節背屈モーメントが小さいことが特徴である（図5b）。麻痺側前脛骨筋の活動は荷重応答期で大きいが，拮抗筋である腓腹筋の活動も大きく，この拮抗的な筋活動のため足関節背屈モーメントを十分に発揮できないと考えられる（表2）。この腓腹筋の過剰な活動は下腿が前傾するのを妨げる（図6）。

また，中期膝伸展パターンの片麻痺者は麻痺側立脚期で重心を上げることができる（図5c）。荷重応答期から単脚支持期にかけて腓腹筋と大腿二頭筋の筋活動が持続するが，これらの筋活動は下腿，および膝関節を後方に引く力として作用し，膝関節を中心に大腿を前方に回転させる。結果，身体重心は上昇するが，膝関節が過伸展する（図6）。

●初期膝伸展パターンの運動力学的特徴

荷重応答期に膝関節が過伸展する初期膝伸展パターンの片麻痺者は，底屈位で接地し踵接地ができないことが特徴である（図5a）。さらに，荷重応答期で前脛骨筋の筋活動を高めることができず，足関節背屈モーメントが小さい（図5b，表2）。踵ロッカーが生じるべき時期に前脛骨筋による足関節背屈モーメントが発揮されないことは，下腿を前方へ牽引する力が生成できないことを意味し，膝関節が過伸展することにつながる（図7）。初期膝伸展パターンは踵接地が行えず，背屈モーメントが発揮されないことから，踵ロッカーが機能せず，倒立振り子を働かせる初速が得られない（図5c）。結果，位置エネルギーへの変換が行えず，重心を高くすることができない。

次の単脚支持期では底屈モーメントが小さく，足関節背屈角度も小さいことから（図5a，b），足関節を中心に回転する足関節ロッカー機能も低下している（図7）。

図6 中期膝伸展パターンの歩行の特徴

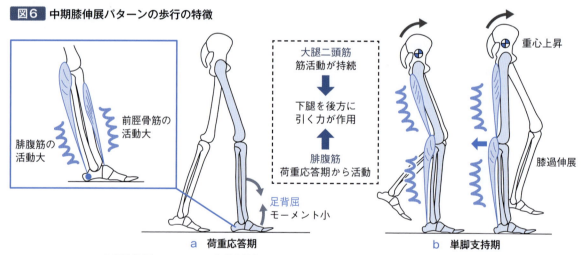

a 荷重応答期　　　b 単脚支持期

中期膝伸展パターンは，荷重応答期での背屈モーメントが小さいことが特徴である。
麻痺側前脛骨筋の活動は荷重応答期で大きいが，拮抗筋である腓腹筋の活動も大きく，この拮抗的な活動のため十分な背屈モーメントを発揮できない（a）。
荷重応答期から単脚支持期にかけて腓腹筋と大腿二頭筋の筋活動が持続することで，下腿，および膝関節を後方に引く力として作用し，膝関節が過伸展する（b）。

図7 初期膝伸展パターンの歩行の特徴

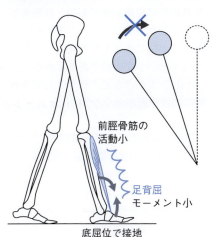
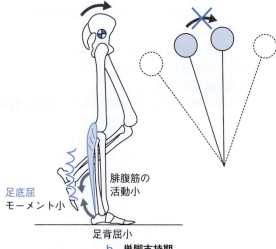

a 荷重応答期　　　　　　　　　　　　　　b 単脚支持期

初期膝伸展パターンは，底屈位で接地し踵接地ができない。荷重応答期で前脛骨筋の筋活動を高めることができず，背屈モーメントが非常に小さいことが特徴である。踵ロッカーが生じるべき時期に前脛骨筋による背屈モーメントが発揮されないため，下腿を前方へ牽引する力が生成できず，膝関節が過伸展することにつながる（a）。
初期膝伸展パターンは背屈モーメントが発揮されないことから，踵ロッカーが機能せず，倒立振り子を働かせる初速が得られない。結果，位置エネルギーへの変換が行えず，重心を高くすることができない。
続く単脚支持期では底屈モーメントが小さく，足関節背屈角度も小さいことから，足関節を中心に回転する足関節ロッカー機能も低下している（b）。

計測機器から得られた多人数のデータをどのように臨床に生かすか？
　片麻痺者の歩行は個別性が大きいが，麻痺側立脚期の膝関節の動きに着目し分類した中期膝伸展パターンと初期膝伸展パターンの片麻痺者には，麻痺側立脚期の足関節モーメントや足関節周囲筋の筋活動など，各歩行パターン特有の運動力学的・筋電図的特徴があることがわかった。つまり，計測機器がない臨床現場においても，観察により膝関節と下腿の動きを分析し，分類することで，片麻痺者の歩行を運動力学的な観点から評価できる。

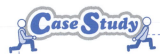

　多人数の計測結果から得られた膝伸展パターンの片麻痺者の歩行時の特徴を解説したが，実際に初期膝伸展パターンの1症例について，歩行の特徴の経時的変化を3次元動作分析装置と表面筋電計を用いて検証したので紹介したい。

●ケース概要（症例A）
- 40歳代，男性
- 診断名：左被殻出血
- 身体機能評価　下肢BRS：Ⅲ，足関節底屈筋 MAS：1⁺
  下肢感覚：表在・深部ともに重度鈍麻
- 発症からの日数：115日

- 歩行能力（初回計測時）：T字杖＋短下肢装具で屋内見守りレベル
- 各計測時の歩行時の歩幅と歩行速度を表3に示す

表3 症例Aの歩行時の歩幅と速度

	歩幅（%）		歩行速度 (m/s)
	麻痺側	非麻痺側	
初回	17.9	16.6	0.24
3.5カ月後	32.4	30.9	0.78

歩幅は身長で正規化した

● 計測結果とリハの内容
・初回計測時の歩行（T字杖使用，短下肢装具なし）

初回計測時の歩行の下腿傾斜角度，関節モーメント，足関節筋活動を図8に，鉛直方向の重心位置の変化を図9に，スティックピクチャーによる比較を図10に示す。

麻痺側接地直後から下腿が後傾し，著明な膝過伸展を呈した（図8a）。荷重応答期において前脛骨筋の活動は認められず（図8b），腓腹筋が活動していた（図8d）。荷重応答期で生じるはずの背屈モーメントはみられず，逆に底屈モーメントが発揮されていた（図8c）。また，麻痺側立脚期で重心を上昇させることができなかった（図9a）。

以上から，本症例は，荷重応答期における前脛骨筋の活動が乏しく，下腿を前方へ牽引する力が欠如し，初期膝伸展パターンを呈している。前脛骨筋の活動が不足し，倒立振り子の初速を得るための踵ロッカーが機能しておらず，重心を上昇させることができないと考えられる。介入内容としては，踵ロッカー機能の改善を目標に，通常の歩行練習に加え，麻痺側前脛骨筋の促通を行った。具体的には皮膚刺激を利用し前脛骨筋の活動を高めることや，屈曲パターン時に股関節屈曲と併せて背屈が生じることを利用し，前脛骨筋の筋活動を促すといったものである。さらに，接地時のステッピング動作などを行うことで歩行の荷重応答期で前脛骨筋が働くようにした。

・3.5カ月後の歩行（T字杖使用，短下肢装具なし）

3.5カ月後の歩行の下腿傾斜角度，関節モーメント，足関節筋活動を図11に示す。

麻痺の程度などに著変はなかったが，歩行速度が0.24m/sから0.78m/sに大きく改善した。歩行時に麻痺側が接地してから下腿が滑らかに前傾するようになり（図11a），初期膝伸展パターンに改善がみられた。荷重応答期において前脛骨筋が働くようになり（図11b），背屈モーメントが発揮された（図11c）。結果，踵ロッカー機能が改善し，倒立振り子の初速が得られ，重心を上昇させることができたと考える（図9b）。

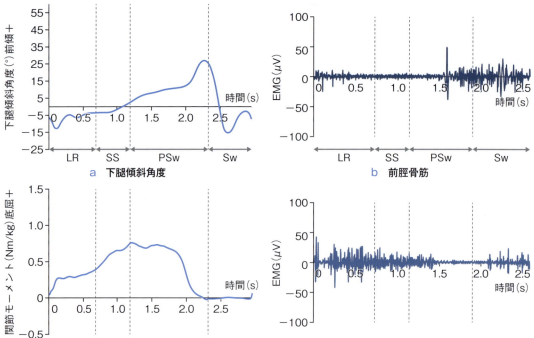

図8 症例Aの初回計測時の歩行

a 下腿傾斜角度
b 前脛骨筋
c 足関節モーメント
d 腓腹筋

a：初回計測時における歩行時の矢状面の下腿傾斜角度を示す。下腿後傾位で接地した後，荷重応答期でさらに下腿が後傾した。
c：初回計測時における歩行時の足関節モーメントを示す。荷重応答期にて健常歩行でみられるはずの背屈モーメントが発揮されず，逆に底屈モーメントが発揮された。
b, d：初回計測時における歩行時の前脛骨筋と腓腹筋の筋活動を示す。荷重応答期で前脛骨筋の筋活動が認められず，立脚期を通じて腓腹筋が活動していた。

図9 症例Aの3.5カ月後の重心鉛直方向位置の比較

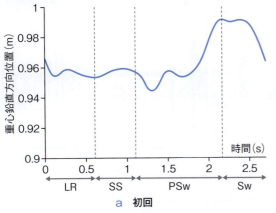
a 初回

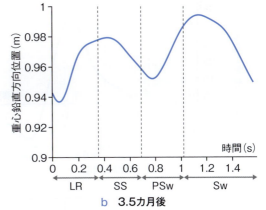
b 3.5カ月後

a：初回計測時における歩行時の重心鉛直方向位置を示す。
　麻痺側立脚期で重心を上昇できないことがわかる。
b：3.5カ月後の計測時における歩行時の重心鉛直方向位置を示す。
　麻痺側立脚期で重心を上昇できるようになっている。

図10 症例Aの麻痺側立脚期のスティックピクチャー

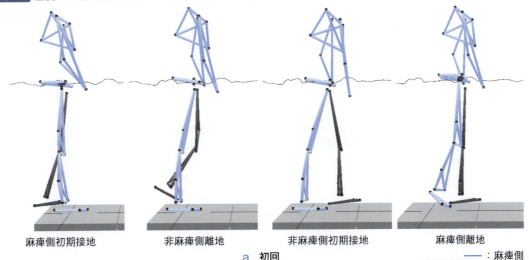

麻痺側初期接地　　非麻痺側離地　　非麻痺側初期接地　　麻痺側離地
a 初回　　　　　　　　　　　　　　　　　　　　　　──：麻痺側

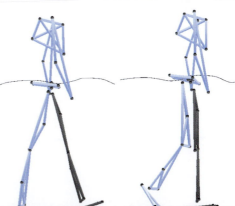

麻痺側初期接地　　非麻痺側離地　　非麻痺側初期接地　　麻痺側離地
b 3.5カ月後　　　　　　　　　　　　　　　　　　　　──：麻痺側

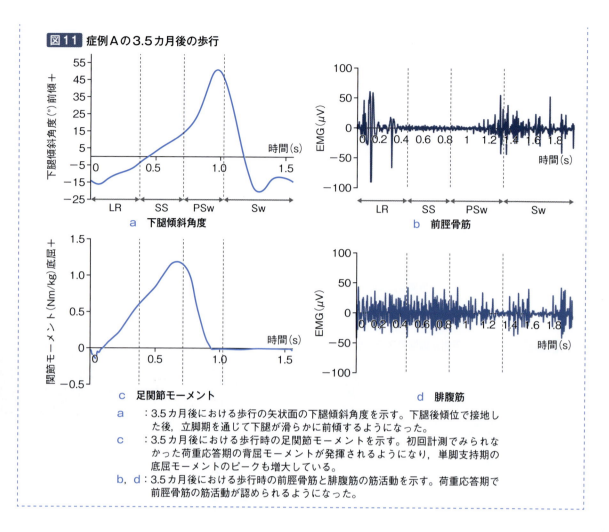

図11 症例Aの3.5カ月後の歩行

a ：3.5カ月後における歩行の矢状面の下腿傾斜角度を示す。下腿後傾位で接地した後，立脚期を通じて下腿が滑らかに前傾するようになった。
c ：3.5カ月後における歩行時の足関節モーメントを示す。初回計測でみられなかった荷重応答期の背屈モーメントが発揮されるようになり，単脚支持期の底屈モーメントのピークも増大している。
b, d：3.5カ月後における歩行時の前脛骨筋と腓腹筋の筋活動を示す。荷重応答期で前脛骨筋の筋活動が認められるようになった。

初期膝伸展パターンの片麻痺者の治療介入

初期膝伸展パターンの片麻痺者は踵ロッカーのkeyとなる荷重応答期の前脛骨筋の筋活動が得られず，背屈モーメントが発揮されないことが特徴である。従って，理学療法介入としては荷重応答期の前脛骨筋の筋活動を高め，背屈モーメントが発揮される状況をいかにつくるかが重要となる。

初期膝伸展パターンの片麻痺者に短下肢装具は必要か？

本症例のように，リハ介入によって荷重応答期の前脛骨筋の筋活動が得られ歩容が改善する場合もあるが，初期膝伸展パターンの片麻痺者の多くは随意性が低く，背屈筋の活動が得られにくいことも多い。そのような場合には，短下肢装具を用いて底屈制動，もしくは制限し，過剰な下腿後傾・膝過伸展を抑えることも必要である。

短下肢装具装着時の歩行の運動力学的変化

　片麻痺者の歩行能力改善のため，短下肢装具を使用することは多い。短下肢装具は多種多様であるが，目の前の片麻痺者に適した短下肢装具を選定し歩行能力を改善するには，その片麻痺者の歩行の特徴と装具の機能・効果をマッチングさせることが必要である。しかし，片麻痺者の歩行の特徴や装具の効果に関しては明らかになっていないことが多く，明確な選定基準はない。運動力学的な観点から片麻痺者の歩行と短下肢装具の効果を理解することは，装具選定の際に有用な情報となると考える。

　近年，底屈制動機能を有する油圧ダンパー式短下肢装具（Gait Solution：GS）が臨床で広く使われるようになっている。GSの効果として踵ロッカーの改善と，継続使用により足関節ロッカーが改善することが報告されている[9]。しかし，これらの報告は生活期の片麻痺者を対象としており，回復期の片麻痺者に対するGSの効果は明らかになっていない。そこで，著者らは回復期脳卒中片麻痺者20名に対し，歩行の即時的変化を3次元動作分析装置と表面筋電計を用いて検証した。対象者は回復期での訓練や日常生活で短下肢装具を常用していない者であり，過去にGSの使用経験のない者である。

　計測から得られた各パラメータの結果を表4，5に示す。また，装具なしとGS装着時の筋活動の比較を図12に示す。

表4 装具なしとGS装着時の荷重応答期のパラメータの比較

	接地時足背屈角度 (°)	足背屈モーメント 最大値 (Nm/kg)	重心前後方向速度 (m/s)	重心鉛直方向変化量 (%)
装具なし	−8.12±6.53	0.06±0.06	0.71±0.29	2.60±0.8
GS	−2.39±4.47	0.09±0.05	0.75±0.26	2.80±0.7

＊：$p<0.05$
＊＊：$p<0.01$

表5 装具なしとGS装着時の単脚支持期のパラメータの比較

	足背屈角度最大値 (°)	足底屈モーメント 最大値 (Nm/kg)	重心鉛直方向位置 (%)
装具なし	7.0±6.35	1.05±0.45	53.6±2.9
GS	10.7±5.00	1.23±0.64	55.8±4.4

＊＊：$p<0.01$

図12 装具なしとGS装着時の荷重応答期の足関節筋活動の比較

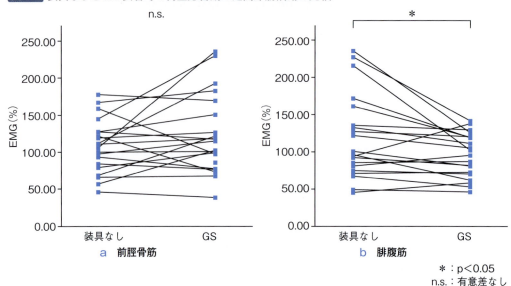

GSを装着することにより荷重応答期における麻痺側前脛骨筋の筋活動は変化しないが、腓腹筋の筋活動が減少することがわかった。

　結果、装具なしと比較し、GS装着により麻痺側初期接地時の背屈角度が増大し、荷重応答期の腓腹筋の筋活動が減少し(図12)、背屈モーメントが増大した(表4)。また、重心の前方速度が増大し、重心鉛直方向の移動量が増加した。以上から、GSは踵接地を可能とし、荷重応答期での腓腹筋の活動を抑えることで下腿を後傾させる力を軽減し、倒立振り子を働かせるための初動となる踵ロッカーを改善する効果があることがわかった(図13)。

　さらに、単脚支持期においてGSを装着することで背屈角度と底屈モーメントが増大し、単脚支持期で重心をより上昇できた(表5)。つまり、GSを装着することで踵ロッカーが改善し、倒立振り子を振るための初速が得られた結果、重心を上昇させることができ、足関節ロッカー機能も改善することが明らかになった(図14)。

図13 GS装着による荷重応答期の即時的変化

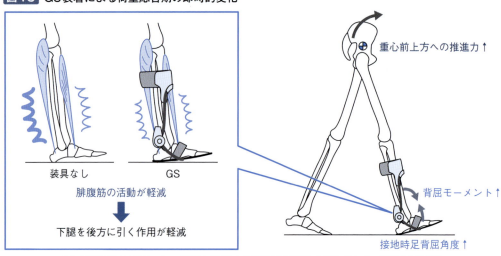

GSは踵接地を可能とし、荷重応答期での腓腹筋の活動を抑えることで下腿を後傾させる力を軽減し、倒立振り子を働かせるための初動となる踵ロッカーを改善する効果がある。

図14 GS装着による単脚支持期の即時的変化

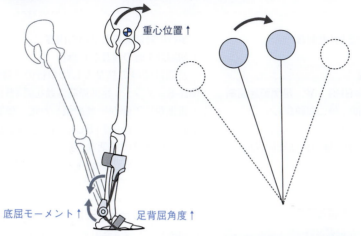

GSを装着することで踵ロッカーが改善し、倒立振り子を振るための初速が得られた。結果、重心を上昇させることができ、足関節ロッカー機能が改善した。

GSの効果について

　GSの効果検証は生活期の片麻痺者を対象としたものが多く、即時的な変化は少ないとの報告もある[9]。またGSが有する底屈制動機能を有効に発揮し、歩行パラメータを変化させるには一定の使用期間が必要と報告されている[10]。今回提示したデータは対象を回復期の片麻痺者としており、歩容の変化が生じやすい回復期の片麻痺者では即時的変化が認められやすいと考える。片麻痺者に対し短下肢装具を処方する機会は回復期入院時が多く、回復期の片麻痺者に対して装具装着による歩行時の運動力学的な変化を知ることは、装具選定する際の一情報となりうる。

片麻痺者の歩行の運動力学的評価の実際

　多人数の計測から得られた定量化されたデータを臨床の片麻痺者の歩行の評価・治療にどのように生かせばよいだろうか。

　これまで述べたように、3次元動作分析装置を用いた多人数の片麻痺者の計測結果から、中期膝伸展パターンの片麻痺者は荷重応答期で前脛骨筋の活動が認められるものの、拮抗筋である腓腹筋の活動が強く生じるため、結果として踵ロッカー機能が低下していることがわかった。また、GS装着により荷重応答期の腓腹筋の筋活動を減少させることで、踵ロッカーが改善することがわかった。これらの結果より運動力学的・筋電図学的な観点から、「中期膝伸展パターンの片麻痺者に対し、GSを使用することで、荷重応答期の腓腹筋の活動を軽減し、踵ロッカーの改善と歩容改善が図れる」と考えられる。

　そこで、中期膝伸展パターンの片麻痺者に対して、踵ロッカーを補助するGSを使用した即時効果と、2週間のGSの継続使用と理学療法介入の治療効果を検証した。これにより、定量化されたデータをどのように臨床の片麻痺者の歩行の評価・治療に応用すればよいか、解説したい。

Case Study

● 中期膝伸展パターンの症例（症例B）

- 30歳代，男性
- 診断名：左被殻出血
- 身体機能評価　下肢BRS：Ⅴ，足関節底屈筋 MAS：1⁺，感覚機能：特に問題なし
- 発症からの日数：62日
- 歩行能力：杖なしで歩行屋内見守りレベル（初回計測時）
- 各計測時の歩幅と歩行速度を表6に示す．

表6 症例Bの歩行時の歩幅と速度

	歩幅（%）		歩行速度 (m/s)
	麻痺側	非麻痺側	
初回装具なし	27.9	27.5	0.75
初回GS	32.6	29.3	0.85
2週後装具なし	35.6	33.5	0.88

歩幅は身長で正規化した

● 歩行の計測結果とリハの内容

・初回計測時の装具なし歩行

初回計測時の装具なしの歩行の下腿傾斜角度，関節モーメント，足関節筋活動を図15に示す．

接地後に下腿が一度前傾した後，単脚支持期で下腿が後傾した（図15a）．また，荷重応答期において前脛骨筋の筋活動が認められるが，拮抗筋である腓腹筋の筋活動が大きかった（図15d）．荷重応答期において足関節背屈モーメントは小さく，早期から底屈モーメントが生じていた（図15c）．結果，下腿を後方に引く力が作用し，膝関節過伸展が生じたと考えられる．

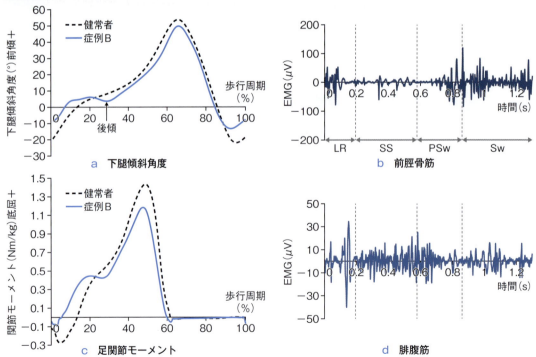

図15 症例Bの初回計測時の歩行

a 下腿傾斜角度
b 前脛骨筋
c 足関節モーメント
d 腓腹筋

a ：歩行時の矢状面における下腿傾斜角度を示す．健常者（---）では下腿が後傾位で接地後，立脚期で滑らかに前傾するが，症例B（―）では接地後に下腿が前傾した後，単脚支持期で後傾した．

c ：歩行時の足関節モーメントを示す．健常者（---）では荷重応答期で背屈モーメントが発揮され，その後底屈モーメントに切り替わった．症例B（―）では荷重応答期の背屈モーメントが小さく，早期から底屈モーメントに切り替わったことがわかる．

b, d：症例Bの歩行時の前脛骨筋と腓腹筋の筋活動を示す．荷重応答期にて前脛骨筋の活動が認められたが，拮抗筋である腓腹筋の活動も大きかった．

歩行の力学的評価

・初回計測時のGSでの歩行

初回計測時のGS歩行の下腿傾斜角度，関節モーメント，足関節筋活動を図16に示す。

GSを装着することで，踵接地が可能となり，下腿は後傾位で接地後，立脚期を通じて滑らかに前傾し，立脚中期の膝関節過伸展は軽減した（図16a）。GS装着下では荷重応答期における腓腹筋の活動は小さくなり（図16d），背屈モーメントが発揮される時間が延長し，底屈モーメントの発揮が遅くなった（図16c）。

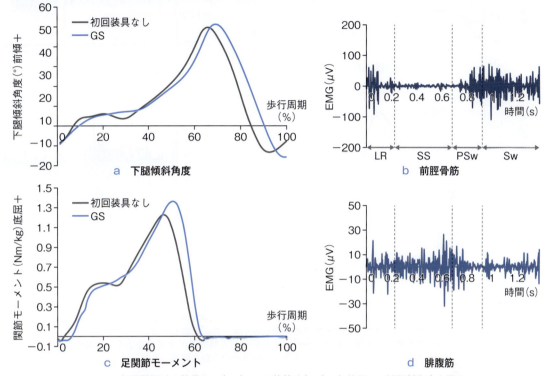

図16 症例Bの初回計測時のGSでの歩行

a ：初回計測時の装具なし（──）とGS装着時（──）の矢状面の下腿傾斜角度を示す。GS装着により下腿は後傾位で接地後，立脚期を通じて滑らかに前傾し，単脚支持期の下腿後傾がみられなくなった。

c ：初回計測時の装具なし（──）とGS装着時（──）の足関節モーメントを示す。GS装着により荷重応答期の背屈モーメントが増大し，背屈モーメントが発揮されている時間が延長し，底屈モーメントに切り替わる時間が遅くなった。

b, d ：初回計測時のGS装着における歩行時の前脛骨筋と腓腹筋の筋活動を示す。荷重応答期にて腓腹筋の筋活動が減少した。

・介入内容

荷重応答期で腓腹筋の活動を抑えた状態で前脛骨筋の活動を高め踵ロッカーを改善することを目標にした。具体的には，GS装着下での歩行練習，下腿三頭筋の持続的伸張やアライメント修正，接地時のステッピング練習などを行った。

・2週後の装具なし歩行

2週後計測時の装具なしの歩行の下腿傾斜角度，関節モーメント，足関節筋活動を図17に示す。

踵接地がみられるようになり，下腿は後傾位で接地後，立脚期を通じて滑らかに前傾し（図17a），立脚中期の膝関節過伸展は初回計測時と比較し軽減した。荷重応答期で前脛骨筋の筋活動が認められ，拮抗筋である腓腹筋の筋活動が小さくなり（図17b, d），荷重応答期の足関節背屈モーメントが増大し，底屈モーメントの発揮は遅延した（図17c）。2週間のGSの継続使用とトレーニングにより，装具なしの歩行においても麻痺側足関節の筋活動が変化し，踵ロッカー機能が改善したと考えられる。

以上から，多人数の計測から得られた定量化されたデータを基に，中期膝伸展パターンの歩行の力学的な特徴と短下肢装具使用による力学的変化を理解しリハを行うことで，歩行能力を改善できた症例といえる。

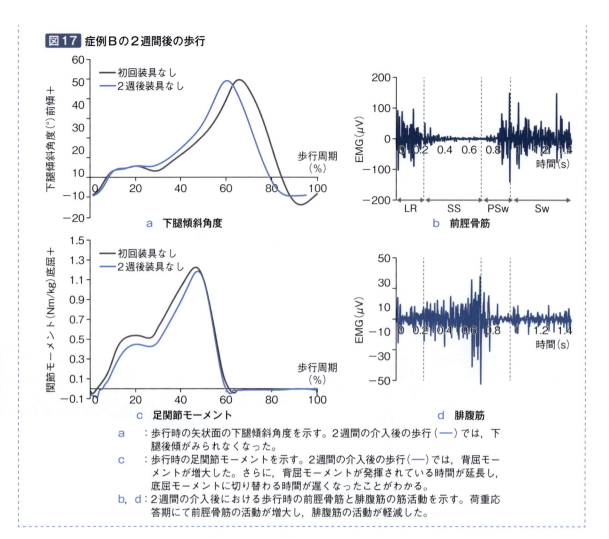

図17 症例Bの2週間後の歩行

a ：歩行時の矢状面の下腿傾斜角度を示す。2週間の介入後の歩行（——）では，下腿後傾がみられなくなった。
c ：歩行時の足関節モーメントを示す。2週間の介入後の歩行（——）では，背屈モーメントが増大した。さらに，背屈モーメントが発揮されている時間が延長し，底屈モーメントに切り替わる時間が遅くなったことがわかる。
b, d：2週間の介入後における歩行時の前脛骨筋と腓腹筋の筋活動を示す。荷重応答期にて前脛骨筋の活動が増大し，腓腹筋の活動が軽減した。

中期膝伸展パターンの片麻痺者の装具選定

踵ロッカー機能が低下している中期膝伸展パターンの片麻痺者に対し，踵ロッカーを補助するGSを使用することは，運動力学的な観点から歩容改善に有効といえる。しかし，GSがすべての中期膝伸展パターンの片麻痺者に対して適応というわけではない。筋緊張の問題などにより，荷重応答期の腓腹筋の過剰な活動を抑えることが難しい場合は，GSより制動力の強い装具が適応となることも考慮する必要がある。

終わりに

　脳卒中片麻痺者の「歩行の力学的評価」について，多人数の計測から得られた定量化されたデータを提示し，片麻痺者の歩行時の運動力学的な特徴を解説した．本稿で解説した運動力学的なデータや筋活動に関しては，計測機器のない環境では直接評価することはできない．しかし，観察による歩行分析でとらえることのできる現象と，計測から得られた運動力学的なデータの関係を理解することで，計測機器のない臨床現場においても片麻痺者の歩行の力学的評価が可能と考える．

　本稿で解説した運動力学的な観点は，片麻痺者の歩行評価を構成する要素の一つにすぎない．運動力学的な観点と併せて，脳画像の評価や身体機能の詳細な評価などから，総合的に片麻痺者の歩行を評価していくことが必要である．

◯文献
1) Olney SJ et al：Hemiparetic gait following stroke. Part Ⅰ：characteristics. Gait Posture, 4(2)：136-148, 1996.
2) Bohannon RW：Gait after stroke. Ortho Phys Ther Clin North Amer, 10：151-171, 2001.
3) Maria C et al：The relationship of lower-extremity muscle torque to locomotor performance in people with stroke. Phys Ther 83：49-57, 2005.
4) De Quervain IA et al：Gait pattern in the early recovery period after stroke. J Bone Joint Surg Am, 78(10)：1506-1514, 1996.
5) Saibene F et al：Biomechanical and physiological aspects of legged locomotion in humans. Eur J Appl Physiol, 88(4-5)：297-316, 2003.
6) Perry J et al：Gait Analysis：Normal and Pathological Function, 2nd ed, p163-279, Slack, California, 2010.
7) 山本澄子：脳血管障害患者の歩行分析．総合リハビリテーション，40(7)：959-964, 2012.
8) 田中惣治 ほか：片麻痺者の歩行パターンの違いによる歩行時の筋電図・運動力学的特徴．バイオメカニズム，23：107-117, 2016.
9) Yamamoto S et al：Change of rocker function in the gait of stroke patients using an ankle foot orthosis with an oil damper：immediate changes and the short-term effects. Prosthet Orthot Int, 35(4)：350-359, 2011.
10) 春名弘一 ほか：油圧制動短下肢装具Gait Solutionの継続使用による脳血管障害片麻痺者の歩行変化．理学療法科学，26(5)：673-677, 2011.

Ⅱ 歩行の評価

4 装具のチェックアウト

勝谷将史

- 下肢装具はてこの原理を応用し，3点支持機構により身体に影響する。
- 歩行補助具としての装具の役割は，立脚期における支持性の担保と遊脚期における足部のクリアランス確保である。
- 重力や床反力などの外部モーメント，底屈筋群・背屈筋群の力などの内部モーメント，装具が戻ろうとする力である矯正モーメントの3つで歩行に対する影響が決定される。
- 装具のチェックアウトでは，スタティックアライメントとダイナミックアライメントの矢状面と前額面からの評価が必要である。

装具の力学的原理

　装具の適合を判定するためには基本的な装具の力学的原理を理解しておく必要がある。一般的に下肢装具は力学的な3点支持機構（図1）により身体に対して影響する[1]。これは，てこの原理により生じる力が矯正力となり，歩行時の床反力を装具によって補助または代償された底屈筋群・背屈筋群の力によって制御する[2]。すなわち外部モーメントとして床反力や重力，内部モーメントとして底屈筋群・背屈筋群の力，矯正モーメントとして装具が元に戻ろうとする力，これら3つのモーメントのつり合いで歩行に対する影響が決定される。

　短下肢装具（AFO）を装着した状態の荷重応答期を考える（図2a）。底屈方向への制動力が強すぎる装具を使用した場合，足関節の底屈運動が制限されるため足底全面接地に至るまで床反力は長い間踵に留まり膝の後方を通る。そのため膝に対しては屈曲モーメントが働き，下腿は前方に押され膝は過大に屈曲する（図2b）。一方，底屈方向への制動力が不十分な装具は，足関節の底屈運動を十分に制動できないためすぐに足底全面接地に至り，床反力は前足部の先端まで進み膝の前方を通る。そのため膝に対しては伸展モーメントが働き膝は過伸展となってしまう（図2c）。

　つまり，歩行周期に合わせて変化する外部モーメントを装具の矯正モーメントと内部モーメントでどのように制御するかがポイントとなり，これらのバランスを評価しながら適切な装具の選択や調整を行う必要がある。

図1 装具の力学的3点支持機構

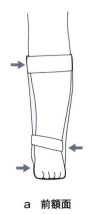
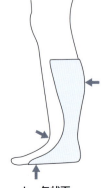

a 前額面　　　b 矢状面

図2 荷重応答期における装具の力学的影響

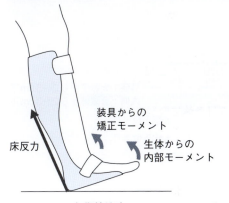
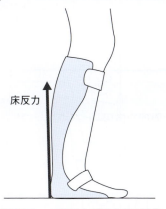
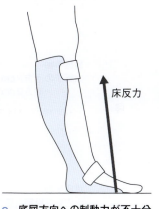

a 初期接地時

b 底屈方向への制動力が強すぎる装具
床反力は膝の後方を通り，下腿は前方に押され膝に対しては屈曲モーメントが働く。

c 底屈方向への制動力が不十分な装具
床反力は膝の前方を通り，膝に対しては伸展モーメントが働く。

下肢装具の基本的構造と構成要素

　脳卒中歩行トレーニングに一般的に用いられる長下肢装具（KAFO）とAFOにおける基本的構成要素を図3に示す。KAFOでは大腿支持部，膝継手，下腿支持部，足継手，足部から構成され，AFOでは下腿支持部，足継手，足部から構成される。それぞれ患者の使用目的によって素材やパーツを選択し，組み合わせて下肢装具をデザインする[1]。

　一般的なKAFOの基本構造と身体適合における基準を図4に示す。

　KAFOの大腿支持部は大腿上位半月と大腿下位半月からなる。大腿上位半月の外側は大転子より2〜3cm下，内側は会陰より2〜3cm下とする。大腿下位半月の位置は膝継手軸より下腿半月までの距離と同じだけ膝継手軸より近位に設定する。膝継手の高さは内側裂隙と内転筋結節の中間部とし，床面と平行に軸を設定，生理的膝関節軸と適合させる。回転軸は矢状面における前後径の中央と後方1/3との中間とする。下腿支持部は腓骨頭より2〜3cm下に下腿半月の上縁がくるようにする。これは腓骨頭を近位後方より前方に走る腓骨神経を圧迫しないためである。足継手は外果中央と内果下端を結ぶ線を回転軸とし，足部は5〜15°外向きに設定する[1]。

図3 下肢装具の基本的構成要素

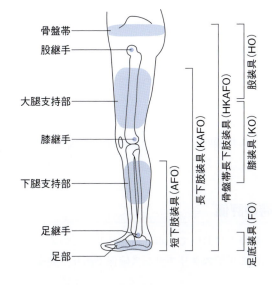

文献4）より引用

図4 KAFOの基本構造と身体適合における基準

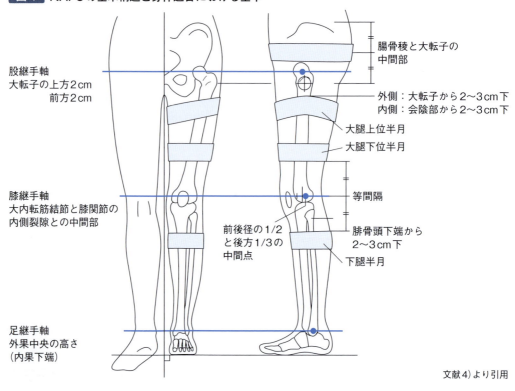

股継手軸
大転子の上方2cm
前方2cm

膝継手軸
大内転筋結節と膝関節の
内側裂隙との中間部

足継手軸
外果中央の高さ
（内果下端）

腸骨稜と大転子の
中間部

外側：大転子から2～3cm下
内側：会陰部から2～3cm下

大腿上位半月
大腿下位半月

等間隔

腓骨頭下端から
2～3cm下
下腿半月

前後径の1/2
と後方1/3の
中間点

文献4)より引用

装具の静的評価

　装具の適合を確認するときは，まず装具そのもののチェックを行う．処方どおりに作製されているか，継手のスムーズな可動性や可動域，下腿支柱と足部の向きが正しいかを確認する．続いて患者に装着した状態でスタティックアライメントを確認し，身体との適合をチェックしていく．まず図4に示したように各構成要素が身体に対して適切な位置にあるかを確認する．また，カフベルトによって装具がしっかり保持されているか，皮膚に対して過剰な食い込みがないか，舟状骨や踵骨後部，第5中足骨基底部，第1中足骨MTP関節部などの骨突出部が当たっていないか，装具装着時の疼痛がないか，内反尖足などが矯正されAFO内で足底がしっかり全面接地できているかを確認する[4]．

装具の動的評価

　続いて装具を装着した状態での動的評価を行う．立ち上がりや着座，歩行などの基本動作において装具がどのように影響するのか，ダイナミックアライメントを確認する．動作時に骨突起部の圧迫が過剰にならないか，金属支柱やプラスチックシェルが下腿や足部を圧迫していないか，動作時に疼痛がないか，一定時間装着後に身体組織への圧迫や傷がないかを確認する．歩行時のダイナミックアライメントに関しては後述する．

歩行時の評価

　脳卒中片麻痺者において，歩行補助具としての装具の役割は立脚期における支持性の担保と遊脚期における足部のクリアランス確保であり，効率のよい歩行の達成である．下肢装具の適

合を判定するためには，歩行に影響する3つのモーメントを理解し，歩行周期に合わせて下肢装具により身体にどのような力が働いているのかを確認していく。そのうえで目的とした歩容を達成するために装具の調整を行い，また必要な運動療法の検討も行っていく。

▶初期接地（initial contact：IC）〜荷重応答期（loading response：LR）

ICにおいて踵接地が可能かどうかを確認していく。踵接地が不可能な場合は，装具の初期角度の問題，または重度の痙縮により下肢装具の矯正力が不十分で足関節が底屈してしまっていることが考えられる。また，下腿が急激に前方に押し出されたり，足尖部が外側に流れてしまう場合は底屈制動力が強すぎることがある。これに対して下腿が後方に残り，膝が過伸展してしまう場合は底屈制動力が不十分であることが考えられる。これらの異常が認められる場合は装具の初期角度や制動力の調整が必要となる。

▶立脚中期（mid stance：MSt）〜立脚終期（terminal stance：TSt）

MSt〜TStでは重心の前方移動が不十分でないか，非麻痺側の歩幅が小さくならないかを確認する。過度な背屈制限や背屈制動が強すぎる場合，膝の過伸展や歩幅が小さくなることがあり，足関節背屈制動力を弱めるために，足継手の設定による背屈遊動角度の調整や初期角度変更の必要がある。しかし，背屈遊動角度の増大や初期背屈角度を大きくすることは，膝の安定性を損ない膝折れなどを起こすことがあるので注意が必要である。

▶立脚終期（terminal stance：TSt）〜前遊脚期（pre swing：PSw）

TSt〜PSwでは麻痺側下肢がスムーズに遊脚へ移行しているかを確認する。発生した底屈モーメントが装具によって制御されていないと足尖の引っかかりを認める。この場合，足継手の設定による初期背屈角度や底屈制動力の調整が必要となる。

▶遊脚初期（initial swing：ISw）〜遊脚終期（terminal swing：TSw）

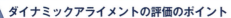

ISw〜TSwまでの遊脚期では足部のクリアランス維持が必要となる。発生する底屈モーメントが装具によって制御されていないと足尖の引っかかりを認める。また，クリアランスは確保していても代償的に分回し歩行を認める場合は，装具による底屈モーメントの制御が不十分である結果起こる現象である。この場合，足継手の設定による初期背屈角度や底屈制動力の調整が必要となる。

> **ダイナミックアライメントの評価のポイント**
> ダイナミックアライメントの確認は矢状面と前額面からの2方向で行うことが重要になる。また，足部への影響だけでなく膝の安定性や体幹，頸部への影響も評価し，歩行への影響を全体的に評価することで，よりよい装具の適正を判断していく。

装具のチェックアウトのまとめ

脳卒中片麻痺者に対する歩行リハビリテーションにおいて，下肢装具は非常に重要なツールである。しかしながら，適合が不十分な装具を使用していては，療法士にとっては求める結果に結びつかず，患者にとっても装着時の不快感につながり，装具に対してネガティブな印象をもつことになる。装具療法を行ううえで装具の適合に問題がないことは必須条件であると考える。そのうえで装具のチェックアウトには歩行に影響する外部モーメント，内部モーメント，矯正モーメントの3つのモーメントを理解し，歩行周期に合わせて身体にどのような力が働い

ているのかを確認したうえで適切な調整を行い，装具療法に必要な装具の設定を決定していく。また，患者の状態は日々変化するため機能変化や目的に合わせた設定の調整も随時必要となってくる。

目的に応じた装具の設定

トレーニングにおける歩行課題を遂行するためには，歩行が安定するように装具を調整することになる。一方で，運動学習の観点から考えれば，課題の達成率が7割ほどになるよう課題の難易度を調整するため，装具により自由度制限を行うこともポイントになる[5]。つまり，処方された装具が治療用装具なのか，生活のなかでの動作を安定させる機能代償用装具なのかで装具の設定は変わってくる。

◎文献

1) 飛松好子 ほか：下肢装具．義肢装具のチェックポイント，第7版（日本整形外科学会，日本リハビリテーション医学会 監），p.230-262，医学書院，2007．
2) 江原義弘：脳卒中装具療法のバイオメカニクス（特集 脳卒中装具療法）．Monthly book medical rehabilitation，(97)：21-24，2008．
3) 三上真弘 ほか：下肢装具．最新義肢装具ハンドブック，全日本病院出版会，215-216，2007．
4) 島津尚子：プラスチック短下肢装具の適合．理学療法ジャーナル，48(5)：449-456，2014．
5) 才藤栄一 ほか：運動学習理論(2)運動学習からみた装具−麻痺疾患の歩行練習において．総合リハビリテーション，38(6)：545-550，2010．

臨床での歩行トレーニング

Ⅲ 臨床での歩行トレーニング

1 急性期重度片麻痺例の歩行トレーニング

阿部浩明, 辻本直秀, 大鹿糠徹, 大崎恵美

- リスク管理の下, 急性期から歩行トレーニングを実践することは治療ガイドラインにおいて推奨される. それを実践するうえで, 下肢装具は有益なツールの一つである.
- 随意運動が困難な重度片麻痺例では, 損傷を免れている歩行にかかわる下位の神経機構を賦活して, 歩行能力と関連性が高い麻痺側下肢の筋活動を賦活するトレーニング戦略が考えられる.
- 重度片麻痺に対する急性期からの積極的歩行トレーニングの実際およびその効果検証の過程について述べる.

脳卒中急性期における歩行トレーニングの開始時期と中止基準

　脳卒中のリハビリテーションの開始基準について「脳卒中治療ガイドライン2015[1]」には,「リハビリテーション（座位訓練・立位訓練などの離床訓練）を開始する場合, まずJapan Coma Scale（JSC）1桁で, 運動の禁忌となる心疾患や全身合併症がないことを確認する. さらに, 神経症候の増悪がないことを確認してからリハビリテーションを可及的早期に開始することが勧められる」とある(表1).
　一方で, 開始基準にはさまざまな報告[2,3]があり, 明確な基準が存在するとは言い難い. 筆者らは原[2]の基準(表2)を参考にしており, JCSで1桁であることを明確な開始基準とはしておらず, 基本的にJCS10ならば積極的に座位や立位へ進める離床を試み, 主治医の判断によってはJCS20, 30あるいは100といった3桁の状態でも座位や立位でトレーニングを行う場合もある. 立位と歩行トレーニングの開始基準については明確な相違はなく, 歩行の負荷が過負荷になるか否かで判断してよいと思われる. 座位で血圧や心拍の変化がなく, 同様に立位でも基準の範囲内であれば, 歩行への展開を検討する. 一般的にはリハ処方医により設定された中止基準を参考にして, その後の変化については, 土肥・アンダーソンの基準[4]を参考にしている(表3).
　立位で閉眼しているような状態で歩行トレーニングを展開することは難しい. だが, 立位にすることで覚醒を促し, 開眼するよう仕向けることができれば, 歩行への協力が多少なりとも得られるようになることが期待できよう. そのような状態になれば可能な範囲での歩行トレーニングの実施を検討する. 重度の障害を伴う症例に対して立位や歩行トレーニングを実施する際には, そのトレーニングをより容易とし, 適切な難易度のトレーニングを提供できる下肢装具の積極的な利用を検討する必要がある.
　急性期のリハビリテーションの進め方[1]については「不動・廃用症候群を予防し, 早期の日常生活動作向上と社会復帰を図るために, 十分なリスク管理の下にできるだけ発症後早期から積極的なリハビリテーションを行うことが強く勧められる（グレードA）. その内容には, 早期座位・立位, 装具を用いた早期歩行訓練, 摂食・嚥下訓練, セルフケア訓練などが含まれる」とガイドラインに記載されている(表4).
　廃用症候群(表5)を予防する視点は急性期の理学療法において非常に重要な視点であり, 学習性の不使用, 筋萎縮, 不動による筋の短縮, 循環器機能の低下を防止する必要がある.

表1 リハビリテーションの進め方（特に急性期）

1. リハビリテーション（座位訓練・立位訓練などの離床訓練）を開始する場合，まずJapan Coma Scale1桁で，運動の禁忌となる心疾患や全身合併症がないことを確認する。さらに，神経症候の増悪がないことを確認してからリハビリテーションを可及的早期に開始することが勧められる（グレードB）。
2. 早期離床を行ううえで注意すべき病態（①脳出血：入院後の血腫増大，水頭症の発症，コントロール困難な血圧上昇，橋出血など，②脳梗塞：主幹動脈閉塞または狭窄，脳底動脈血栓症，出血性梗塞例など，③くも膜下出血）においては，離床の時期を個別に行うことを考慮してもよい（グレードC1）。
3. 病型別に離床の時期を決定するのではなく，重症度などを考慮し個別に行うことを考慮してもよい（グレードC1）。

文献1）より引用

表2 脳卒中早期離床開始基準

1. 一般原則	意識障害が軽度（JCS10以下）であり，入院後24時間神経症状の増悪がなく，運動禁忌の心疾患のない場合には，離床開始とする。
2. 脳梗塞	入院日までに，MRI/MRAを用いて病巣と病型の診断を行う。 ①アテローム血栓性脳梗塞：MRI/MRAにて主幹動脈の閉塞ないし狭窄が確認された場合，進行型脳卒中へ移行する可能性があるため，発症から3〜5日は神経症状の増悪が起こらないことを確認して離床開始する。 ②ラクナ梗塞：診断日より離床開始する。 ③心原性脳塞栓：左房内血栓の有無，心機能を心エコーにてチェックし，左房内血栓と心不全の徴候がなければ離床開始とする。tPA投与例では出血性の危険性を考慮する。
3. 脳出血	発症から24時間は，CTにて血腫の増大と水頭症の発現をチェックし，それらがみられなければ離床開始する。 脳出血手術例：術前でも意識障害が軽度であれば（JCS10以下），離床開始する。手術翌日から離床開始する。
4. くも膜下出血	脳動脈破裂によるくも膜下出血の場合，原則的には離床は根治術後に開始する。
5. 血圧管理	離床時の収縮期血圧上限を，脳梗塞では200〜220 mmHg，脳出血では160 mmHgと設定し，離床開始後の血圧変動に応じて個別に上限を設定する。

文献2）より引用

表3 土肥・アンダーソンの基準

I 運動を行わないほうがよい場合	・安静時脈拍数120/分以上 ・拡張期血圧120 mmHg以上 ・収縮期血圧200 mmHg以上 ・労作性狭心症を現在有するもの ・新鮮心筋梗塞1カ月以内のもの ・うっ血性心不全の所見の明らかなもの ・心房細動以外の著しい不整脈 ・運動前，安静時にすでに動悸，息切れのあるもの
II 途中で運動を中止する場合	・中等度の呼吸困難，めまい，嘔気，狭心痛などの出現 ・脈拍数が140/分を超えたとき ・不整脈（期外収縮）が1分間に10回以上出現 ・頻脈性不整脈の出現 ・徐脈の出現 ・収縮期血圧40 mmHg以上，または拡張期血圧が20 mmHg以上上昇したとき
III 運動を一時中止し，回復を待って再開する場合	・脈拍数が運動前の30％以上増加したとき。ただし2分間の安静で10％以下に戻らぬ場合は中止するか，きわめて軽労作のものに切り替える ・脈拍数が120/分を超えたとき ・1分間に10回以下の不整脈（期外収縮）の出現 ・軽い動悸，息切れの出現

文献4）より引用

表4 急性期リハビリテーションの進め方

1. 不動・廃用症候群を予防し，早期の日常生活動作（ADL）向上と社会復帰を図るために，十分なリスク管理の下にできるだけ発症後早期から積極的なリハビリテーションを行うことが強く勧められる（グレードA）。その内容には，早期座位・立位，装具を用いた早期歩行訓練，摂食・嚥下訓練，セルフケア訓練などが含まれる。
2. 脳卒中ユニット，脳卒中リハビリテーションユニットなどの組織化された場でリハビリテーションチームによる集中的なリハビリテーションを行い，早期の退院に向けた積極的な指導を行うことが強く勧められる（グレードA）。
3. 急性期リハビリテーションにおいては，高血糖，低栄養，痙攣発作，中枢性高体温，深部静脈血栓症，血圧の変動，不整脈，心不全，誤嚥，麻痺側の無菌性関節炎，褥瘡，消化管出血，尿路感染症などの合併症に注意することが勧められる（グレードB）。

文献1）より引用

表5 廃用症候群

中枢神経で生じる廃用	学習性の不使用（learned non-use），体部位支配運動野の萎縮，認知機能低下
末梢の骨格筋，関節レベルで生じる廃用	筋萎縮，骨萎縮 数時間の不動化にて始まる筋組織の変性（結合組織，脂肪組織の増加・筋線維短縮・弾性低下→筋紡錘の興奮性増大→深部腱反射亢進，痙縮の増悪）
循環器系で生じる廃用	静脈還流量低下，心肺機能低下，起立性低血圧，末梢循環不全，深部静脈血栓症，肺塞栓症

筋緊張にかかわる2つの要因

　筋緊張には神経学的要因と，筋の粘弾性のような非神経学的な要因の2つが関与している。不動による筋の短縮は筋の粘弾性の低下も招くため，痙縮によって亢進した筋緊張をさらに亢進させると考えられている。十分な運動を提供し筋の粘弾性の低下を回避することは，筋緊張の亢進を予防するうえでも重要な介入といえる。

歩行の神経機構と片麻痺のメカニズムを考慮した急性期から行う歩行トレーニングのコンセプト

▶歩行の神経機構

　歩行の神経機構は意図的な制御機構と自動的な制御機構の2つに大別される。図1に歩行の神経機構の概略図を示した[6]。大脳皮質活動を中心とした意図的な歩行の制御機構は歩行を開始したり，障害物をかわしたりと意図的な歩行の制御に密接にかかわるのに対して，脳幹や脊髄といったそれより下位がかかわる自動的な歩行制御機構は，意識しないでも歩行を続けられるような歩行制御にかかわっている。例えば，スマートフォンを操作しながら歩行を続けている際には，そのような神経機構が果たす役割が大きいと思われる。

　このような自動的な神経機構は脳幹にその中枢が存在することが知られている。動物実験では同部位に電気的刺激を加えると除脳された状態でも歩行が出現することが証明されている。除脳されているということは大脳皮質に上行する情報は途絶え，下行する情報も下位に伝わることがない状態である。そのような状態でありながら歩行が出現するということは歩行を制御する機構は随意的な制御を担う大脳皮質を中心とした神経機構のみならず，それより下位の神経機構によってもなされていることを証明するものである。脊髄にも脳幹同様に自動的な歩行制御にかかわる神経機構が存在することが知られている。Central Pattern Generator（CPG）とよばれ，完全脊髄損傷者においても特定の刺激を加えることにより下肢に歩行様の周期的運動や筋活動が出現することが報告されている。

Central Pattern Generator（CPG）

歩行開始に関与する神経機構として，視床下部歩行誘発野，中脳歩行誘発野，小脳歩行誘発野が存在し，これらの信号がCPGに到達して歩行が開始される。CPGはリズミカルで対称的な歩行パターンを形成し無意識かつ自動的な歩行を作り出す（「正常歩行の神経制御」の項（p.2）も参照）。

図1 歩行にかかわる神経機構

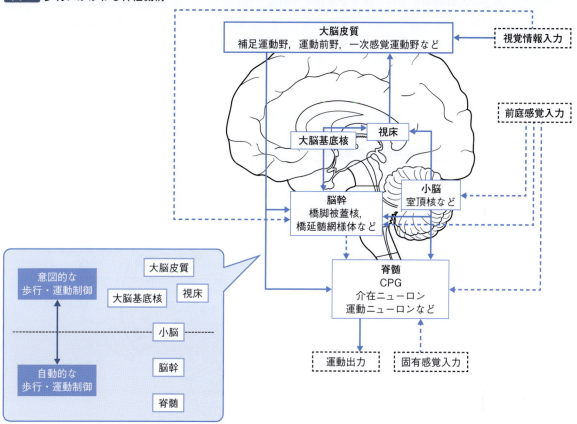

▶脳卒中片麻痺の背景（随意運動が障害されるメカニズム）

片麻痺の出現メカニズムについて述べる。ところで，片麻痺の評価にはBrunnstrom Recovery Stage（BRS）やStroke Impairment Assessment Set（SIAS）あるいはFugl-Meyer Motor Assessment Scaleなどの評価スケールが用いられているであろう。それらはいずれも随意運動を評価するものである。課題は上肢のBRS Ⅳの評価であれば肩の屈曲を要求するし，SIASの膝の評価であれば膝の伸展を要求する。このような「〇〇してください」と求める課題は随意的に運動を起こすよう要請している。

随意運動の経路は皮質脊髄路（錐体路）が主であり，一次運動野から下降し放線冠，内包後脚，中脳大脳脚，橋底部を通過し延髄錐体にて錐体交差した後に対側の脊髄前角細胞に至る神経線維で構成されている。この錐体路の損傷が脳卒中後の運動麻痺を引き起こすのである（図2）[7]。すなわち，この経路の損傷を的確に評価できれば運動麻痺の出現や回復可能性を脳画像情報から把握することが可能となる。

一方，随意的ではない運動とは，立位で右肩の屈曲を要請した際に，自分の意思で活動させるつもりがないが対側のハムストリングスが活動するような運動を指す。この反応は，右肩の屈曲が起こる以前に観察される[8]（図3）。このような活動は網様体脊髄路が制御しているとされ，

実際に脳幹網様体に投射する皮質網様体路が起こる補足運動野の皮質の興奮性を低下させるような介入（陰極経頭蓋直流電気刺激）をした場合，この反応が遅延することが報告されている[8]。すなわち，このような予測的な姿勢制御は随意運動を引き起こす経路とは別の経路による支配を受けている。そして，この網様体脊髄路は歩行中にも重要な役割を果たすことが知られている。

　一般に脳卒中後の片麻痺を呈する症例の多くはその病変がテント上病変であり，図1に示したような自動的な歩行に関連する領域は損傷を免れている。例えば，脳出血であれば，その頻度は被殻が最も高く，次いで視床が多く，2つの領域の出現率を合わせると70％に及ぶ。すなわち，われわれが臨床で担当することの多い典型的な片麻痺者の多くは，随意的な歩行に関連する部位が損傷する頻度が高く，自動的歩行に関連する領域の損傷は免れていることが多いということになる。

図2 皮質脊髄路（錐体路）の走行と片麻痺出現のメカニズムの概念図

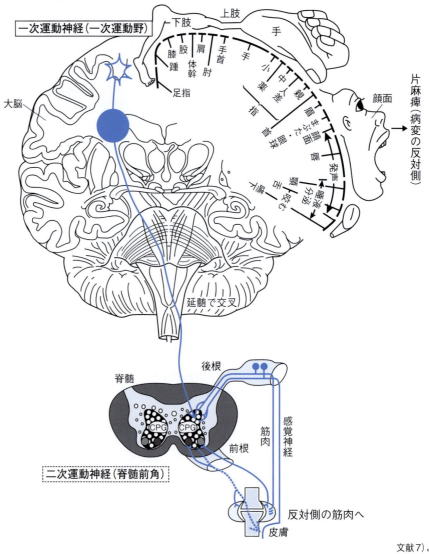

文献7）より引用

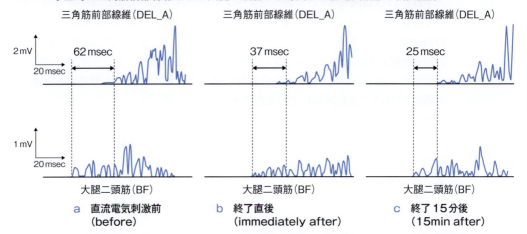

図3 補足運動野に対する陰極（抑制性）直流電気刺激前，終了直後，終了15分後における上肢急速挙上時に三角筋前部線維および大腿二頭筋から導出した筋電図波形の代表記録

主動作筋である三角筋前部線維に対する姿勢調節筋の大腿二頭筋の先行活動（先行する大腿二頭筋の筋活動開始から三角筋活動開始までの時間を引いた値）は，補足運動野に対する陰極直流電気刺激後に短縮した。

文献8)より引用

皮質脊髄路損傷と運動麻痺の関連

　脳の損傷領域の大きさ（出血や梗塞といった病変のボリューム）を指標として麻痺の重症度や予後を評価した場合，それほど高い予測精度は得られないが，皮質脊髄路の損傷程度を詳細に把握した場合は，高い精度で予測が可能である[9,10]ことが報告されている。すなわち，運動麻痺の出現や回復を予測するうえでは脳画像上で皮質脊髄路の損傷の有無を評価することが重要である。

装具療法のエビデンス

　脳卒中者を対象とした装具療法に関する報告は多く[11-20]，装具療法はエビデンスの確立されたリハビリテーションの一手段である。先行研究の概要を表6にまとめた。その一方で，長下肢装具（knee ankle foot orthosis：KAFO）に関する報告[20-22]は，短下肢装具（ankle foot orthosis：AFO）に関する報告[11-19]と比較するときわめて少ない。その背景にはKAFOを装着するような状態では介助なしでは歩行できないなど，研究をするうえでの制約が生じることが関与していると思われる。明確にKAFOの効果を検証した研究論文は筆者が渉猟した限り存在せず，総説がほとんどである[23-27]。

表6 短下肢装具の効果に関する主な論文

報告された効果	報告者
歩行速度・重複歩距離の増大	Burdett et al. 1988；Gök et al. 2003
酸素消費量の改善	Corcoran et al. 1970
立位バランスの改善	Mojica et al. 1988；Chen 1999
立脚時間左右比の対称性向上	Gök et al. 2003；Hesse et al. 1999；Mauritz 2002
歩行自立度の改善	Tyson & Thornton 2001
歩行安定性の改善	Abe et al. 2009
大腿四頭筋の筋活動向上	Hesse et al. 1999

Yamanakaら[20]はKAFOの適応や留意点について述べている(表7, 8)。また，KAFOを処方され，14日以内にAFOにカットダウンできた群，15日以降にカットダウンした群，カットダウンに至らなかった群の3群の機能的自立度評価法(Function Independence Measure：FIM)の改善度を報告している。表9にその結果を示した。当然の結果であるが，ΔFIM(最終FIM−初回FIM)はカットダウンに至らなかった群が低く，カットダウンに至った群が高い値を示した。最も高いΔFIMは15日以降にカットダウンに至った群であったが，この背景には初期のFIMの差異が関与しているだろう。

　筆者は"14日以内にカットダウン"した症例が存在するという事実に驚愕した。われわれは14日以内にカットダウンするような症例ならば，KAFOを作製する意義があまりなく，備品のKAFOを使用してその期間を乗り切り，KAFO作製を保留し，AFOの作製を検討したほうがよいのではないかと考えている。しかし，短期間でも積極的な立位歩行トレーニングが提供できるのであれば，早期にAFOに移行するような症例でも作製する価値が十分にあるのかもしれない[20, 23-27]。KAFO早期作製の有効性の真偽を調査する必要があろう。

表7　長下肢装具が推奨される症例

- 全身状態が安定し立位や歩行練習が可能となったが，弛緩性の麻痺により麻痺側膝関節と足関節の安定が図れない
- 麻痺側下肢が屈曲優位の共同運動を呈し膝伸展位を保てない
- 膝の異常運動(反張膝や過屈曲)を呈する

文献20)より改変引用

表8　長下肢装具の処方の際に考慮すべき事項

- 早期の運動麻痺の回復が予測できるか？
- 呼吸器や循環器系の問題を伴っていないか？
- 立位や歩行訓練に耐えられるのか？
- 指示を理解できる程度の高次脳機能障害であるか？
- 装具が患者および家族に受け入れられているか？

文献20)より改変引用

表9　長下肢装具からのカットダウンの可否とカットダウンの時期により分類した際のFIM改善度

	入院時FIM	退院時FIM	ΔFIM
A群(カットダウンまで14日以内)	69.0	106.7	37.7
B群(15日以降にカットダウン)	37.0	78.0	41.0
C群(カットダウン不可)	30.5	45.5	15.0

文献20)より引用

歩行トレーニングの実際

▶歩行を再建するうえで重要な要因

　KAFOが必要となるのは，足関節はもちろん，膝関節，さらには股関節も含めた下肢支持性の低下を示す症例であろう。そのような症例は随意運動が損なわれた状態であり，発揮できる筋力が低下している。麻痺側および非麻痺側の下肢筋力と歩行能力とは関連[28, 29]があり，特に麻痺側の筋力との関連が強い。それゆえ，運動機能の回復が最も急峻に起こるとされる脳卒中急性期における片麻痺例の歩行再建を考えるうえで，麻痺側下肢筋力を強化する視点が重要になると考えられる。

　片麻痺例でも麻痺側下肢の筋力強化は可能である。ただし，鍛える方法によっては筋力が向上してもabilityやparticipationレベルでの改善を示せていない[28]。神経再組織化を促すうえでは，①目的指向型の課題設定であること，②課題特異型の課題であること，③さまざまな環境下でのトレーニングを検討すること，そして④課題難易度を十分に考慮すること，これらの点に注意し，理学療法プログラムを立案する必要がある[30]。

能力低下と筋緊張の関連性

脳卒中片麻痺例に対する筋力強化に関しては，痙縮の増悪を懸念し，否定的な意見もいまだに散見されるようだが，痙縮は能力低下の原因になっておらず，筋力強化によって痙縮が増悪する根拠も不明である。脳卒中のリハビリテーションの戦略について記述された総説には「臨床家は能力低下の原因になっていないにもかかわらず増大した筋緊張を抑制しようと無駄な努力をしていたのかもしれない」という指摘もなされている[31]。

筋緊張の亢進を伴う重度片麻痺例に対する歩行トレーニング
－筋活動からみた歩行トレーニングの効果－

われわれは重度の片麻痺例で発症早期から足部筋緊張がきわめて亢進した若年脳卒中例（AVM摘出術後）を経験した[32,33]。足部を背屈させた際のModified Ashworth Scaleは3で腱反射も著明に亢進していた。重度の片麻痺（BRS：Ⅱ）と重度の感覚障害を伴い足関節背屈の他動関節可動域は0°であった。一般的に，下腿三頭筋の著しい筋緊張亢進例では底屈制限の継手を選択する。しかし，安静時の筋緊張の高さと動作時の筋緊張の高さは必ずしも一致しない[34]。われわれは本症例の動作時の筋緊張を評価するために表面筋電図を用いて歩行中の下腿三頭筋の筋緊張を評価した。

その結果，歩行時の筋緊張は静止時の筋緊張とは異なり，歩行中の下腿三頭筋はほとんど活動していないことがわかった。また，下腿三頭筋が本来活動すべき麻痺側立脚相においてほとんど活動がみられないことが確認された（図4）[32,33]。本症例に対し，Gait Solution足継手（足部が背屈フリーで底屈制動する）付きKAFOを用いて，積極的な立位・歩行トレーニングを行い，遊脚中の下腿三頭筋の異常亢進を引き起こすことなく麻痺側立脚相における筋活動の向上を図ることができた（図5）。また，徐々に進めた前型歩行トレーニングによって足部の関節可動域も拡大していった。

図4 著明な下腿三頭筋の筋緊張亢進を伴う重度片麻痺例の歩行時の筋電図（健常者との比較）

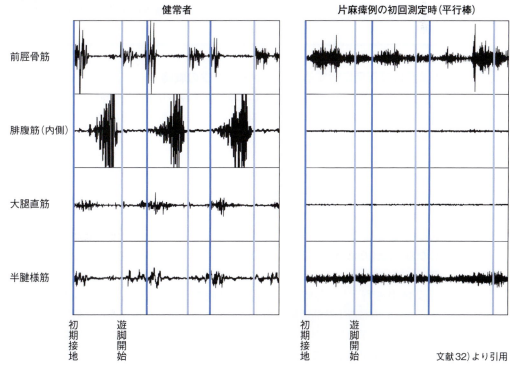

文献32）より引用

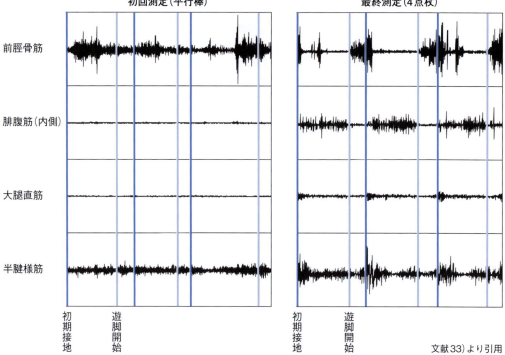

図5 著明な下腿三頭筋の筋緊張亢進を伴う重度片麻痺例へ積極的歩行トレーニングを実践した後の筋電図の変化

文献33)より引用

動作時と静止時の筋緊張の不一致

　動作時筋緊張と静止時筋緊張は必ずしも一致しない．Modified Ashworth Scaleなどによって評価される他動運動時の抵抗感がきわめて高い症例でも，動作時に筋力を発揮できていない．筋緊張が高い筋に筋力強化は不要と考え異常を抑制するような介入を選択しているとすれば，それは考え直すべきであろう．筋緊張が高いことと発揮できる筋力が高いことは別の問題である．痙縮筋であっても筋力低下があり歩行に影響を及ぼしていると判断されれば，筋力を強化するプログラムを立案して対応することを考慮すべきである．

▶重度片麻痺例に対する歩行トレーニングの戦略

　われわれは重度片麻痺症例に対する理学療法のあり方を模索するために，立位や歩行，歩行でも異なる様式の歩行を実施した際にどのような下肢筋活動の差異が生じるのかを複数例で検証した[33,35,36]．そのなかには随意運動はもちろんのこと，立位で麻痺側下肢荷重トレーニングを実践しても下肢筋活動がほとんど生じない症例も存在した．そのような症例でも，歩行を介助にて実践すると下肢筋活動が観察される症例が存在することを確認した（図6）[33,36]．また，歩行の様式を揃え型の3動作歩行から，前型の2動作歩行にした場合には，さらに麻痺側下肢筋活動が増大することを報告した（図7）．その変化は大殿筋や大腿筋膜張筋，腓腹筋で顕著であった（図8）．

　なお，3動作歩行から2動作歩行にした場合，増大する速度に伴い1歩行周期当たりの立脚時間は短縮していたにもかかわらず，積分筋電図による比較でも差が生じたことから，2動作歩行は3動作歩行よりも短時間で大きな筋活動を生み出したといえる．このような歩行様式の変化によって生じる下肢筋活動の変化の背景には，複雑な歩行の神経機構のうち，特に自動的な歩行制御機構が関与したものと考えており，荷重下で股関節の伸展屈曲運動が行える環境でトレーニングを実施することが重要ではないかと考えている．

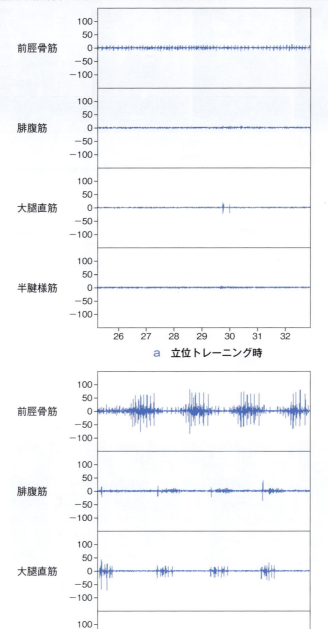

図6 重度片麻痺例の立位トレーニング実施時と歩行トレーニング実施時の筋活動の差異

図7 3動作揃え型歩行トレーニングと2動作前型介助歩行トレーニング時の下肢動作筋電図（1症例での比較）

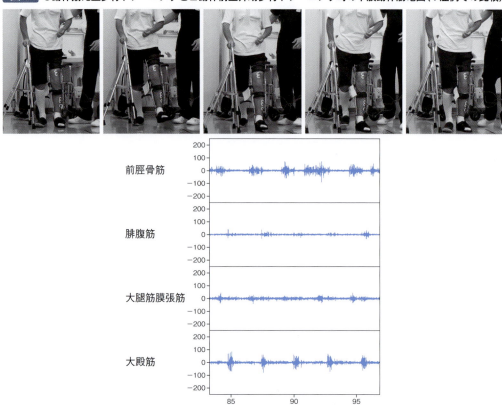

a　3動作歩行

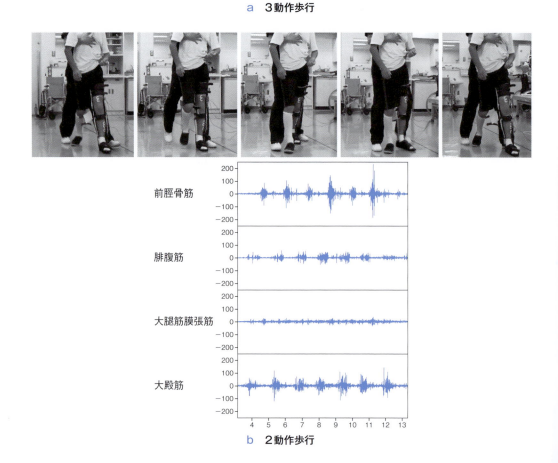

b　2動作歩行

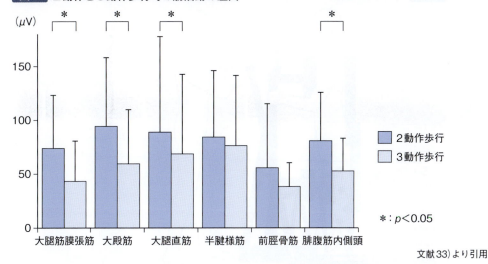

図8 2動作と3動作歩行時の筋活動の差異

＊：$p<0.05$

文献33）より引用

股関節の伸展屈曲運動の重要性

　完全脊髄損傷例の歩行にかかわる先行研究を概観すると，トレッドミル上に免荷した状態で立位を取り，下肢をモーターにて駆動するように設定して歩行様の運動をさせた際に，完全脊髄損傷例であっても歩行様の筋活動が出現することが報告[37]されている（「正常歩行の神経制御」の項の図5参照）。この研究では膝を伸展させた際と屈曲させた際との比較も行われているが，歩行様の筋活動は大きな変化がなかった。一方，荷重が完全に免荷された際には歩行様の下肢筋活動はみられなくなった。よって，股関節の伸展と屈曲の反復および下肢荷重が，完全脊髄損傷例の歩行様筋活動を引き出すうえで重要であると考えられている。

提供される他動運動の様式の差異によって生じる筋活動の差異

　Kawashimaら[38]は図9のような装置を設定して，異なる歩行様式で他動的に下肢の関節運動を提供した際の下肢筋活動の変化を調査した。完全脊髄損傷であるため膝関節が屈曲しないように固定されている。下肢には自重がかかる状況で，他動的に片側の下肢（股関節）を屈曲させ対側を伸展させる様式（図9b），片側のみ屈曲して対側は動かさない様式（図9c），非現実的だが両側の下肢を同時に屈曲・伸展させる様式（図9d）での下肢筋活動を比較している。片側下肢が屈曲し対側下肢が動かないような運動と，両側の下肢を同時に屈曲・伸展する運動の場合の筋活動に対して，片側の股関節を屈曲させ対側の股関節を伸展させた前型歩行様の運動を提供した場合に下肢筋活動が増大していることを明確に示している。

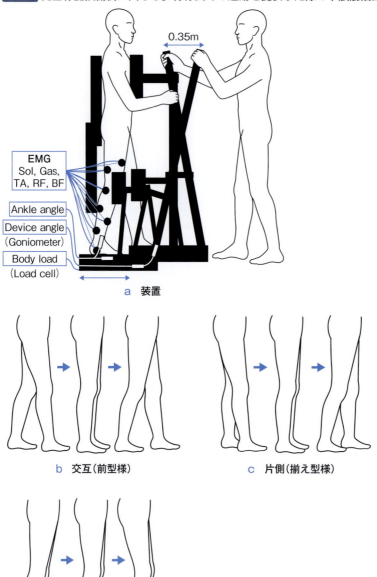

図9 完全脊髄損傷例に異なる歩行様式での運動を提供した際の下肢筋活動の変化

a 装置
b 交互(前型様)
c 片側(揃え型様)
d 同時(両足を前に出す)

文献38)より引用

▶重心の移動と床反力の通過部位を考慮した歩行トレーニングの戦略

　健常者の直線歩行において，床反力は膝関節中心を通過する(図10)[39]。そのため，直線連続歩行中には，それほど膝関節周りに強い筋力を発揮させる必要があるわけではない。大腿切断者の歩行と同様，大腿四頭筋がなくとも股関節の伸展筋力を使い，膝関節の中心に床反力を通過させる歩容が獲得できれば倒立振り子運動は成立すると思われる。連続的な倒立振り子運動がなされる場合，重心の移動は矢状面においてサインカーブを描く(図11)[39]。片麻痺例ではこのサインカーブが崩れ，(いったん上がった重心を効率的に下降させることができず)位置エネルギーを効率的に使用できなくなるという(図12)[39]。前方推進力を失った場合には股関

節外転筋力の低下に伴う側方分力の制御にさらなる負荷が生じる（側方に生じる分力を前方推進分力で減弱させることができない）ために側方への動揺は顕著となる。

このような観点から，重度片麻痺例の歩行においても床反力を膝関節の中心を通過させるように仕向けるべきであろうし，倒立振り子運動を再現できるように仕向けることを考慮すべきであろう。そのため，重度片麻痺で膝の制御が難しい症例では，装具によって膝関節を固定し，股関節の屈曲および伸展運動を十分に引き出し股関節の筋活動を誘発したい。この股関節の運動を導くためには足部は固定するわけにはいかず，あえて膝を固定し，足部を動かすという戦略を講じる（図13）。

図10 正常歩行

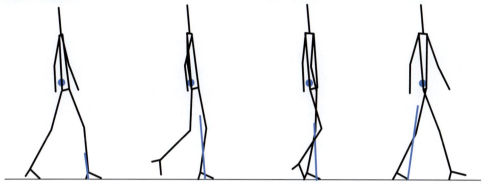

a　スティックピクチャーにて示した健常者の歩容と床反力

文献39）より引用

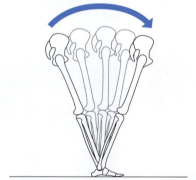

b　正常歩行にみられる倒立振り子運動の概略図

図11 健常歩行の重心移動（矢状面）　　　**図12** 片麻痺例の歩行時の重心移動（矢状面）

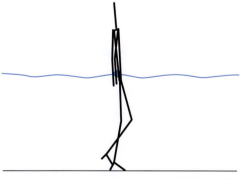 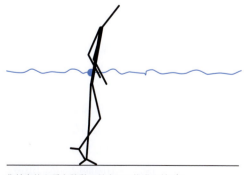

文献39）より引用

非効率的な重心移動は前方への推進を妨げる。
前方推進力の不足は側方へのswayを増強させる。

文献39）より引用

図13 膝を固定し足部を動かす戦略での歩行トレーニングの導入

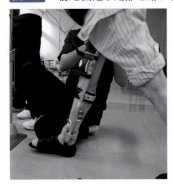
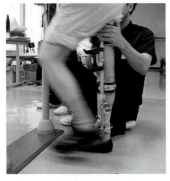
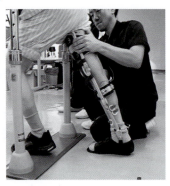

底屈・背屈制限によって生じうる問題点

　遊脚中の底屈を防止し，立脚期中の膝折れを防止する目的で底屈・背屈を制限する短下肢装具が多く用いられてきた．足部を固定した場合には踵接地後，ただちに全足底接地となるため急激な膝関節の屈曲が生じ，床反力は膝関節から離れ，背屈制限は足底接地後の下腿の前倒を阻害する．

　底屈・背屈制限により生じるこれらの問題を代償するため，片麻痺者は足底でスタンプするかのような歩容（図14）を選択することが多く，結果的に倒立振り子モデルのような重心移動のサインカーブは形成されない．

図14 足底でスタンプするかのような歩容

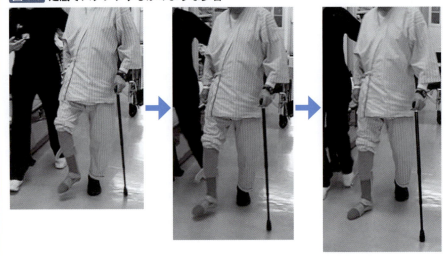

▶重度片麻痺例の歩行トレーニング時の肩関節の二次的損傷予防

　重度の片麻痺例の立位や歩行トレーニングに際しては，下肢のみならず上肢の麻痺にも配慮する必要がある．直接的な上肢の治療に関しては成書に譲るが，歩行トレーニングを行ううえで，重度上肢麻痺を伴う症例では，立位や歩行トレーニングを行うことに伴い，亜脱臼を呈した肩関節に二次的な損傷を引き起こす可能性があり，そのような不利益が生じることは極力避けるよう配慮しなければならないと考えている．

　当院では肩関節の二次的損傷の防止を主たる目的として，重度の片麻痺例の歩行や立位トレーニング時には肩装具を装着している．肩装具はOmo Neurexa（ON, Ottobock）を利用しているが，ON装着中の亜脱臼改善効果はHesseら[40, 41)]によりすでに報告されており，その有効性は疑う余地がない．興味深いことに，われわれはこのON装着による副次的な効果として，歩行

介助量の軽減を自覚している。この背景を探るため、3次元動作解析装置を用いて調査したところ、ON装着により麻痺側の上前腸骨棘高が麻痺側下肢遊脚期中に1cm程度上昇することを確認した[42]。われわれの自覚する歩行介助量の低下はまさに麻痺側遊脚相であり、自力での遊脚が困難である重度片麻痺例の歩行介助において、このような副次的効果を生み出していることは治療者と患者の双方にとって有益だと思われる。

短下肢装具への移行

▶KAFOからAFOへと移行するタイミング

吉尾[43]はAFOへ移行する際に、踵接地の確立を一つの指標とすべきであるとしており、このことは倒立振り子運動の再現および踵接地後の衝撃をロッカー機構により緩衝するシステムを効率よく利用するうえで妥当であると思われる。AFOへの移行が早すぎるとこれらが確立されず、KAFOを用いた倒立振り子運動を再教育した成果が生かされず、麻痺側立脚期に膝関節が過伸展となるextension thrust pattern（図15b）や麻痺側立脚期に膝関節が屈曲するbuckling knee pattern（図15a）が観察されること[44]はよくある事象である。

KAFOはAFOへ移行するための装具であり、その移行が早ければ早いほどよいというのはADLの自立度を早期から向上させるという視点で考えれば妥当であるが、膝関節が過伸展する、あるいは過屈曲する歩容となるのは効率的な歩行とはいえないかもしれない。足部の衝撃緩衝システムを適切に使用できるように導き、かつ床反力を膝関節の中心を通過させるように導く理学療法が重要ではないかと考えている。

▶KAFOからAFOへの移行の実際

実際、KAFOからAFOに移行した直後には、extension thrust patternやbuckling knee patternを呈する症例は少なくなく、KAFOで反復学習した歩容をAFOで再現するには段階的な誘導が必要であると考えている。われわれは初期の重度な状態であれば強固に固定し、その後、AFOへの移行を目指すが、急にカットダウンしても課題難易度が高すぎて新たな問題を呈するため、その中間的課題を設定するという流れを重要視している。

支持性が乏しい初期の段階では固定の不十分さが障壁となり十分な下肢荷重量を得ることができないことをしばしば体験するが、十分に固定性を得ると患者はその支持性を自覚し、下肢荷重量が増大してくる。このことはHesseらの論文のAFOで足部を固定することで逆に大腿直筋の筋活動が増えた[15]とする報告と機序が同じであろう。強固な固定を必要とする時期から、徐々に固定を柔軟なものへと移行させるわけだが、そのタイミングを鋭敏に検出するためには、KAFOの膝関節固定を頻回に解除して支持性が改善したかどうかをこまめに検出するよう取り組む姿勢が必要である。

図15 KAFOからAFOへと移行した後に起こりうる問題点とその後の変化

50歳代　男性
下肢BRS：Ⅲ

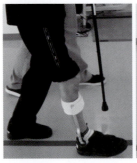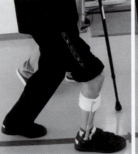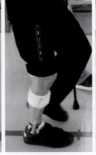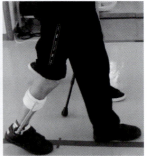

a　KAFOからAFOへの移行初期
（buckling knee pattern）

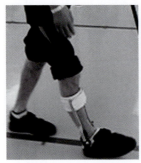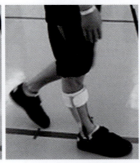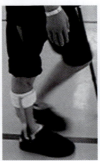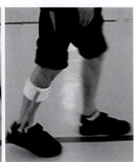

b　AFOへ移行した後の歩容の変化
（extension thrust pattern）

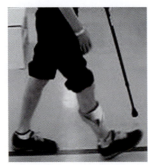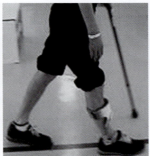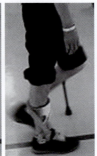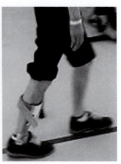

c　軟性膝装具を用いて衝撃緩衝システムの
再構築を目的としたトレーニング実施後

KAFOからAFOに移行したところ，膝関節の動揺が出現した症例に対して，衝撃緩衝システムの再構築を目的として，軟性膝装具とGS-AFOを利用した歩行トレーニングを実施し，膝関節の動揺が改善した。

文献44）より引用

　実際には，膝継手は簡便で安価なリングロックが使用されることが多いと思われるが，そのリングロックを外して，膝関節がどの程度荷重に対して応答し支持できるか，また，その際の筋活動を触診にて評価（可能なら表面筋電図にて評価）する（図16）。多少屈曲してでも初期にみられた急激な膝折れが消失して保持できるようになってきたら，リングロックを解除した屈曲フリーの状態とリングロックで固定した状態の2条件を併用することを検討する。ただし，改善がみられたとしても膝が屈曲するような状態では，屈曲を代償するように歩容を変更してくることが多く，課題として難しすぎるので，リングロックを解除した状態で，軟性の膝装具を装着させて膝の中間位保持を容易にできるよう工夫することがある。

現在は，semi-KAFOに移行できるタイプのKAFOがあり，当院でも利用する頻度が高い[33]。semi-KAFOについては，「回復期の歩行トレーニング」の項のp.137を参照されたい。

　当院ではKAFOまでは必要ないものの，遊脚終期での膝関節伸展が確立せず，踵接地が得られない症例や，立脚相での膝関節の動揺を呈する症例に対してAFOと軟性膝装具を用いた歩行トレーニングを実施している。

図16 リングロックを解除し，支持性と筋活動（筋電図）の確認

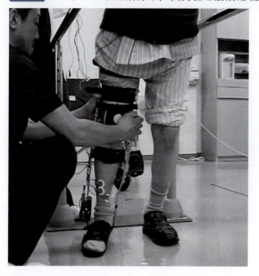

欠かすことのできない歩行中の股関節の評価
　KAFO装着時の股関節の支持性の評価も膝関節の固定を解除する一つの指標となる。股関節の動揺（後側方へのsway）が顕著な時期に膝関節の固定を解除しても，運動自由度が高すぎて課題難易度が上がりすぎ，結果的に下肢荷重量が減少するなど不利益が生じるため十分に評価しなければならない。重度の片麻痺例では，まずは膝関節を固定し，十分な荷重量を得て，大きくリズミカルな股関節屈曲伸展運動を提供し，股関節周囲筋および下腿三頭筋を賦活して，その後，膝関節の制御の獲得へと進めることを重要視している。

KAFOからAFOへ移行する際に注意すべきこと
　KAFOを装着して歩行トレーニングを実施している患者に十分な説明をしないで，AFOに移行した場合，患者はKAFOが必要な状態から脱却したと理解することが多い（理学療法士自身がそのように伝える場合もあるだろう）。そのように理解された場合，そこから再びKAFOに戻すことは患者の意欲を削ぐことになりかねず，容易ではない。KAFOの利点を十分に説明して，KAFOの使用が回復を遅らせる要因ではないこと，AFOへの安易な移行により膝関節に新たな問題が生じることがあり，そのような問題の解決に膝関節の固定が奏効することを理解してもらう必要があるだろう。

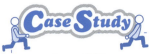

- ケース概要
  - 50歳代,男性
  - 診断名:脳梗塞(内頸動脈閉塞)
  - 現病歴:右上下肢脱力が出現して救急搬送され,保存的入院加療がなされた。
  - 既往歴:高血圧症
  - ニーズ:歩行の獲得

図17 発症当日のMRI(FLAIR像)所見

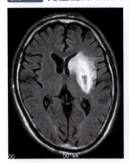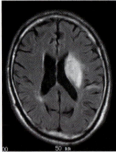

- 評価結果

JCS		0
下肢BRS		Ⅲ
感覚障害		表在・深部とも中等度鈍麻
高次脳機能障害		Broca's type aphasia
NIHSS		21点
SIAS	Hip-flexion test	2
	Knee-extension test	2
	Foot-pat test	1
	L/E muscle tone	1B
	L/E DTR	1B

- リハビリテーションの内容

図15に,KAFOからAFOへの移行に際して,一時的に軟性膝装具を使用することによって膝関節の動揺(extension thrust pattern, buckling knee pattern)が改善した症例の歩容を示した[44]。本症例は急性期からKAFOを使用した歩行トレーニングを実践してきたが,担当理学療法士が変更となったことを契機に早期のADL自立度の向上を優先して,AFOへ移行した症例である。

KAFOは膝を固定することが目的となるため,立ち上がりや移乗の際には自立度が向上せず,トイレでの下衣操作が行えなくなるなどの点で障壁になる。一方,短下肢装具は立ち上がりや移乗動作を妨げず,足関節の底屈や内反を防止する効果があり足部の安全性を補償して動作遂行を補助し,自立度の向上に貢献できるツールである。そのようなことを考えれば早期にAFOに移行することは妥当といえる。

しかし,前述のとおり,KAFOからAFOに安易に移行した場合,膝関節を中心とした問題は高い割合で出現する。そこで,出現した膝関節の問題を改善するために軟性膝装具を用いた歩行トレーニングとAFOでの歩行トレーニングを併用して,倒立振り子モデルの再構築を図った。そのトレーニングを2週間ほど行ったところ,AFOでの歩行トレーニングの継続ではなし得なかった膝関節の動揺が改善した。膝関節の動揺が改善した後は再びAFOでの歩行トレーニングを積極的に進め,AFO装着にて倒立振り子モデルを再現した歩容の獲得に至った。われわれは,このような課題難易度を調整したアプローチが重要だと考えている。

積極的前型歩行トレーニングの効果

われわれは前述したように股関節の屈曲伸展運動を十分な荷重下で提供することが重要ではないかと推察してきた。この推察が果たして正しいのか否かについて，検証を続けてきた。比較の対象は従来型の治療である"揃え型で杖を用いた3動作の歩容"である。われわれの興味は，いわば「教科書的なスタンダードな歩行トレーニング方法である3動作の杖を用いた揃え型の歩行で得られる筋活動を超える筋活動が，2動作前型の無杖歩行で得られるのか？」という点にある。もし，下肢筋活動の増大を目的として2動作前型無杖歩行トレーニングを行ったにもかかわらず，なんら筋活動が変わらないのであれば，従来の歩行トレーニングでもよいだろう。そのほうが理学療法士の負担も少なく，安全であろう。検証した結果を図8に示した。無杖での2動作前型介助歩行トレーニング時には3動作揃え型で杖を用いた監視下歩行時よりも股関節伸展外転筋および足関節底屈筋を中心として下肢筋活動が有意に増大することを確認した[33,35,36]。

長下肢装具を早期から作製することで期待できる効果

われわれは，KAFOを急性期病院で作製した患者と，身体機能や発症からの期間が酷似している症例で作製せずに転院した患者において，回復期リハビリテーション病棟転院後のFIMの歩行と階段の項目の継時的推移について調査した[45]。われわれが知りたかったことは，一時的に比較的高額の支払い（「装具療法の連携（生活期と行政）」(p.184)，「装具にかかわる行政の役割」(p.197)の項を参照）が必要となるKAFOを作製して理学療法を実施することが，その後の移動に関連する自立度になんらかのよい影響を及ぼしているのかという点である。すなわち，身体状況が酷似している症例で，KAFOを作製して理学療法を継続した症例と，急性期で作製せずに回復期へ移行して理学療法を継続した症例の継時的変化を比較して，なんら差がなければ，作製する意義は乏しく，備品で対応しても十分であると思われる。それを研究で明らかにしたかったのである。

われわれの仮説は，患者の身体に適応したKAFOを作製することで十分な支持性が得られ，歩行自立度が向上するタイミングがKAFO作製群では非作製群よりもやや早くなり，その一方で，長期的予後としては装具非作製群も十分なトレーニング量を得るために差がなくなるのではないかというものであった。結果は，歩行に関してはわれわれの予想したとおりのものであった（図18）。一方，階段昇降では，驚くべきことに，最終評価時の自立度に明らかな差異が現れた。すなわち，歩行における差異は中間評価時にのみみられ，KAFOを作製した群は非作製群より早期に歩行自立度が向上するのに対し，階段昇降では最終的な自立度そのものに差が生じるという衝撃的な結果であった（図19）。

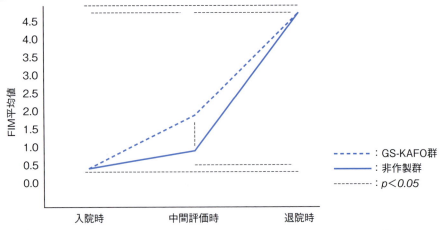

図18 FIM歩行項目の継時的な変化

GS-KAFO群は非作製群より早期にFIM歩行項目の改善が起こる。しかし，退院時においての差はない。

文献45）より引用

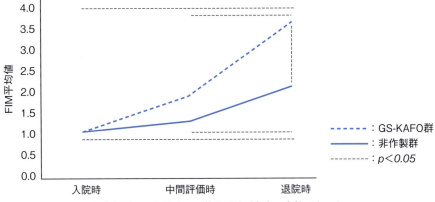

図19 FIM階段項目の継時的な変化

GS-KAFO群は非作製群より退院時FIM階段項目が有意に高値であった。

文献45）より引用

　しかし，この結果は，歩行自立度が改善する時期が早いことで説明できるかもしれない。つまり，早期に歩行自立度が上がれば，早い段階で次の目標を目指した理学療法が展開されるであろう。歩行が自立したならば階段昇降へとステップアップするのは自然なことのように思われる。特にKAFOの利点は高い支持性を得られることにある。この場合，早期から階段昇降にチャレンジできよう。一方で支持性が十分に得られない状況下での歩行トレーニングでは，階段昇降を治療プログラムとして積極的に取り入れるのは容易ではない。このような差異が階段昇降の自立度の最終的予後に差異が生じた要因であると推察している。

　身体状況が酷似していた装具作製群と非作製群の理学療法において，装具を活用した割合に非常に大きな差異があったことも申し添えたい。急性期病院でKAFOを作製した症例は，（急性期病院での入院期間が長く）急性期でカットダウンに至った1例以外は，全例，回復期病棟でもKAFOを使用したトレーニングがなされていた。一方，非作製群の20例中6例が急性期病院でKAFOを使用（複数の急性期病院から転院するため急性期病院間でも身体状況が同じにもかかわらず治療方針が異なるという問題も生じている）していたが，回復期病棟で備品のKAFOを使用していた症例は1例のみであった。身体機能がほとんど同じ（**表10**）なのに，実施する理学療法の内容が担当者によって大きく異なっているのは見過ごせない重大な問題では

ないのだろうか。この事実は理学療法士の装具療法への考え方の違いにより生じているのであろうか。だとすれば，それは早急に改善するよう取り組まなければならない課題であろう。

表10 長下肢装具作製群と非作製群の比較

	作製群（n＝8）	非作製群（n＝20）	
年齢	63.1±10.8	62.1±8.04	N.S.
性別（男性％）	75％	75％	N.S.
発症から回復期入院までの日数	40.8±7.2	44.0±10.8	N.S.
入院から中間評価までの期間	49.6±3.0	48.1±4.9	N.S.
回復期病棟入院期間	140.4±29.3	136.8±30.4	N.S.
初回下肢BRS	Ⅲ（Ⅱ-Ⅳ）	Ⅲ（Ⅱ-Ⅳ）	N.S.
最終下肢BRS	Ⅲ（Ⅱ-Ⅳ）	Ⅲ（Ⅱ-Ⅴ）	N.S.
初回FIM運動項目	31.0±13.6	27.8±12.2	N.S.
初回FIM認知項目	23.0±8.7	19.7±7.1	N.S.
初回FIM合計	54.0±19.9	47.5±18.0	N.S.
初回FIM歩行	1±0.0	1±0.0	N.S.
初回FIM階段	1±0.0	1±0.0	N.S.

文献45）より引用

終わりに

　急性期から行う積極的歩行トレーニングの概要と実際について述べた。歩行の神経機構を考慮した場合には自動的な歩行制御機構を利用した歩行トレーニングが有効である可能性があり，直線連続歩行トレーニングにおいては自動的な歩行制御機構を賦活することが期待できる2動作前型歩行トレーニングの実践も一考すべきであると思われる。この歩行トレーニングの実践がこれまでの歩行トレーニングではなし得なかった重度片麻痺例の歩行機能の改善にどれだけ有効であるか，これからさらなる検証を重ねる必要がある。

　最後に，重度片麻痺例の歩行の獲得は重要な課題の一つであるが，他の起居動作の獲得も大変重要な課題である。歩行のみならず起き上がりや移乗などのトレーニングも必要に応じ歩行トレーニングと併用して実施することは不可欠であり，それらの治療戦略は歩行獲得に向けた治療戦略と異なることを申し添えたい。幅広く問題点をとらえ，不足なく，片麻痺者にとって有益な理学療法が提供されることを願う。

◎文献
1) 小川　彰 ほか編：脳卒中治療ガイドライン2015, 協和企画, 2015.
2) 原　寛美：ブレイン・アタック－a state of the art－ 急性期リハビリテーション. 救急・集中治療, 15（12）: 1339-1347, 2003.
3) 橋本洋一郎 ほか：脳梗塞の病型診断と治療・リハビリテーション（実践脳卒中リハビリテーション）. MB Med Reha, 85: 34-46, 2007.
4) 土肥　豊：リスクとその対策. Medicina, 13: 1068-1069, 1976.
5) 中村　昭：脳卒中リハビリテーションにおける合併症のマネージメント－心疾患. 総合リハ, 21: 1027-1031, 1993.
6) 三原雅史 ほか：歩行機能の回復と大脳皮質運動関連領野の役割. PTジャーナル, 39（3）: 215-222, 2005.
7) 久保田　競 編著：学習と脳, サイエンス社, 2007.
8) 吉田翔太 ほか：補足運動野に対する経頭蓋直流電流陰極刺激が先行随伴性姿勢調節に及ぼす影響. 臨床神経生理学, 41（4）: 202-208, 2013.
9) Riley JD et al: Anatomy of stroke injury predicts gains from therapy. Stroke, 42（2）: 421-426, 2011.
10) Zhu LL et al: Lesion load of the corticospinal tract predicts motor impairment in chronic stroke. Stroke, 41（5）: 910-915, 2010.

11) Tyson SF et al：The effect of a hinged ankle foot orthosis on hemiplegic gait：objective measures and users' opinions. Clin Rehabil, 15(1): 53-58, 2001.
12) Chen CL et al：Anterior ankle-foot orthosis effects on postural stability in hemiplegic patients. Arch Phys Med Rehabil, 80(12): 1587-1592, 1999.
13) Corcoran PJ et al：Effects of plastic and metal leg braces on speed and energy cost of hemiparetic ambulation. Arch Phys Med Rehabil, 51(2): 69-77, 1970.
14) Gök H et al：Effects of ankle-foot orthoses on hemiparetic gait. Clin Rehabil, 17(2): 137-139, 2003.
15) Hesse S et al：Non-velocity-related effects of a rigid double-stopped ankle-foot orthosis on gait and lower limb muscle activity of hemiparetic subjects with an equinovarus deformity. Stroke, 30(9): 1855-1861, 1999.
16) Mojica JA et al：Effect of ankle-foot orthosis (AFO) on body sway and walking capacity of hemiparetic stroke patients. Tohoku J Exp Med, 156(4): 395-401, 1988.
17) Burdett RG et al：Gait comparison of subjects with hemiplegia walking unbraced, with ankle-foot orthosis, and with Air-Stirrup brace. Phys Ther, 68(8): 1197-1203, 1988.
18) Abe H et al：Improving gait stability in stroke hemiplegic patients with a plastic ankle-foot orthosis. Tohoku J Exp Med, 218(3): 193-199, 2009.
19) Mauritz KH：Gait training in hemiplegia. Eur J Neurol, 9(Suppl 1): 23-29, 2002.
20) Yamanaka T et al：Stroke rehabilitation and long leg brace. Top Stroke Rehabil, 11(3): 6-8, 2004.
21) Kakurai S et al：Clinical experiences with a convertible thermoplastic knee-ankle-foot orthosis for post-stroke hemiplegic patients. Prosthet Orthot Int, 20(3): 191-194, 1996.
22) Maeshima S et al：A comparison of knee-ankle-foot orthosis with either metal struts or an adjustable posterior struts in hemiplegic stroke patients. J Stroke Cerebrovasc Dis, 24(6)：1312-1316, 2015.
23) 石神重信：片麻痺患者への装具処方－急性期の処方の実際－．総合リハ，16(10): 765-771, 1988.
24) 鶴見隆正 ほか：片麻痺に対する早期下肢装具療法(成人中枢疾患：回復期運動療法による装具)．理学療法学，19(3): 219-222, 1992.
25) 石神重信 ほか：障害に応じた装具の処方と選択．臨床リハ，3(1): 15-20, 1994.
26) 大竹　朗 ほか：片麻痺に対する「治療用」装具と運動療法．PTジャーナル，28(5): 300-305, 1994.
27) 大竹　朗：脳卒中片麻痺患者における早期下肢装具の処方と適応．理学療法学，12(6): 444, 1985.
28) Bohannon RW：Muscle strength and muscle training after stroke. J Rehabil Med, 39(1): 14-20, 2007.
29) Suzuki K et al：Determinants of maximum walking speed in hemiparetic stroke patients. Tohoku J Exp Med, 162(4): 337-344, 1990.
30) 大畑光司：脳の損傷とその回復．15レクチャーシリーズ 理学療法テキスト 神経障害理学療法学Ⅰ（石川　朗 総編集），p.33-42, 中山書店, 2011.
31) Dobkin BH：Strategies for stroke rehabilitation. Lancet Neurol, 3(9): 528-536, 2004.
32) 辻本直秀, 阿部浩明 ほか：下肢筋緊張の著しい亢進がみられた重度片麻痺者における装具療法の一例－安静時筋緊張と動作時筋緊張の評価の重要性－．第18回宮城県理学療法士学術大会抄録集, p.28, 2014.
33) 阿部浩明, 大鹿糠徹 ほか：急性期から行う脳卒中重度片麻痺例に対する歩行トレーニング．理学療法の歩み，27(1): 17-27, 2016.
34) Ada L et al：Does spasticity contribute to walking dysfunction after stroke? J Neurol Neurosurg Psychiatry, 64(5): 628-635, 1998.
35) 大鹿糠徹, 阿部浩明 ほか：脳卒中重度片麻痺者に対する長下肢装具を使用した二動作背屈遊動前型無杖歩行練習と三動作背屈制限揃え型杖歩行練習が下肢筋活動に及ぼす影響．東北理学療法学，29(1): 20-27, 2017.
36) 阿部浩明：脳卒中患者に対する急性期の理学療法技術の検証．理学療法MOOK17 理学療法技術の再検証（福井　勉 ほか編），p.15-30, 三輪書店, 2015.
37) Dietz V et al：Locomotor activity in spinal man: significance of afferent input from joint and load receptors. Brain, 125(Pt 12): 2626-2634, 2002.
38) Kawashima N et al：Alternate leg movement amplifies locomotor-like muscle activity in spinal cord injured persons. J Neurophysiol, 93(2): 777-785, 2005.
39) 山本澄子 ほか：ボディダイナミクス入門　片麻痺者の歩行と短下肢装具，医歯薬出版, 2005.
40) Hesse S et al：A new orthosis for subluxed, flaccid shoulder after stroke facilitates gait symmetry: a preliminary study. J Rehabil Med, 45(7): 623-629, 2013.
41) Hesse S：Introduction of a new shoulder orthosis to treat shoulder pain (PS) in the severely affected arm in patients during early rehabilitation after stroke. Neuro Rehabil, 14(2)：89-92, 2008.
42) 大橋信義, 阿部浩明 ほか：上肢懸垂用肩関節装具の装着が重度上肢麻痺を呈する脳卒中片麻痺者の歩容に及ぼす影響．理学療法の歩み，29(1)：27-34, 2018.
43) 吉尾雅春：装具療法．脳卒中理学療法理論と技術（原　寛美, 吉尾雅春 編），メジカルビュー社, 2013.
44) 大崎恵美, 阿部浩明 ほか：KAFOからAFOへの移行後に膝関節の動揺がみられた症例に対して再度膝関節を固定したトレーニングを実施して歩容の改善を得た一経験．第4回脳血管障害への下肢装具カンファレンス2015論文集. 36-37, 2015.
45) 高島悠次, 阿部浩明：重度片麻痺例における急性期からの長下肢装具作製が歩行及び階段昇降の予後に及ぼす影響．日本義肢装具学会誌，34(1)：52-59, 2018.

Ⅲ 臨床での歩行トレーニング

② 回復期の歩行トレーニング

増田知子

- 回復期は神経ネットワークの再組織化が活発になる時期であり，運動機能に加えて神経機能の賦活も意図した歩行トレーニングを展開することが望まれる．
- 歩行の力学的特徴，神経機構，歩行に関与する関節運動のメカニズムを踏まえると，長下肢装具の活用が効率的な歩行の再学習に寄与することが期待される．
- 生活期への移行に向けて，歩行という運動を移動という行為に転換し維持していけるよう，トレーニングを適宜アレンジしていく必要がある．

▌ 回復期における情報収集のポイント

　回復期においては，可及的速やかに積極的な歩行トレーニングを開始することが望まれる．脳卒中発症後は，不活動や麻痺肢の不動・不使用により，中枢神経系・筋骨格系双方において廃用が進行するリスクが非常に高いためである．さらに，回復期リハビリテーション病棟においては，限られた入院日数のなかで歩行という運動を再獲得し，退院後それぞれの生活環境で獲得した能力が発揮できるよう，実践的練習や環境調整を行っていかなければならない．損傷された中枢神経系の再組織化が活発になるとされる回復期において[1]，積極的な運動による種々の刺激入力はその再組織化を促進することも期待できる．

　円滑にトレーニングのスタートを切るためには，急性期病院からの情報が不可欠である．早期に意思決定すべき事項として，①歩行トレーニング実施の目標・目的，②運動療法における歩行トレーニングの比重，③装具作製の必要性が挙げられる．まずは年齢，生活歴，合併症，栄養状態，急性期病院での活動性などの情報を得て，過不足ない運動負荷を設定することが必要である．多くの場合，回復期では急性期と比較してより長時間運動療法を実施することが可能となる．しかし，急性期を脱して間もない患者に急激により高い運動負荷を課すことはデコンディショニングにつながる危険性を含んでいる．

　また，急性期での運動麻痺の変化から，その後の回復について予測を立てることが必要である．脳卒中に起因する運動麻痺には，要因が異なる3つの回復ステージが存在するとされる[2,3]（図1）．回復期までの経過はその大部分が，残存する皮質脊髄路の興奮性が向上することにより運動麻痺が回復する1stステージに相当すると考えられる．この間に認めた回復，すなわち1stステージの帰結は後の2ndおよび3rdステージにも大きく影響を及ぼす．従って，急性期における運動麻痺の変化を知ることは，皮質脊髄路の障害の程度を推測し，回復期以降の麻痺の回復の可能性を予測する指標を得ることになる．

　これらの情報から，歩行に関してゴール設定，トレーニングの手法・充当する時間，下肢装具作製の必要性とその時期などを決定しトレーニングを実践していく．

図1 運動麻痺回復のステージ理論

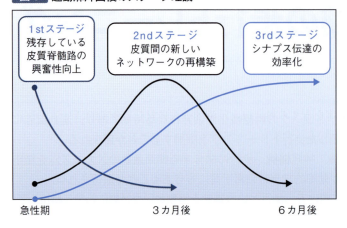

文献3)より一部改変引用

回復期における歩行に関するゴール設定

　筆者の勤務する病院において，歩行トレーニングの目的・目標は次の4つに大別される。

▶①日常の移動手段としての歩行能力の再獲得を目標とするケース

　脳画像や臨床所見から，歩行に必要な運動機能が残存しているか，または今後回復の見込みがあると判断でき，さらに本人の理解や意欲の下，十分な量のトレーニングが実施可能な場合が該当する。このケースは，初期に長下肢装具を活用しても将来的にカットダウンを経て短下肢装具へと移行する。そのため，長下肢装具を作製する際には，円滑にカットダウンを進められる，あるいはカットダウン後も活用できる仕様とする必要がある。

　「歩行トレーニングの方法」(p.123)で詳しく述べるが，歩行再建において，高い下肢随意性が必須ではない。歩行獲得には相応の運動機能とトレーニングの充実が必要である。ただし，随意運動が困難であればそれに応じた方法でトレーニングを展開することは十分可能であり，患者の運動麻痺が軽度の場合にのみ実用歩行獲得を目標とするのではない。

▶②動作の自立度向上のため，下肢を中心とした運動機能の改善を目標とするケース

　運動機能障害の程度や生活歴，併存疾患などから歩行を移動手段とすることが難しいと推測され，移乗に代表される下肢の支持を要する動作の自立度向上が目標となる場合が該当する。

　この場合，歩行トレーニングの目的は運動機能の向上に絞られる。そのため，目標とする動作に必要な機能を獲得するためにはどのような形態の歩行が適切かということを意識して行う必要がある。例えば，「麻痺側股関節周囲の固定性」や，「非麻痺側下肢への十分な荷重移動」のように，ターゲットを明確にして，そこに効果をもたらす介助や補助具の選定を行わなければならない。

▶③高次脳・認知機能障害などを有する場合に取り組みやすい運動課題として歩行を活用するケース

　失語や失行，失認などの高次脳機能障害や認知機能低下を呈する患者は，運動課題に対する主体的な取り組みが困難な場合が少なくない。歩行は自動的な要素を含み，またモチベーションが得られやすい運動の一つである。言語による詳細な手順の説明や道具の操作を最小限に留めることもできるため，運動療法における課題として有用である。

　当然，高次脳機能障害を有していても，移動手段となりうる歩行を獲得できる場合もある。

しかし，このような患者は情動の不安定さなどを併せもつことも多く，一定以上のトレーニング量・密度が保障されにくい．結果的に運動機能に対してやや低いゴール設定が妥当な場合もあることを認識したうえで，運動課題としての歩行をどのように導入するかを検討する必要がある．

▶④刺激入力による脳機能の賦活を目的として実施するケース

意識障害や重複障害を有する場合は，治療的介入に対して受動的にならざるを得ないことが問題となる．臨床場面においてこのような患者に対して提供できるのは，ベッド上での他動運動が中心となりやすい．しかし，それが意識障害に対して有効に作用する刺激とならないことは，多くの臨床家が経験するところであろう．

意識には，志向的意識や自己認識なども含まれるが，その根幹をなすのは生物的意識，つまり覚醒である[4]．覚醒は脳幹網様体により制御されている．網様体へ感覚刺激を入力し覚醒を促進するため，歩行を導入する．抗重力位である立位をとることは刺激入力と同時に末梢の廃用進行予防にも有効であると考えられる．

網様体の構造と役割

網様体には，有髄神経線維の網目に包まれた神経細胞が散在している．下行性には，大脳皮質から両側性に皮質網様体路の線維を受ける．上行性には，脊髄から中心被蓋路を通り視床髄板内核に向かう線維を受ける．髄板内核は大脳皮質へ広く投射するため，この上行路からの刺激入力は意識の水準を上げて覚醒を促すことが期待される[5]．

歩行トレーニングの方法

前述のような，さまざまな目的のための歩行トレーニングには，それぞれのゴールに応じたアレンジが必須である．しかし①〜④のケースに共通して，導入においてより難易度が低く取り組みやすい形態の歩行を運動課題として提供することが，円滑な進行につながる場合が多い．

課題難易度が低い歩行の形態の一つとして，セラピストの介助下で行う「2動作前型歩行」が挙げられる．解剖学，運動力学，神経学的に，より自動的（automatic）なシステムを利用できるためである．その根拠を要素別に述べる．

▶長下肢装具の活用
●股関節の構造とシステムの利用

歩行には直立二足の維持が不可欠である．直立二足のためには股関節，すなわち寛骨と大腿骨が一直線上に位置するアライメントでの支持が望ましい．

寛骨大腿関節の前面には大腰筋腱が走行している．大腰筋は第12胸椎椎体・第1〜5腰椎椎体および横突起を起始，大腿骨小転子を停止とする．すなわち体幹と下肢とにまたがる筋である．直立位では，股関節の伸展に従って大腿骨頭は大腰筋腱を押し伸ばしながら臼蓋の前方へと突出していく（図2）．大腿骨頭の圧迫により大腰筋は張力を生じ，体幹が後方へ倒れることを防ぐ．股関節が中間位から伸展位，つまり下肢がより直立に近いアライメントで荷重すれば，自動的に体幹も直立を保ちやすくなるのである．

随意的な筋活動が得られにくい片麻痺者にとって，このように反射的，自動的に筋収縮が得られるシステムを利用することは，効率のよい運動学習につながることが期待できる．そのためにはまず下肢が直立したアライメントを保障する必要があり，長下肢装具の活用が有効である．

図2 大腿骨頭の運動による大腰筋張力発生のメカニズム

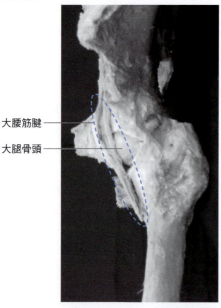
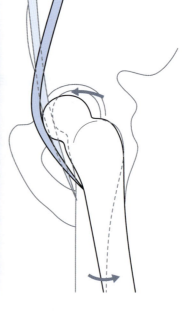

大腰筋腱
大腿骨頭

文献6)より引用

寛骨大腿関節の特徴

寛骨大腿関節の関節面には摩擦係数が非常に小さい関節軟骨、さらには滑液が介在し、高い潤滑効果をもたらしている。このことと球形である大腿骨頭の形状との相乗効果により、関節面の適合性が高まり荷重の局所集中が起こらないことから、広い可動域を有し、かつ高い荷重負荷に耐えうる関節となっている。しかし、それは同時に同関節がその構成体のみで動的安定性を保つことが難しいことを意味する。特に、直立二足に不可欠な寛骨大腿関節前面の固定には大腰筋の筋活動を必要とする。

●歩行中のエネルギー変換

以前から、歩行の力学的なパラダイムは「倒立振り子モデル（inverted pendulum）」として説明されてきた。立脚期における身体重心の移動は、その加速や位置の上昇によって運動エネルギーと位置エネルギーとの変換を生じさせるが、結果として全体のエネルギー（運動エネルギーと位置エネルギーの和）は保存される（図3）。このような力学的特徴により歩行は効率的な移動を成立させている。このエネルギーのロスを抑えて前進するには、初期接地時に倒立振り子を振るために十分な初速を保って立脚期に移行することと、単脚支持期に身体重心を上昇させて位置エネルギーを増加させることが必要である[7]。このような歩行を実現するためには、トレーニングにおいてもある程度の歩行速度を保つよう意識することが必要である。長下肢装具の膝継手をロックして膝関節を伸展位に保持することで、踵接地後に生じる下腿の前傾に追随して大腿や骨盤は前方へ推進される。つまり、単脚支持期に身体重心が上昇しやすくなる。従って、長下肢装具を装着することにより、余分な筋活動を必要としない本来の力学的特徴を備えた歩行運動を再現し、その学習が可能となることが期待される。

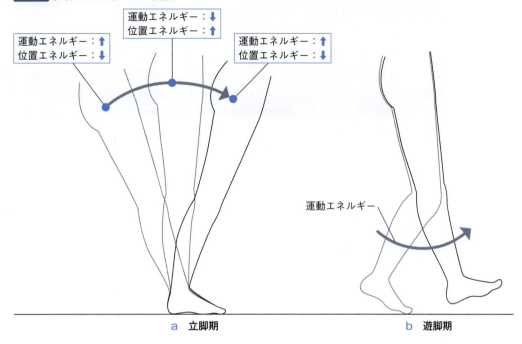

図3 歩行中のエネルギー変換

a 立脚期　　　b 遊脚期

▶2動作前型歩行の誘導
●歩行にかかわる神経機構

　随意的な運動調節が困難な脳卒中片麻痺者において，大脳皮質の関与が必須であるとされる随意的な歩行より，脳幹以下の制御を利用した自動的な歩行[8]が，初期には取り組みやすい課題となりうる。

　脊髄に存在し，歩行のリズムやパターンを生成する神経機構であるCPG（central pattern generator）による歩行の制御においては，感覚情報が重要な役割を果たしている[9]。伸筋，屈筋それぞれへの指令を司る介在ニューロン群は相互に抑制性の結合をもち，屈曲−伸展の交互運動を生成する。その活動には荷重と，運動に伴う筋紡錘からの入力，特に股関節の運動による感覚情報が大きく影響する[10]。従って，十分な荷重とともに股関節の屈曲−伸展運動が行われる2動作前型歩行が，歩行の自動的な神経制御を生かしやすい形態であると考える。

　歩行中は，大脳皮質による制御が優位となることを回避するため，身体各部位をどのように動かすかといった教示を数多く患者に与えることは控えるべきであろう。前型歩行が誘導しにくい場合は，「（麻痺側の）反対側の足を大きく出すように」「（麻痺側下肢を）反対側の足が追い越すように」という口頭指示で麻痺側立脚期の股関節伸展を促すことが可能である。歩行開始前に，麻痺側で支持し，非麻痺側下肢で適当な歩幅にあたる距離においたターゲットをまたぐステップ練習を行うことも有効である。

> **歩行における速度と神経制御の階層との関係性**
>
> 　健常者では歩行を続けると一次感覚運動野の活動が低下する傾向があり，特に速度が速い場合に顕著である。歩行可能な脳卒中片麻痺者のトレッドミル歩行においても，同様に大脳皮質の活動の速度依存性が認められている。このことは，歩行速度の向上に伴って歩行制御におけるCPGの役割が相対的に増加し，歩行がより下位の神経機構の制御へと推移することを示唆している[11,12]。片麻痺者の歩行トレーニングにおいても，姿勢保持が可能な範囲で速度を速めて行うことで，歩行運動の自動化を促すことが期待される。

▶補助具を使用しない後方介助歩行

●運動課題の難易度調整と半球間抑制増強の回避

　運動を再学習する過程では，学習の進行に応じて適切な運動課題が提供されるべきである。課題の選択においては，難易度と転移性が特に重要である。杖などの歩行補助具の使用は，下肢の支持性を補い安定性の向上をもたらす。しかし，補助具を使用した歩行は，下肢の運動と補助具操作という二重課題の遂行でもあり，結果的に難易度の高い課題となりうる。発症前に杖の使用経験がない場合や，種々の高次脳機能障害を有する場合はなおさらである。

　また，補助具を使用するにあたって，非麻痺側上肢を積極的に使用することは避けられないが，それによって非損傷側半球が活性化され，損傷側半球への抑制が増強する可能性も考えられる。

　長下肢装具装着下での麻痺側下肢への荷重や歩行は，運動機能の回復ばかりでなく，積極的な感覚刺激入力による損傷側半球の賦活をも意図するものである。その賦活を阻害することのないよう，可能な範囲で歩行補助具の使用を控える。ただし，歩行を生活上の移動手段とすることが目標である場合，麻痺側下肢の支持性やバランス能力を補償するため最終的に補助具を必要とすることが多い。実用的な歩行を獲得する段階にさしかかれば，補助具の操作による歩行運動自体への影響を評価しながら，杖歩行などのトレーニングへと転換していく。

●後方介助の利点

　片麻痺者は麻痺側立脚期に骨盤帯が後退した股関節屈曲位の画一的な支持となりやすく，体幹の保持や麻痺側下肢の振り出しにも介助を要することが多い。望ましいアライメントを保ちながら一定以上の速度での前進を介助するには，さまざまな工夫が必要である。

　股関節の積極的な屈曲-伸展の交互運動により歩行の自動的抑制を促進し，大腰筋の伸張による張力を利用しながらエネルギー効率のよい歩行を実現するためには，患者の後方から密着してアライメントを整えながら前進する，「後方介助」が合理的である。介助者が患者の後方に位置することで，骨盤の後傾・回旋や体幹前傾を介助者の体幹を用いて効率よく修正することができ，かつ介助者自身の歩行中の前方推進力をそのまま伝達して活用することができる。各相におけるアライメントを意識しながら介助を行うと，図4のように健常歩行に近似したアライメントを再現することが可能である。

図4 健常歩行と長下肢装具装着下の介助歩行のアライメント比較

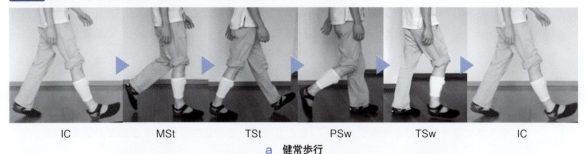

a 健常歩行

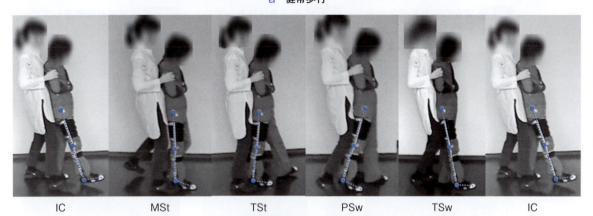

b 長下肢装具装着下の介助歩行

IC：initial contact（初期接地），MSt：mid stance（立脚中期），TSt：terminal stance（立脚終期），
PSw：pre-swing（前遊脚期），TSw：terminal swing（遊脚終期）

文献13）より引用

長下肢装具装着者の歩行介助における注意点

　長下肢装具の膝継手を伸展位にロックして歩行すると，double knee actionが得られないことから，トウクリアランスの低下や機能的脚長差が生じやすい。そのため，患者は体幹側屈や下肢分回しなどによってそれらを解消しようとすることが多い。このような代償動作の出現をできる限り抑えるようなハンドリングを行う必要がある。装具に介助者が操作するためのループやハンドルを取り付けることも，効率的なハンドリングを行うための一策である[14]）。

▶歩行トレーニングにおけるリスク管理

　これまでに述べた歩行トレーニングの方法に関して，最も懸念されるのは転倒リスクである。効果の追求は安全性が確保されていることが前提であり，トレーニング方法は転倒なく実施できることを優先して選択されるべきである。

　長下肢装具装着下で後方介助歩行を行う場合，患者と介助者の体格のマッチングには配慮すべきである。やむを得ず身長差が大きい患者の歩行を介助する場合は，転倒リスクを減じる対策を加える必要がある。

　体幹の固定性が乏しくハンドリングのみでは良好なアライメントが保持できない場合は，操作の努力を必要としない補助具や支持物を利用するのもよい。昇降式ベッドを前腕で支持する，点滴スタンドを利用する，あるいは前方にもう1人介助者が立ち，患者の両前腕を把持するように介助する，などの方法が考えられる。常に2人のセラピストで介助する手厚い体制の確保は困難であることも予測される。この場合，介助量によっては前方の介助者を家族に依頼するのもよい。家族がトレーニングに参加することは，患者のモチベーションや家族の効力感につながることも期待できる（図5）。

また，意識障害を有する患者では非麻痺側の支持も確実ではないため，運動麻痺の有無や程度にかかわらず長下肢装具を両側に装着することを検討する。この場合，非麻痺側は意識障害の改善とともに支持性が向上することが期待でき，かつ装具の適合が大きく影響しない。よって，オーダーメイド装具の作製は麻痺側のみで，非麻痺側は備品装具の使用で十分であることも多い。

　さらに注意が必要なのは，歩行中の振動，衝撃などによる組織損傷である。重度の弛緩性麻痺で肩関節に亜脱臼が生じている場合，頸部の保持が困難な場合などは，それぞれ肩装具（図6）やスタビライザー付き頸椎装具（図7）なども活用して積極的に保護することが望ましい。

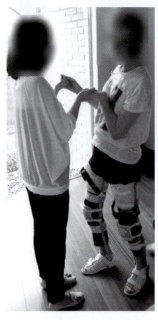

図5　家族の協力を得ながらの歩行トレーニング

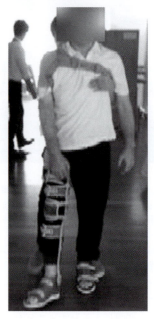

図6　肩装具を装着しての介助歩行

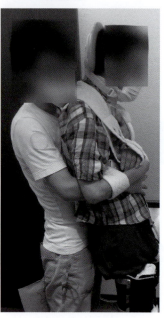

図7　頸椎装具を装着しての介助歩行

▶長下肢装具の先の展開

●随意的歩行への転換

　導入においては，補助具を使用せずセラピストが密着して介助を行っていた歩行も，徐々に患者自身による制御を促していくことになる。そのため，補助具の使用，ハンドリングによる介助の低減，歩行形態の変更などを行っていく。この時期は，速度やリズム重視の自動的な歩行から，より随意的な歩行への転換期であるともいえる。

①補助具の使用

　片麻痺者の歩行においては，麻痺側下肢支持性やバランスを補うためになんらかの補助具を必要とする場合がほとんどである。その多くは杖であり，生活のなかで歩行を実用するためには，杖を用いた歩行のトレーニングを行っていかなければならない。その開始は，歩行中に別の課題を遂行でき，かつそれによって歩行が大きく影響を受けない，などの事象が確認できる時期が目安となる。

②ハンドリングによる介助の低減

　長下肢装具装着中の歩行介助は，装具によって保障されない股関節周囲に対するハンドリング，特に骨盤帯の十分な前方推進が中核をなす。従って，逆に，歩行中の骨盤帯の前方推進が

ある程度患者自身によって行えるようになれば，ハンドリングによる介助は低減させていく。その際にはセラピストの主観的評価のみならず，機器による計測結果も一助となる（Case Study参照）。

③歩行形態の変更

運動麻痺が重度で，一定以上の麻痺側股関節周囲の固定性改善が見込みにくい場合，円背や下肢の屈曲拘縮など不可逆的可動域制限で歩行中に股関節が伸展位に達しにくい場合などは，より歩幅は小さく，揃え型に近い歩容を最終目標とするため，その範囲での姿勢制御を促すようにトレーニングをシフトしていく。

いずれの変更も，ある時点で完全に切り替えるのではなく，それまでの自動的歩行と随意的歩行のトレーニングとを併行して実施しながら，徐々に随意的歩行の割合を増していくのが円滑な移行のために有効な方法であろう。

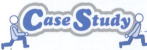

50歳代女性・右被殻出血（図8）。Brunnstrom Stage下肢Ⅱ，発症より約3週後に当院転入院となった。当時は端座位保持も困難であったが，2週後には長下肢装具装着下で上肢の支持があれば静的立位保持が可能となった。図9は発症より5週後のGait Judge System（パシフィックサプライ社製）による歩行計測の結果である。長下肢装具装着下での後方介助歩行であり，底屈制動モーメント，足関節角度とも十分な振幅を保った周期性のある波形を示した。確実な踵接地と一定の歩幅の確保，リズムの維持，足関節の底背屈運動がなされていることがうかがわれる。画像でみるアライメントも良好である。しかし，表面筋電図によれば，測定筋（大腿直筋・半腱様筋・前脛骨筋・腓腹筋）の筋活動はいずれも微弱である。

発症から9週経過したころより，骨盤帯前方推進に対する介助量が軽減している印象があり，4脚杖を使用してセラピストによる介助を減じた歩行トレーニングを試行した（図10）。しかし，麻痺側立脚期の骨盤帯後退，足関節運動範囲の狭小化やばらつきを認めた。表面筋電図上，患者自身の随意的な歩行の制御により筋活動が増大している様子もなかった。従って，この時点では，杖を使用してより随意的な歩行制御を求めても，筋活動は増大せず，各相において適当なアライメントを保つことが困難であると判断し，介助歩行を主体として杖歩行を部分的に取り入れたトレーニングを継続することとした。

図8 症例（50歳代女性・右被殻出血）のCT画像

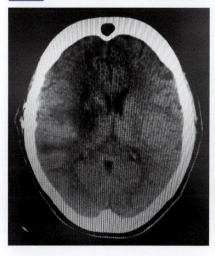
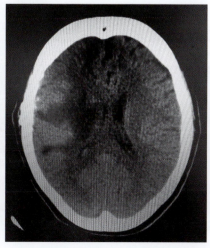

1週後に再評価を行うと，4脚杖歩行でも前回より骨盤帯を前方へ推進できており，前脛骨筋と腓腹筋においてそれぞれ遊脚期，立脚中〜後期での規則的な筋活動の出現を認めた．さらにセミ長下肢装具（p.137）へとカットダウンしても同様の波形を示したため，4脚杖の導入とカットダウンを進めた（図11）．

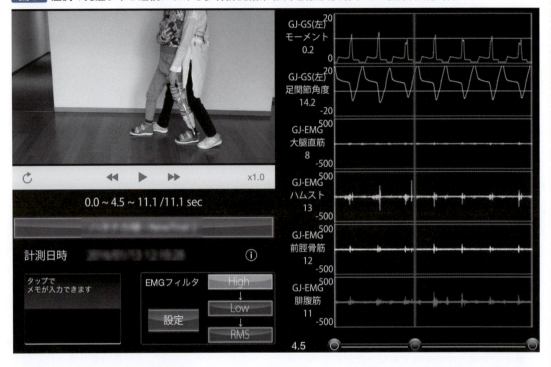

図9 症例の発症より5週後における歩行計測結果（長下肢装具装着下での後方介助歩行）

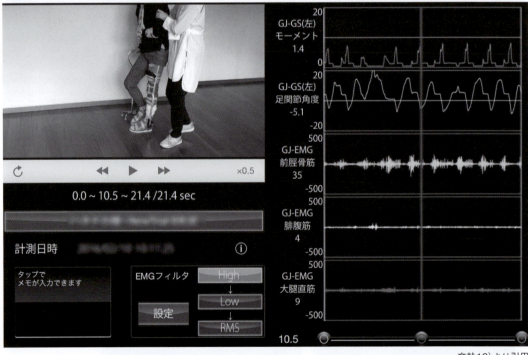

図10 症例の4脚杖歩行（初回評価時）

文献13）より引用

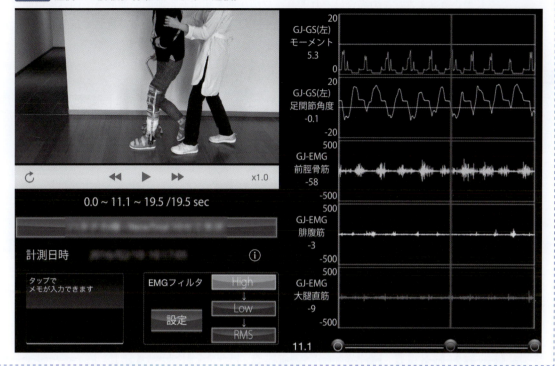

図11 症例の4脚杖歩行（図10より1週後）

表面筋電図の波形処理

　表面筋電図の波形は，その処理の方法によって読み取れる情報が異なる．計測時にその場で確認できる生波形からは，大まかな筋活動の大きさを推測したり，筋活動のタイミングを判断したりすることが可能である．しかし，筋力との相関をみるためには正規化などの波形処理を行う必要があり，生波形の振幅の大きさ＝発揮筋力の大きさではないことを理解したうえで評価に活用しなければならない．

●短下肢装具歩行における歩容の問題への介入

　カットダウンを経て短下肢装具での歩行を開始すると，膝伸展スラスト（extension thrust pattern），歩行周期全体にわたる膝屈曲の維持（stiff knee pattern），立脚期の過剰な膝屈曲（buckling knee pattern）など[15]，膝関節の運動を主徴とする歩容の異常によく遭遇する．これらの歩容を呈する片麻痺者6名と健常者22名との歩行中の表面筋電図計測を行った．健常者と片麻痺者（異常歩容である上記3パターン）の歩行時の筋電図波形の一例を図12に示す．片麻痺者において，パターンによる筋電図波形の明確な違いは確認されなかった．片麻痺者と健常者の波形を比較すると，片麻痺者ではより相形成の明瞭性・規則性やピークの再現性が乏しかった．短下肢装具で歩行可能な運動機能が比較的高い片麻痺者の歩容には，筋収縮または弛緩のタイミングも影響を及ぼすことが推測された．歩行中に膝ロッキングを呈する場合や膝屈曲位を維持し踵接地が困難な場合などは，筋収縮のタイミングに着目した介入が有効である可能性がある．これにはハンドリングによる介入が困難であり，各種歩行支援機器（図13）の活用も試みる価値があると考える．

　extension thrust patternやbuckling knee patternを呈するケースに下腿の傾斜の方向を特に強調してコントロールを促すために，図14のような坂道歩行が有効な場合もある．

　立脚後期に股関節が外旋し，十分な背屈角度に達して下腿三頭筋の腱が伸張される以前に足

底全体が離地する，あるいは下腿三頭筋の筋活動自体が不十分でpush-offが生じないケースにもよく遭遇する．この場合はそれぞれ，立脚後期を想定した股関節伸展位で内外旋中間位を保持し，踵のみを離地させる練習（図15）や，段差で前足部のみ接地荷重して足関節を最大背屈位とし，そこから底屈運動を行う練習（図16）などでpush-offを促す効果がみられる．

図12 健常者および片麻痺者の歩行時の筋電図波形例

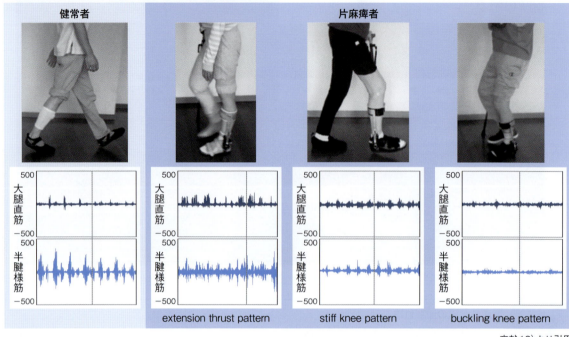

文献13）より引用

図13 各種の歩行支援機器

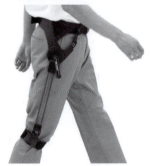

ACSIVE（今仙技術研究所）

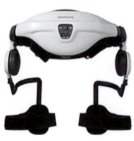

Honda歩行アシスト（本田技研工業）

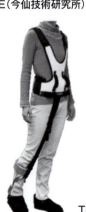

T-support（川村義肢）

図14 坂道を利用した歩行トレーニング

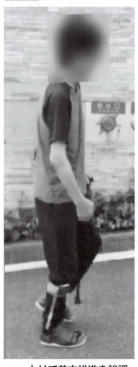

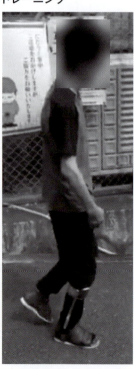

a 上りで前方推進を強調　　b 下りで下腿の過度な前傾を制御

図15 股関節伸展位での踵離地の練習

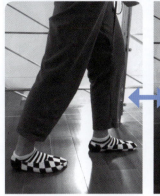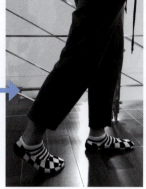

図16 最大背屈位からの底屈運動

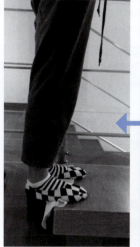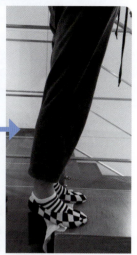

歩行中の下腿三頭筋収縮

立脚期の腓腹筋の収縮様式は等尺性収縮に近く，背屈時の伸張は主に腱で賄われていることが報告されている[16]。従って，腱に蓄積された弾性エネルギーが前遊脚期における底屈，すなわちセカンドピークを生じさせるのであり，そのためには立脚後期での十分な背屈と下腿三頭筋の筋活動が必要である。

装具の作製

▶装具作製の判断基準

長下肢装具の早期からの活用は，歩行トレーニングの質・量の向上や，歩行を運動課題として導入できる患者層の拡大に寄与すると考えられる。

筆者の病院では下肢装具作製時の納期が1週間であるため，コストパフォーマンスを考慮し，長下肢装具の使用期間が納期に加えて2週間以上に及ぶと予測した場合には，速やかに作製を検討している。長下肢装具の適応となるのは原則として，麻痺側下肢の支持性が乏しく膝関節の固定が必要なケースである。さらに，一応の支持は可能であるが歩行中の膝関節のコントロールが不十分なケースも含む。つまり，歩行各相における足関節と股関節の位置関係が健常歩行のそれから逸脱し，膝関節が過度な屈曲位あるいは伸展位を呈する場合が検討の対象となる。下肢の運動機能が比較的高くても，それゆえに代償的な固定が可能な患者は，立脚期を通して股関節・膝関節屈曲位である画一的な支持・固定の方略が定着しやすい。このことは，歩行の効率や応用性の向上を妨げたり，過剰な緊張状態や筋活動の不均衡から可動域制限を生じさせたりする危険性がある。最終的に裸足歩行が可能と見込まれるケースであっても，能力を適正に伸ばしていくためには良好なアライメントで十分な量の運動を経験することが必要である。

使用期間が2週間未満であれば備品装具を用い，短下肢装具の段階で再度作製の検討を行う。主にトレーニングを効果的・効率的に行うために用いられる長下肢装具に対し，歩行機能を補完し生活の補助として使用する可能性が高い短下肢装具は[17]，使用する環境や場面，装用感，着脱方法，外観なども含めた検討が必要である。

臨床における客観的な歩行評価

近年は，歩行中の関節角度や表面筋電図を比較的簡便に計測できる機器が普及しつつある。また，スマートフォンやタブレット端末を用いて動画を撮影すれば，歩容の確認はもちろんのこと，画像処理ソフトを用いて任意の点の間の角度を計測したり，移動の軌跡を描出したりすることも可能である。装具の作製やトレーニング方法の適否の判断には，このようなツールによる評価も有効である。

▶ゴールに応じた装具の選択

装具作製の際には，長下肢装具・短下肢装具の別，材質，継手，付属品などの決定が必要である。

●長下肢装具か短下肢装具かの判断

長下肢装具を選択する場合の判断基準については，先に述べたとおりである。近年作製される長下肢装具は，近位部を取りはずして短下肢装具としても使用できるハイブリッド仕様であることも多い。このような装具の作製時に，短下肢装具として使用するときの条件，例えば室内での装着に適すること，靴が履けることなどを重視して短下肢装具部分の材質や形状を選択すると，歩行獲得までの間のトレーニングで装具に求められる固定性や制御能力が損なわれる場合もある。トレーニングと生活での使用，それぞれにおける必要条件を1本の装具で両立させることは困難である。長下肢装具の段階ではトレーニングでの使用に特化したものを作製し，それを短下肢装具として使用する段階で生活における使用に十分適応しなければ，2本目の装具の作製を検討すべきである。

●材質

下肢装具に用いられる代表的な材質としては，次の3種類が挙げられる。

①金属支柱（皮革カフ）

固定性や耐久性は良好だが，重さが問題となりやすい。しかし，長下肢装具で特に立脚期に重点的に介入する段階では，優れた固定性を有する金属支柱が最も有力な選択肢となる。

②プラスチック

軽量で装用感がよいが，可撓性が高く耐久性も金属支柱には及ばない。従って，速度を保った2動作前型歩行を行う際の長下肢装具の材質として選択すると，固定性の不足や破損などの問題を生じる可能性がある。振り出しには有利であり，長時間の装着による負担感も比較的少ないため，生活で使用する短下肢装具の材質としてはよい選択となりうる。

③カーボン支柱

軽さと強固な固定性を兼ね備えるが，高価である。活動性が比較的高い患者の短下肢装具に用いられることが多い。

●継手

（1）足継手

「回復期における歩行に関するゴール設定」（p.122）で提示した①移動手段としての歩行再獲得を目標とするケース，②下肢を中心とした運動機能の改善を目標とするケースにおいては，足継手は固定せず，足関節の底背屈と連動した股関節の屈曲・伸展を促すことで股関節周囲の固定性の向上を図る。Gait Solution（図17a）は油圧による底屈制動機能を有し，踵接地後の下腿前傾を誘導する。また底背屈を制限しない。長下肢装具にGait Solutionを採用し，膝継手をロックして用いる場合は，この下腿前傾によって大腿部も前方への推進力を得る。前型歩行

でのトレーニングに有用であるため，①，②のケースによく用いられる．ただし，②のケースはトレーニングの進行に従って，立位の安定性により重点を置くため，ダブルクレンザック（図17b）を対側に採用しておき，底背屈を制限する場合もある．カットダウン後，短下肢装具を再作製する場合には，①ではGait Solutionか，フットクリアランス確保や膝ロッキング抑制のために底屈制限が必要であればタマラック（図17c）を選択する．

③高次脳・認知機能障害などを有するケース，④脳機能の賦活を目的とするケースにおいては，装具に求められる条件が立位の安定と下肢への十分な荷重であるため，底背屈制限が可能なダブルクレンザックが妥当である．

(2) 膝継手

筆者の病院では，膝関節に伸展制限があればダイヤルロック（図18a）を，そのほかではリングロック（図18b）を選択している．SPEX（図18c）など，より細かな調節が可能な膝継手は，長下肢装具の使用期間とコストを考慮して採用する必要がある．

図17 装具の足継手

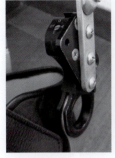
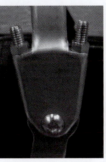
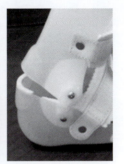

a　Gait Solution　　b　ダブルクレンザック　　c　タマラック

図18 装具の膝継手

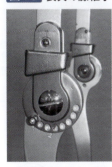
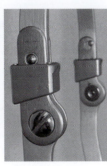
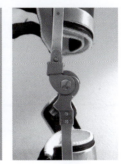

a　ダイヤルロック　　b　リングロック　　c　SPEX

●付属品

確実に膝伸展位を保持するためのニーパッドや足部の内反・外反を抑える各種ストラップの追加も，良好なアライメントの実現には有効である．

▶装具の適合と介助スキルが歩行に及ぼす影響

長下肢装具使用の大きな目的の一つである良好なアライメントの確立は，装具の良好な適合が得られて初めて実現する．備品の評価用装具と採寸・適合させたオーダーメイドの装具とでは，装着時のアライメントが明らかに異なることも少なくない．

このアライメントの差が歩行にどのように影響するか，介助者のスキルと併せて検証した一例を図19，20に示す．長下肢装具2種（オーダーメイド装具・備品装具）と介助者2名（介助

歩行に習熟したPT・未熟なPT）をそれぞれ組み合わせた4パターンの歩行について，Gait Judge Systemを用いて装具装着肢の底屈制動モーメント，股関節・足関節角度の計測を行った。使用した2種の装具は同種の継手を採用しており，同一の設定にて使用したにもかかわらず，底屈制動モーメントや関節角度には大きな差が生じており，単に長下肢装具を使用するのみでは歩行の質が担保されないことが示唆された。長下肢装具はより適合性の高いものを用いるように，また加えて適切な介助を提供するように努める必要がある。オーダーメイド装具の作製が困難なケースに備えて，モジュール式長下肢装具を備品として導入することも，適合性向上のために有効である[17]）。

図19 同一患者の介助歩行における装具2種と介助者スキルの差によるアライメントの違い

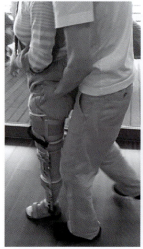 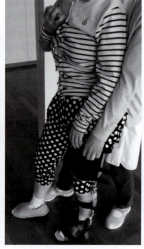 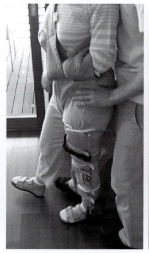 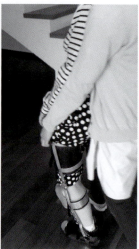

| オーダーメイド装具＋習熟したPT | 備品装具＋未熟なPT | オーダーメイド装具＋習熟したPT | 備品装具＋未熟なPT |

a　立脚中期　　　　　　　　　　　　　b　踵離地直前

図20 装具・介助者の違いによる歩行中の底屈制動モーメントおよび関節角度の比較

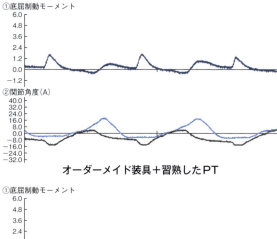 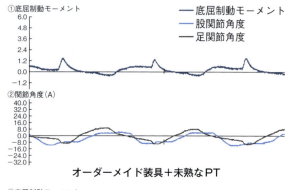

オーダーメイド装具＋習熟したPT　　　　　　オーダーメイド装具＋未熟なPT

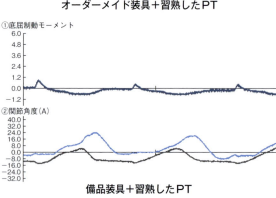 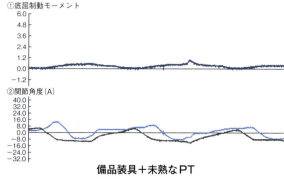

備品装具＋習熟したPT　　　　　　　　　　備品装具＋未熟なPT

▶カットダウンを見越した装具の工夫

　長下肢装具を使用して，股関節周囲が適切に固定できるようになれば，短下肢装具へのカットダウンを検討する．この段階では，膝継手による制御がなくなることで下腿と大腿の連動性は著しく低下し，膝関節の運動を主徴とする歩容の問題が生じやすい．カットダウンを円滑に進めるためには，細かくステップを刻んだプロセスが必要となる．

　現状では，カットダウンに関して明確な基準は存在しない．そもそもカットダウン可否の判断は質的評価を基になされており，定量的な判断基準を定めることは妥当とは言い難い．さらに片麻痺者の歩行能力は，直線的にではなく若干の上下を繰り返しながら段階的に向上するものであり，短下肢装具で良好なアライメントを保てる場合と長下肢装具が必要な場合とが混在する時期がある．ゆえに試行錯誤の繰り返しとなる．すなわち長下肢装具と短下肢装具を併用しながら徐々に短下肢装具使用の割合を増やしていくような移行期間を設けることが最も確実なカットダウンの方法であろう．

　このような移行期間を含めて活用可能な装具が，図21に示すセパレートカフ式長下肢装具である[18]．①長下肢装具と短下肢装具の中間の支持性，固定性を有する仕様にできる，②カットダウンする，元に戻すという双方向への変更が可能である，③臨床の場で長下肢装具と短下肢装具の間の一連の着脱が可能である，という3つの特徴があり，円滑なカットダウンに寄与することが期待される．大腿近位カフはドライバーのみで簡便に着脱が可能であり，着脱作業のために装具の使用が制限されることもない．長下肢装具から大腿近位カフをはずした状態（セミ長下肢装具），短下肢装具と段階的に変化させて使用できる，また，歩容の著しい崩れなど問題が生じた場合には，一時的に元の仕様に戻すことも可能であるという大きな利点をもつ装具である．

図21 セパレートカフ式長下肢装具の概要

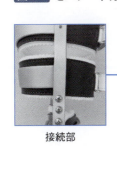
接続部

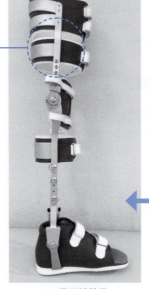
a　長下肢装具

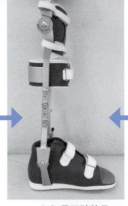
a　セミ長下肢装具

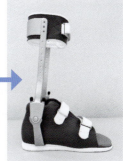
c　短下肢装具

セミ長下肢装具の活用

　セパレートカフ式長下肢装具のもう1つの大きな利点は，大腿近位カフをはずしてセミ長下肢装具として日常的に装着が可能なことである．麻痺側下肢に関節症性変化が生じている場合などは，脳卒中発症後の筋緊張低下により関節固定性が低下し，荷重時痛が生じやすくなる．また，すでに靱帯の弛みなどが生じていると，麻痺側下肢による支持獲得の大きな阻害因子となる．非麻痺側に関節症がある場合も，トレーニングの過程で非麻痺側に依存的に荷重が集中して痛みが増強し，全体としての支持性が大きく損なわれる危険性がある．このようなケースに対しては，麻痺の程度にかかわらず，あえて短下肢装具までのカットダウンを実行せず，継手や支柱による膝関節の制御および保護と，ADL，特に排泄動作に影響しない形状とを両立できるセミ長下肢装具を日常的に使用することが勧められる（図22）．

図22 変形性膝関節症を有する片麻痺者のアライメントの違い

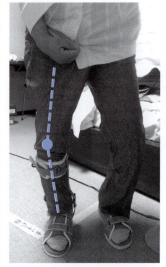
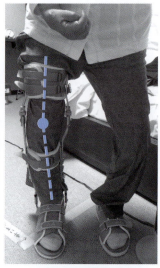

　a　短下肢装具装着時　　　b　セミ長下肢装具装着時

移動手段としての歩行の確立

　歩行を，獲得した運動から移動のための手段へとしていくためには，歩行量の増進や環境への適応が重要である．これらを促すには，病棟での歩行実用が不可欠である．病棟での歩行開始は，日常の移動方法の変更であると同時に歩行トレーニングの一環でもある．その開始判断は，日常的に患者の歩行場面に立ち会う理学療法士が主導して進めるべきであると考える．

　病棟の環境ではさまざまな注意を要求されるため，そのなかでの歩行は大いに随意的な制御を必要とする．長下肢装具が必要な段階では，介助スキルによっても歩行が大きく影響を受けることが予想される．一方で，その段階では自動化を意識した形態の歩行トレーニングを実施している場合が多い．多職種が介助者となりうる病棟で，運動療法中と異なる形態の歩行を要求されることは患者の混乱を招き，セラピストが行う歩行トレーニングと病棟での歩行の双方によって得られるはずのメリットが相殺される危険性を含む．さらに，長下肢装具は長時間の装着による患者の負担が大きく，また排泄を代表とするADLの妨げになる場合も生じる．必然的に歩行機会ごとに着脱することになるが，装着の介助は習熟が必要であるうえにある程度の時間も要し，着脱回数が増えることもまた患者，介助者双方にとっての負担につながる．

　以上の理由から，長下肢装具装着下での歩行トレーニング実施中は，安易に病棟での歩行を開始すべきでないと考える．歩行中の杖の使用が可能となり，ハンドリングによる介助をほぼ

要さない，つまり介助者のスキルによって歩行が大きく左右されない状態を待って開始の判断をするのが妥当であろう．

生活期への移行に向けた準備

回復期病院入院中に再獲得した歩行は，決して永続的に定着するものではない．回復期での歩行トレーニングは，運動としての歩行を再学習し，それを日常の移動という行為へ転換していくものである．歩行トレーニングの導入時には，歩行の自動化がトレーニングの要素の一つであるが，実際の生活のなかでの歩行は，開始と停止，方向転換，障害物回避，同時課題の遂行という随意的要素を豊富に含む．歩行する環境や目的の変化に応じて，歩容や歩行量も変化し，身体機能の変化につながる．ゆえに，トレーニングの転換時期を見誤って漫然と長下肢装具を使用した介助歩行を継続したり，入院中の生活様式，歩行の状態が維持されることを前提として装具を選定したりすることは，後に歩行そのものを困難にする危険性を有する．

▶①歩行する環境の整備

転倒や過度の努力による歩行の非対称性増強などを予防するため，段差や摩擦の解消などについて助言を行う．

▶②自主トレーニングやケア方法の指導

日常的に歩行するだけでは維持できないと予測できる運動機能があれば，自主トレーニングを指導する．特に注意が必要なのは，入院中は前型歩行であったが，自宅環境で直進距離が短くなったことで揃え型歩行へと歩容が変化し，背屈の機会が減少して背屈制限が進行するケースである．制限が生じにくい装具の選択に加えて，本人や家族へのストレッチングの指導なども有効であると考える．

浮腫が高度になったり，装具が正しく装着できず胼胝などを生じたりするケースもある．これらに備えてケア方法の指導も必要だが，同時にこのような徴候があれば専門職に相談するように伝え，異常の早期発見につながる教育を行っておくことが望ましい．

▶③適切な装具の準備

回復期病院の退院時には，入院中の整ったコンディションを基準にした，できる限り簡素な装具が準備される場合がある．しかし，その後在宅生活を送るなかで増強した動作時筋緊張による内反や尖足を抑えるため，可動性を犠牲にして堅固な形状へと装具の作り替えを余儀なくされるケースが数多く存在する[19]．また，底屈を制限しない装具は下腿の後傾を許すため，結果として骨盤帯の後退傾向につながり，歩行効率が低下するおそれがある．生じうる変化を予測し，それを制御可能な固定性，機能を有する装具を提供しなければならない．

屋外の歩行では，凹凸のある路面へ対応するため，屋内以上に内外反固定性やフットクリアランスが求められる．この場合は図23のように，トレーニングに使用していた装具の金属支柱を市販の靴に付け替える改造なども積極的に提案したい．

このように退院後の生活環境・生活様式を熟慮し，そのなかで維持していける歩行を身に付けるために必要なトレーニングを常に模索し続けなければならない．回復期の歩行トレーニングは，歩行という運動のみならず，長きにわたって安全・安楽に自分の足で移動できる方策を与えるものでなければならない．

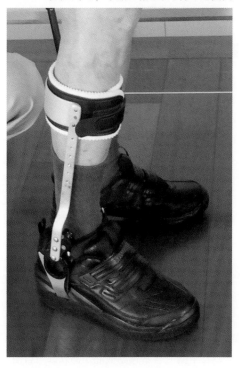

図23 金属支柱付き短下肢装具の足部覆いを取りはずし，市販の靴を取り付けた装具

◎文献

1) Taub E et al：New treatments in neurorehabilitation founded on basic research. Nat Rev Neurosci, 3(3)：228-236, 2002.
2) Swayne OBC et al：Stages of motor output reorganization after hemispheric stroke suggested by longitudinal studies of cortical physiology. Cerebral Cortex, 18(8)：1902-1922, 2008.
3) 原　寛美：脳卒中運動麻痺回復可塑性理論とステージ理論に依拠したリハビリテーション．脳神経外科ジャーナル, 21(7)：516-526, 2012.
4) 苧阪直行：意識．脳神経科学(伊藤正男 監), p.771-779, 三輪書店, 2003.
5) 渡辺雅彦：脳のシステム．改訂第2版 脳卒中理学療法の理論と技術, p.25-72, メジカルビュー社, 2016.
6) 吉尾雅春：装具療法．改訂第2版 脳卒中理学療法の理論と技術, p.311, メジカルビュー社, 2016.
7) 大畑光司：Gait Solution付短下肢装具による脳卒中片麻痺の運動療法とその効果．理学療法ジャーナル, 45(3)：217-224, 2011.
8) 土屋和雄 ほか編著：シリーズ移動知 第2巻 身体適応―歩行運動の神経機構とシステムモデル, p.44-51, オーム社, 2010.
9) 河島則天：歩行運動における脊髄神経回路の役割．国立障害者リハビリテーションセンター紀要, (30)：9-14, 2009.
10) Pearson KG：Proprioceptive regulation of locomotion. Curr Opin Neurobiol, 5(6)：786-791, 1995.
11) 三原雅史 ほか：歩行機能の回復と大脳皮質運動関連領野の役割．理学療法ジャーナル, 39(3)：215-222, 2005.
12) Suzuki M et al：Prefrontal and premotor cortices are involved in adapting walking and running speed on the treadmill: an optical imaging study. Neuroimage, 23(3)：1020-1026, 2004.
13) 増田知子：歩行を目的とした下肢装具の適応と運動療法への活用．極める！ 脳卒中リハビリテーション必須スキル(吉尾雅春 総監), p.48-78, gene, 2016.
14) 増田知子：回復期脳卒中理学療法のクリニカルリーズニング－装具の活用と運動療法－．理学療法ジャーナル, 46(6)：502-510, 2012.
15) De Quervain et al：Gait pattern in the early recovery period after stroke. J Bone Joint Surg Am, 78(10), 1506-1514, 1996.
16) Fukunaga T et al：In vivo behavior of human muscle tendon during walking. Proc Biol Sci, 268(1464)：229-233, 2001.
17) 大畑光司：歩行支援機器の現状と未来．理学療法ジャーナル, 49(10)：883-888, 2015.
18) 増田知子：脳卒中片麻痺患者における装具療法の進め方―セパレートカフ式長下肢装具の活用―．日本義肢装具学会誌, 29(1)：22-27, 2013.
19) 久米亮一 ほか：脳卒中片麻痺者に対する治療用装具から更生用装具への移行時に，装具構成要素の変更に影響を与える因子について．第31回日本義肢装具学会学術大会講演集：143, 2015.
20) 山本澄子 ほか：ボディダイナミクス入門　片麻痺者の歩行と短下肢装具, p.64-79, 医歯薬出版, 2005.
21) Perry J：Gait Analysis, Normal and Pathological Function, Slack, New Gersey, 1992.

Ⅲ 臨床での歩行トレーニング

3 生活期（歩行可能例）の歩行トレーニング

芝崎 淳

- 生活期の介護を必要とする片麻痺者は多数存在する。
- その歩行機能の維持・向上のために果たす理学療法士の役割は大きい。
- これまでに明らかにされてきた片麻痺者の歩行トレーニングの原理に基づき理学療法を行うことで生活期片麻痺者の歩行機能は改善が可能となる。
- 経験した症例の経過に基づいて生活期片麻痺者の歩行トレーニングの実際と効果を提示する。

生活期における脳卒中リハビリテーション

昨今，「急性期・回復期のリハビリテーション（以下，リハ）は医療保険で，生活期のリハは介護保険で行う」という形が主流となりつつある。全国で介護認定を受けた人の数は2013年度で583.8万人にのぼる[1]。介護が必要になった原因をみてみると，「脳血管疾患（脳卒中）」が約22％と最も多い[2]（図1）。また，要介護度別にみた介護が必要になった主な原因の構成割合では，要介護度が重度になるほど，脳卒中の割合が増している[2]（図2）。つまり，脳卒中は発病に伴う後遺症から日常生活動作（ADL），手段的日常生活動作（IADL）の制限が生じやすく，介護が必要になるケースが非常に多い。また，認知症，衰弱，骨折・転倒，関節疾患といった老年期症候群とは違い，発症の年代が幅広く，障害を有し長期にわたり生活する対象者も多い。従って，生活期における脳卒中片麻痺者に対して，身体機能・活動の維持・向上のため理学療法士の果たす役割は大きい。

図1 介護が必要になった原因

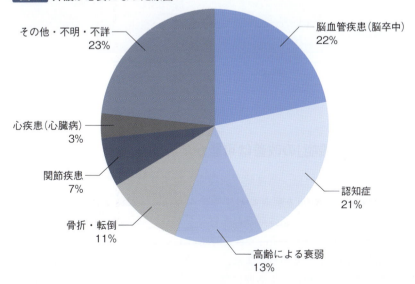

文献2）を参考に作成

図2 要介護度別にみた介護が必要となった主な原因の構成割合

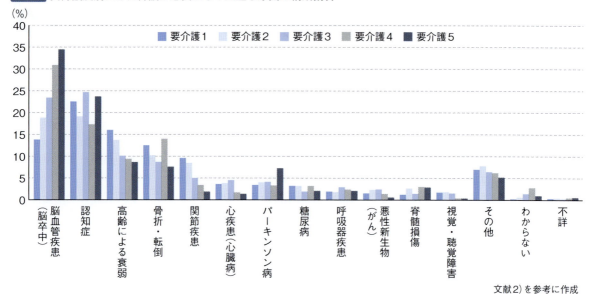

文献2)を参考に作成

歩行能力再獲得の重要性

脳卒中リハにおいて歩行能力の再獲得は最も重要な目標の一つであり，歩行速度の速い者ほど生活範囲が拡大する[3]（図3）。歩行機能の維持，改善がADL，IADLに影響を及ぼす。

図3 歩行速度とADL・IADLとの関係

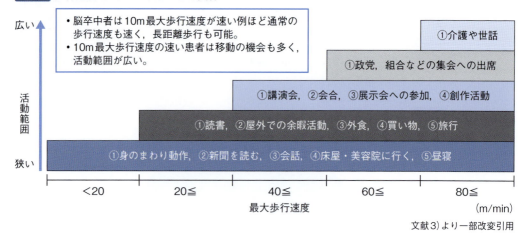

文献3)より一部改変引用

生活期に「身体機能」の改善は可能か？

一般に脳卒中リハの流れは，急性期，回復期，生活期に分けられる。各期のリハの役割を図4に示す[4]。急性期の重症度が軽症から中等症であれば，急性期リハから速やかに回復期リハに移行する。重症であれば，急性期リハを行いながら，病状が落ち着いた段階で回復期リハに移行する。従って，最も回復が期待できる時期に十分な量のリハを受けることができない場合，身体機能の改善が滞ることもある。また，その改善は提供されるリハの量だけではなく，リハの質にも影響されることから，生活期に移行するケースが，その身体機能や能力を十分に高められた状態にあるかどうかは疑問が残る。改善の余地を有する対象者が含まれているはずである。

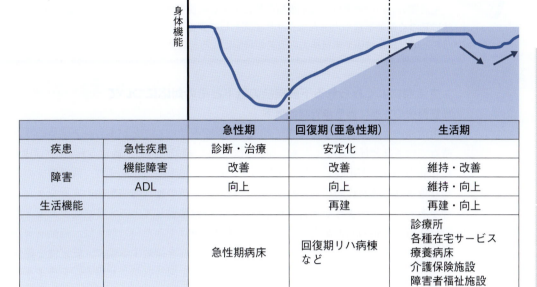

図4 各病期におけるリハビリテーションの役割

文献4)より一部改変引用

　重症例では，急性期から最大限のリハが実施されても改善には長時間を要し，平均的な回復曲線に沿った改善がみられるわけではない[5]。そのため，入院中のリハのみでゴールに到達することが難しく，生活期における地域リハの重要性が増すことになる。時間の経過とともに身体にはさまざまな変化が現れる。不使用の学習（learn-non-use），筋緊張の亢進，関節拘縮，廃用性の筋力低下などがそれにあたる。従って，リハの手段はその時々に応じて適宜選択されるべきであり，複数の手段を組み合わせるなどの創意工夫が必要である。適応を誤ることがなければ身体機能の改善は十分に可能となる。生活期のリハは主として機能や活動の維持・改善を目的として行われるが，片麻痺者は，生活環境やスタイルの影響を受けやすく，身体機能は変化しやすい。低下した機能を再び高めることも生活期の理学療法の役割となる。

歩行機能改善を目的とした生活期の理学療法

▶生活期の片麻痺者に対する歩行トレーニングで改善を期待できるか？

　「脳卒中治療ガイドライン2015」では，回復期リハ終了後の慢性期脳卒中者に対して，筋力，体力，歩行能力などを維持・向上させ，社会参加促進，QOLの改善を図ることが強く勧められている（グレードA）[6]。生活期の片麻痺者への集中的な下肢筋力強化や歩行練習は歩行能力を改善し[7,8]，患側下肢集中訓練（歩行および歩行に関連する課題指向的サーキット訓練）を行うと歩行距離，歩行速度およびTimed "Up & Go" Testで改善が認められる[9]。下肢機能や歩行の改善には実際の動作を繰り返しトレーニングする課題反復トレーニングが有効であるとされているが[10]，動作時筋緊張の亢進，変形に伴う麻痺側下肢の不安定性や歩幅などのばらつきによって，効果的なトレーニングの実施が困難となる場合がある。このような場合，歩行の改善やトレーニングの継続のために下肢装具を用いることが勧められる[5]。機能改善や能力向上を生活に定着させるためには，練習量の確保も重要な因子として挙げられるが，生活期のリハでは1回当たりの練習量と練習頻度の確保が難しい。しかしながら，週2回の訪問リハにより，歩行能力の向上，活動性の増加，転倒リスクの減少が認められた[11]との報告もあり，限られた時間でのリハであっても十分に改善をもたらす可能性がある。

> **量より質**
> 　生活期のリハの効果は，個別練習の量に必ずしも比例するものではない．適切なトレーニング方法に基づく運動学習やホームエクササイズとして実施可能なプログラムを設定し自己管理してもらうことで，身体機能や歩行能力の改善が可能になると考える．

▶生活期によくみられる下肢機能の低下とその対応について
●筋緊張の亢進に伴う歩行機能低下

　生活期の片麻痺者の歩行は筋緊張亢進の影響を受けることが多い．入院中のリハが終了した時点ではさほど目立たなくとも，生活期での長い経過に伴い，確保されていた可動域の減少や，残存筋力の低下が出現し，知らず知らずに効率を追求するがあまり，残存機能のみを使用して繰り返される非対称的な動作パターンが麻痺側下肢の動作時筋緊張の亢進をきたしてしまう場合がある[12]．このような場合，理学療法の治療対象としてとらえる必要があると思われる．

　動作時筋緊張の亢進が生じる典型的な場面を挙げてみたい．例えば，運動麻痺が原因で，立脚時に足関節が不安定になる対象者であれば，足部を接地する際に，安定性を確保する目的で底屈筋である下腿三頭筋や背屈筋である前脛骨筋を同時収縮させ固定性を得ようとすることがある．この場合，足関節底背屈方向の固定性は得られるものの，過剰な内反を生じさせてしまう[13]可能性がある（図5）．片脚立位が不安定で努力的になってしまう対象者では，麻痺側下肢の挙上時に，本来なら足関節背屈筋のみ活動すれば効率的だが，拮抗筋である麻痺側底屈筋群の筋緊張が亢進してしまう[14]ことがある（図6）．その対策として，前者の場合は，足関節の自由度を制限して足関節の安定性向上を図ることを目的とした下肢装具の使用，後者の場合は，支持基底面を拡大させ立位保持を容易とさせるための補助具として杖の使用を考慮することなどが考えられる．難易度を対象者に応じて変化させることで，歩行時の動作時筋緊張亢進の抑制や，安定性の確保による麻痺側筋活動の向上が得られ，歩行練習の反復が可能となる．

図5 立脚期の不安定性から起こる足関節周囲筋の同時収縮	図6 下肢挙上時の不安定性から起こる足関節周囲筋の同時収縮
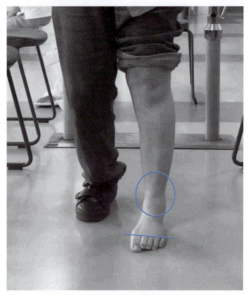	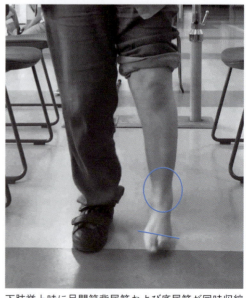
固定性を確保する目的で前脛骨筋が強く収縮している．足部には内反がみられる．	下肢挙上時に足関節背屈筋および底屈筋が同時収縮し足関節内反が生じている．

●足部の過度な固定により生じる歩行機能の低下

　麻痺の程度にもよるが，下肢装具を日常的に使用している生活期の片麻痺者は少なくない。対象者によって使用している下肢装具の種類は異なるが，足関節の底屈が制限されているものをよくみかける。このタイプの下肢装具を使用すると，荷重応答期(loading response：LR)に膝が前方に押し出され，床反力が膝関節の後方を通ることになる[15, 16]。また，背屈位での荷重応答となるために，本来，衝撃緩衝システムを担う前脛骨筋の活動が低下してしまい，立脚期を通して下腿三頭筋が強く活動してしまう(図7)。足趾は屈曲位となりやすく，硬い足底との間で疼痛が生じるケースも少なくない。疼痛の発生は立脚時間の短縮や歩行速度の低下に影響する。麻痺が重度な場合は，関節の固定性を優先するため，足関節に運動制限をもたせた装具を使用することに問題はないが，正常歩行にみられる遊脚後期の膝関節伸展を伴う踵接地(heel contact：HC)の再獲得は目標としないほうがよい。接地の衝撃が強く，前述した問題が出現する可能性が高くなるためである。歩行効率は下がるが，歩幅を狭め上から振り下ろすような歩容を意識したほうがよいと思われる。

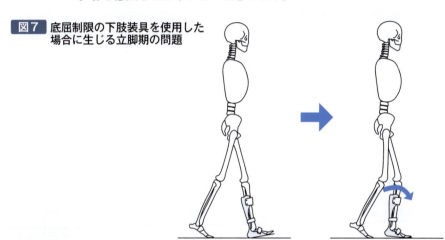

図7 底屈制限の下肢装具を使用した場合に生じる立脚期の問題

LRで膝が前方に押し出され下腿が前傾し，その抑制のため下腿三頭筋が強く収縮する。

> **Clinical Key Point**
> **短下肢装具の効果**
> 　足関節の運動を制限した短下肢装具を使用することで大腿四頭筋が活動しやすくなり，立脚時間が延長するとの報告もあり[17]，立脚期の下肢安定性を向上させたいときには選択肢の一つとなる。

　底屈制限に加えて背屈を制限した，いわゆるシューホーンタイプの下肢装具では，立脚後期(terminal stance：TSt)に下腿の前傾が制限され，振り出しに悪影響を与えることがある。これは，足関節の背屈が制限されることで床反力が膝関節の前方を通るようになり，膝関節には伸展モーメントが働くためである[16]。加えて，足圧中心は足部中央に留まりやすく，足関節底屈筋群による底屈モーメントが生じにくい。結果，遊脚初期(initial swing：ISw)にかけて股，膝関節の屈曲が困難となり，躓きを防ぐ目的で代償的に分回し様に振り出すことがある(図8)。足関節の固定性を高めることで遊脚期にも影響が現れることを考慮し，むやみに関節運動を制限した下肢装具を選択することは避けたほうがよい。

>
> **躓きの防止**
> 　躓きは立脚期のトレーニングによって回避できる場合がある。そのためには，TStにかけて股関節を伸展させ前足部に荷重する必要がある。すると足関節底屈筋群による底屈モーメントや股関節屈筋群による屈曲モーメントが現れやすくなるため，股，膝関節が屈曲しやすくなる(図9)。結果，床面とのクリアランスが得られ，躓きの防止に貢献する可能性がある。

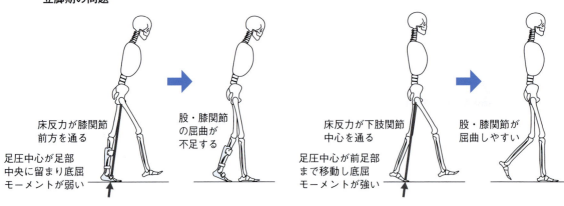

図8 底背屈制限の下肢装具を使用した場合に生じる立脚期の問題
床反力が膝関節前方を通る
足圧中心が足部中央に留まり底屈モーメントが弱い
股・膝関節の屈曲が不足する

図9 躓きを防ぐための下肢運動システム
床反力が下肢関節中心を通る
足圧中心が前足部まで移動し底屈モーメントが強い
股・膝関節が屈曲しやすい

● 歩行システムの問題に伴う歩行機能低下

立脚期の下肢は初期接地（initial contact：IC）後，前脛骨筋の遠心性収縮による衝撃緩衝システムを利用し，床反力ベクトルを膝関節中心付近に通すことで，倒立振り子運動を可能とする。このような歩行システムに問題がある症例は少なくない。このような問題は，生活期においても，トレーニングによる改善が期待できる場合がある。そのトレーニングに際しては，IC後の衝撃緩衝システムを再現できる下肢装具を選択する。油圧ダンパー付き短下肢装具（Gait Solution Design：GSD）（図10）はIC後の底屈を制動できる装具の一つである。生活期の片麻痺者は長い経過のなかで学習した歩容のため，単に下肢装具を装着し歩行するだけでは，その機能を十分に生かせないケースも多々存在する。それゆえ，下肢装具を用いたトレーニングを戦略的に進める必要がある。

前脛骨筋による衝撃緩衝システムを利用するためには，膝関節が伸展した状態で踵接地し，立脚期に移行する必要がある。しかし，対象者のなかには，HCが可能であっても膝関節が不安定なため，接地の衝撃に伴い下肢が屈曲位となってしまう場合がある（図11）。この問題への対応として，一時的に油圧ダンパー付き長下肢装具（gait solution knee ankle foot orthosis：GS-KAFO）や軟性の膝装具（knee brace：KB）とGSDを使用し，膝をロックし安定した状態で歩行を繰り返すことで，改善が図れることがある。

遊脚終期（terminal swing：TSw）における膝関節伸展が不十分な場合や，足底全体での接地を学習しているような場合も下肢屈曲位での接地となる（図12）。麻痺が軽度であれば，歩幅の大きな歩行を繰り返すことで，膝関節が伸展した状態でのHCを学習させる。ほかにも動作時筋緊張が高く，円滑な膝伸展が阻害されているような場合は，難易度を下げる目的での歩行補助具の使用やトレーニング環境の調整，下肢装具の調整などを行う。

一方でIC〜LR間に膝関節が過伸展し，下肢の倒立振り子運動が困難となってしまう場合もある（図13）。この原因として，前脛骨筋の筋力低下や，下肢後面の支持機構に寄りかかることで，踵部に足圧中心が留まる歩き方を学習してしまったことなどが考えられる。このような場合は，GSDを装着した状態で，麻痺側のステップ練習や，麻痺側−非麻痺側のステップ練習を歩行の前段階として繰り返すことで対応する。加えて，推進力の低下を抑制し勢いよく歩行を継続できる環境を設定（手すりや平行棒の利用など）するなどの工夫を加える。また，股関節伸展筋である大殿筋の筋力低下が疑われる場合は，歩行時にGS-KAFOを使用し，足関節を軸とした運動を繰り返すことで，大殿筋を強化し改善を図ることもある。対象者の歩行トレーニングをより効果的に進めていくためには，このような段階的なトレーニングを組み合わせる必要がある。

図10 ダンパー付き短下肢装具

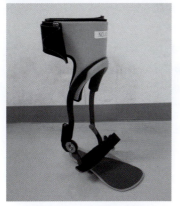

Gait Solution Design（GSD）

図11 不安定な膝のため生じる立脚期の問題

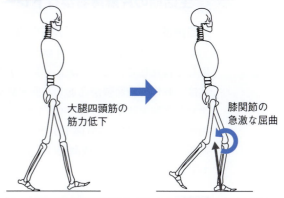

ICの衝撃で膝関節が屈曲してしまう。膝関節には屈曲モーメントが発生し，固定のため下肢筋が同時収縮する。

図12 屈曲位での接地のため生じる立脚期の問題

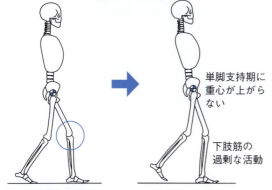

TSwで膝関節の伸展が不十分。屈曲位での荷重となるため，重心が上がらない。

図13 下肢筋力低下の代償の結果生じる立脚期の問題

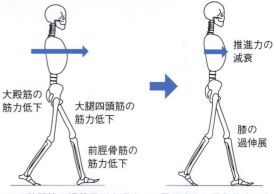

LRで膝関節の過伸展が出現する。足圧中心が足部後方に留まりやすく，対側の歩幅が狭小化しやすい。
代償的に体幹を前傾させることが多い。

　麻痺側下肢の衝撃緩衝システムがうまく機能することで，推進力の減衰が回避され，非麻痺側下肢の歩幅の拡大や，速度維持のための非麻痺側下肢による過度な代償運動の発生を防止できる。歩容は左右対称的になり，歩行機能の改善が得られる。生活期においても，片麻痺者に有効とされる歩行トレーニングの原理に基づき，十分な量のトレーニングを提供することで歩行機能の改善は可能となる。そのためには，関節可動域の制限などの二次的合併症の予防が重要となる。関節可動域の制限が発生した場合，痙縮など軟部組織の柔軟性低下に起因するような場合は，前段階として振動刺激（ハンディマッサージャーなど）を取り入れるなど，物理療法を併用することで歩行トレーニングの効果を高めることも可能である。

振動刺激

　振動刺激を100〜200Hzの周波数で骨格筋に与えると筋紡錘Ia群線維の求心性興奮から被刺激筋に反射性の収縮が生じ，同時に拮抗筋に相反支配による抑制効果が生じる緊張性振動反射（tonic vibration reflex：TVR）が報告されている[18]。Nomaらはその後も振動刺激を継続することで，数分後にはTVRの抑制が生じ，刺激をやめると刺激前に比べ痙縮が減弱する現象を報告し[19]，その効果は30分間持続することがModified Ashworth Scale（MAS）や脊髄運動ニューロンの病的な興奮水準を示すF波を指標に確認されている。

生活期の片麻痺者歩行トレーニング（症例）

▶自由度の高いAFOの使用中に足部内反が悪化した例

症例は，ラクナ梗塞で左片麻痺が出現した60歳代の女性である．歩行はT字杖，GSDを使用して自立していた．しかし，発症から約4年が経過し，次第に歩容が変化していった．歩行時は，動作時筋緊張が亢進し，麻痺側足部は内反，股関節は内転位で接地するため不安定で，急激な下腿前傾がみられた（図14）．自宅では転倒し2度上肢を骨折していた．健常人の歩行周期中の下肢関節運動（図15）と比較すると，麻痺側IC後の足関節背屈のタイミングが著しく遅延していた．また，膝関節はIC直後から大きく屈曲し，TStでは股関節伸展が小さかった（図16）．

図14 対象者の歩容（GSD）と足関節の様子

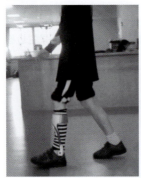
a GSD使用

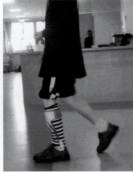
b 足関節の様子

GSDの中では足部が既に内反している．
立脚期は不安定であり膝関節屈曲位で荷重応答していた．

背屈が制限され内反が目立つ．

図15 健常者の歩行時の下肢関節運動

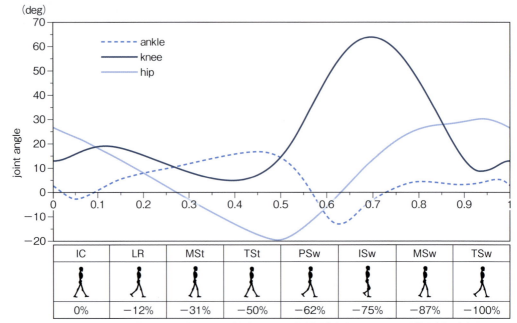

一歩行周期中の下肢関節運動を示したグラフ．縦軸プラスが屈曲（背屈）方向，マイナスが伸展（底屈）方向．

（資料提供：東北大学大学院医工学研究科 渡邉研究グループ）

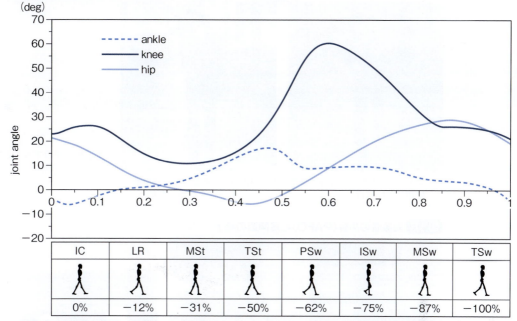

図16 対象者の歩行時の関節角度(麻痺側)－GSD使用時－

IC後足関節の背屈が遅延。膝関節は一度伸展するが，すぐに屈曲に転じる。同時に足関節の背屈が急激に出現し，MStの下肢屈曲角が大きい。TStの股関節伸展が少ない。

(資料提供：東北大学大学院医工学研究科 渡邉研究グループ)

　GSDは足関節底屈の制動を目的とした下肢装具であり，足関節の固定性を高める機能は有していない。症例は，動作時筋緊張が亢進し，足部が内反位となりやすい状態であったため，歩行が不安定であった。そのため，足関節の自由度を制限し，より安定性を確保したうえで，歩行トレーニングを継続することで，歩行機能の改善が可能であると判断し，タマラック継手付きのプラスチック短下肢装具(plastic ankle foot orthosis：PAFO)に変更した。

　作製したPAFOは底屈制限されているため，意図的に歩幅を狭くした。歩行補助具は使用していなかったが，麻痺側立脚時間のばらつきや歩隔の狭小化など不安定さが際立っていたため，歩行時にT字杖を使用した(図17)。図17をみると，T字杖を使用することで，麻痺側股関節内転が解消され，歩隔が拡大している様子がわかる。週2回，3カ月の歩行練習の結果，LRからTStにみられた急激な下腿前傾は改善し，立脚中期(mid stance：MSt)にかけて，頭部・体幹の位置が上がるようになった(図18a)。歩行時の下肢関節運動は，IC後の足関節背屈のタイミングが健常者に類似したものとなり，ICからTStにみられた過度な膝関節屈曲が減少，TStにおける股関節伸展角が拡大した(図19)。立脚時間は延長し非麻痺側下肢の歩幅や歩隔が拡大したため安定した歩行が可能となった。足関節背屈の可動域制限も改善し(図18b)，裸足での歩行も可能となった。

　生活期の片麻痺者の歩行機能は，生活スタイルや活動度の影響を受け容易に変化する。入院中のリハでは，退院後の生活を予測したトレーニングや環境の調整などは行うが，数年先の生活まで対応することは実質不可能だと思われる。そのため，生活期においても対象者の身体状況や環境に合わせ，歩行機能の維持・改善のため積極的に歩行トレーニングを実施する必要がある。

図17 歩行補助具(杖)の有無で変化する歩容

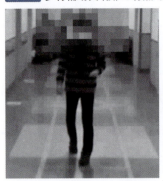
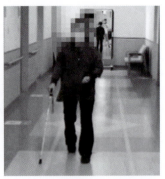

a　PAFOを装着，歩行補助具を使用しない歩行

b　PAFOを装着，歩行補助具としてT字杖を使用した歩行

T字杖を使用することで，接地位置が定まり歩隔が広がった。立脚時間も延長し，一定したパターンでの歩行トレーニングが可能となった。

図18 対象者の歩容(PAFO)と足関節の様子

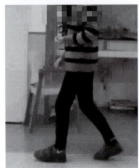
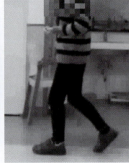

a　PAFO使用

b　足関節の様子

PAFOを使用することで足部が矯正され安定性が向上した。沈み込むような歩容は改善された。

背屈可動域が改善し内反が軽減した。

図19 対象者の歩行時の関節角度(麻痺側)－PAFO使用時－

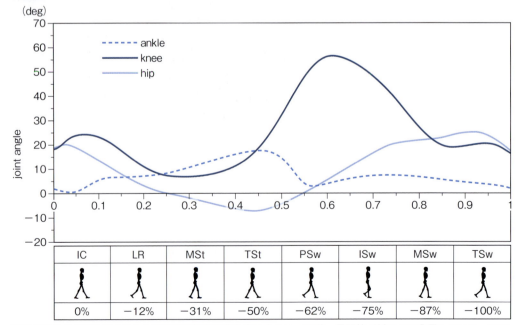

下肢屈曲位での接地であるため膝関節の初期屈曲角度は大きい。IC後，足関節が緩やかに背屈している。GSD使用時よりも膝関節が伸展し保持時間も長い。股関節伸展角度が拡大した。

(資料提供：東北大学大学院医工学研究科 渡邉研究グループ)

在宅歩行の特徴と問題

　在宅では，急な方向転換や，横・後ろ方向へのステップや歩行，段差跨ぎ，物を持っての歩行など，難易度が高く，労力を要する歩行が求められる。このような努力的な歩行の繰り返しは，次第に動作時筋緊張を亢進させ，歩行パターンが変化する場合がある。また，自宅内では，環境上，直線歩行であっても大きなストライドを必要としない場合や，ストライドを大きくとること自体困難となることがある。そのため，外出の機会が少ない対象者等では，下肢の運動範囲が次第に狭小化してしまい，廃用性の機能低下が生じる場合もある。下肢の機能低下は歩行のパフォーマンスを低下させる原因となりうる。

▶固定性の高い下肢装具の使用により立脚期の下腿前傾が顕著化した例

　症例は，右橋梗塞で左片麻痺が出現した80歳代男性である。発症からは約1年が経過していた。歩行はT字杖，タマラック足継手付きPAFOを使用し自立していた。梗塞巣は橋の腹側に存在し，下肢運動麻痺はブルンストロームステージⅣで，分離運動が可能なレベルであった。下肢各関節の自動運動角度は低下しており，膝関節には伸展制限が出現していた。自動介助下で関節運動を繰り返すと，各関節ともに次第に自動運動角度が拡大していった。歩容を観察すると，底屈制限のPAFOを使用していたためか，ICで膝が前方に押し出され，MStにかけて重心が上がらない非効率な歩行を行っていた（図20）。立脚期では下肢屈曲位での固定を余儀なくされたため，膝関節周囲筋群は強く同時収縮しており，結果的に膝関節の可動域制限が出現した可能性がある。躓きを回避する目的で固定性の高い下肢装具が選択されたが，麻痺が重度ではない対象者に固定性の高い下肢装具を使用した場合，立脚期の筋活動が減少することがあり[13]，廃用性の機能低下が出現する原因の一つとなる。

　症例は分離した下肢運動が可能であり，歩行時の足部や膝の不安定性は目立たなかった。そのため，固定性の高い下肢装具は不要と判断し，裸足もしくはより自由度の高い下肢装具を使用しての歩行自立を目指した。しかし，下肢屈曲位での歩行を学習していたため，前脛骨筋による衝撃緩衝作用や，下腿三頭筋によるプッシュオフは機能していなかった。歩行課題を繰り返すトレーニングのみでは効率的な歩行機能の改善が難しいと判断し，歩行練習のほかに起立練習や要素的トレーニングとして，下肢におけるリバウンド型の屈伸運動（はずみ運動）[20]と下肢ステップ練習を組み込んだ（図21）。当初はGSDを使用した歩行練習も実施したが，その後は靴のみを履いた状態で歩行練習を継続した。

図20　対象者の歩容（PAFO）

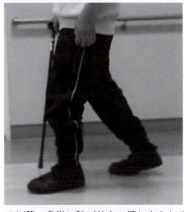
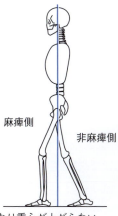

麻痺側　　非麻痺側

IC以降，急激に膝が前方に押し出される形となり重心が上がらない。

週1回, 4カ月の理学療法を継続したのち, 裸足での歩行が可能となったが, 遊脚期に足部が下垂していることを自覚し, ORTOP® AFO LHを使用することにした. 結果, 立脚期を通してみられた下腿の過度な前傾は改善し, MStにかけて体が沈み込むことなく安定した歩容となった(図22). 麻痺側足関節はICで底屈し, LRにかけてゆっくりと背屈が出現するようになった. また, PSwでは足関節の底屈方向への運動が確認され, 遊脚期には股関節屈曲の早期化と, 膝関節および股関節屈曲角度が拡大した(図23). 伸展制限のあった膝関節は, 自動で完全伸展が可能となった.

図21 対象者が行ったサーキットトレーニング

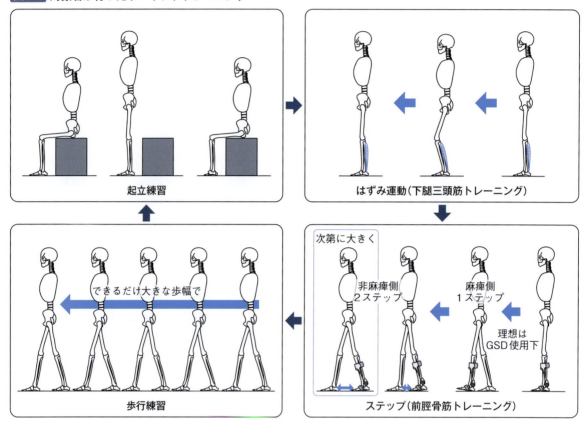

図22 対象者の歩容(ORTOP®)

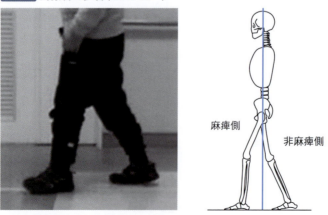

IC後の足関節底屈が許容されゆっくりと荷重している. 膝が前方に押し出されることがなく, 下肢屈曲位での体重支持が改善された.

図23 対象者の歩行時の関節角度（麻痺側）－PAFO使用時(a)とORTOP®使用時(b)－

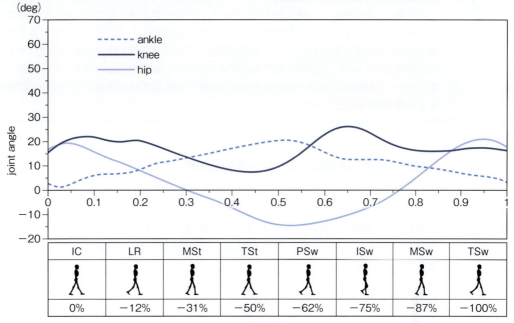

a　PAFO使用時

ICから足関節が背屈し続ける。最大背屈角は健常者と比較すると著しく大きい。遊脚期の膝関節，股関節の屈曲角が不足し，運動の出現が遅延している。

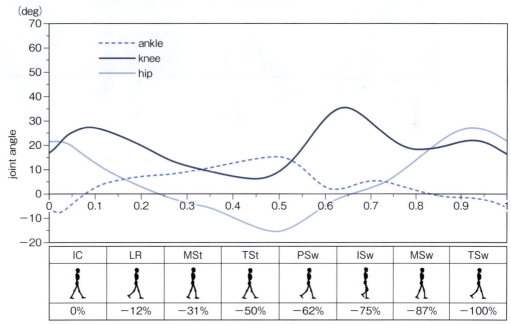

b　ORTOP使用時

ICで足関節底屈し，引き続き背屈が出現する。最大背屈角は減少し，PSwに足関節が中間位に近づく。遊脚期の膝関節，股関節の屈曲角が拡大し，運動開始のタイミングが早まった。

（資料提供：東北大学大学院医工学研究科 渡邉研究グループ）

対象者に合わせた下肢装具の提供

片麻痺者の歩行機能の維持や改善を目的とした下肢装具の適応や選択に関して，基準は設けられていない。そのため，多くの対象者に対して，何の疑問ももたずに同一の下肢装具を作製する理学療法士がいるかもしれない。また，生活期において治療者の下肢装具療法への理解や下肢装具自体への知識が不十分で，入院中の理学療法で使用していた装具を漫然と使用しているケースもあるはずである。下肢装具の構造や機能を十分に理解し，対象者の身体機能とのマッチングを十分に考慮する必要がある。

▶内反・尖足，反張膝が著しい重度片麻痺例

症例は，左被殻出血で重度の右片麻痺が出現した40歳代の女性である。発症から2年が経過していた。歩行はT字杖，タマラック足継手付きPAFOを使用し見守りで可能であった。麻痺側股関節内旋位で分回し様に振り出し，ICからLRにかけて下腿が後方に傾斜，AFOに寄りかかる歩容となっていた。床反力は足・膝・股関節の前方を通るため，膝関節は過伸展し下肢全体を強く突っ張らせ，代償的に体幹を前傾させ歩行していた（図24）。

図24 対象者の歩容－PAFO使用時（a）と金属支柱付きAFO使用時（b）－

＊いずれの写真も同日に撮影したもの

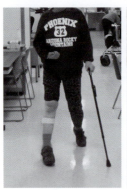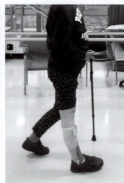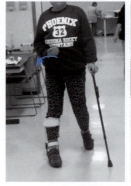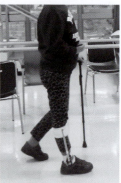

a　PAFO使用時

b　金属支柱付きAFO使用時

足部の変形を矯正することが不可能であり内反位での接地となっている。荷重量が少ない。

足部の変形はやや矯正されたが不十分。荷重量は増えたが麻痺側への傾斜がみられ装具に寄りかかるような姿勢（底背屈0°固定）。

自宅内でのADLは自立していたが，屋外は車椅子を使用しており，活動量も少なく，麻痺側下肢の筋萎縮が進行しやすい状態にあった。筋萎縮の進行に伴い，AFO装着時のアライメントが次第に変化し，時間を追うごとに反張膝や内反尖足が悪化していった（図25）。AFOの不適合に関しては，修正や再作製が検討されるが，固定力の強いAFOへの変更だけでは解決しきれない，変形や麻痺側下肢筋の機能低下が存在すると判断し，今回はAFOの検討と同時に麻痺側下肢筋のトレーニングを積極的に実施することにした。

症例はブルンストロームステージⅡと共同運動のレベルであり，随意運動を伴うようなトレーニングの実施は困難であった。そのため，重度片麻痺者に有効であるGS-KAFOを使用し（図26），要素的トレーニングであるステップ練習と課題指向型トレーニングである歩行練習を繰り返した。症例は歩行時の動作時筋緊張が亢進しやすいため，平行棒を用いて麻痺側下肢を支持脚とした反復ステップ[21]から開始した。練習では，まず，GS-KAFOの膝継手をロックし非麻痺側のステップ幅を初めは狭く，徐々に拡大することで，麻痺側足関節背屈筋の収縮と足関節可動域の拡大を図った（図27）。非麻痺側のステップに伴い麻痺側下肢がタイミングよく前

生活期(歩行可能例)の歩行トレーニング

方に傾斜し，TStの足関節背屈角度が拡大してきた後に，膝継手のロックを外し，麻痺側－非麻痺側の順で2ステップ練習を行った．

図25 立位保持中の足部
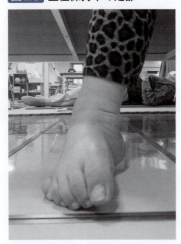

図26 GS-KAFO
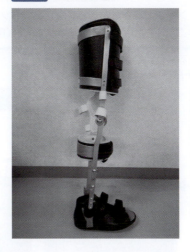

図27 麻痺側下肢を支持脚とした反復ステップ練習
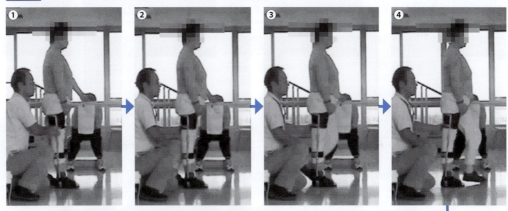
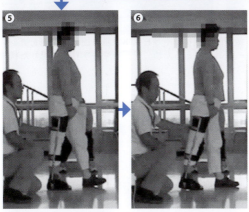

備品のGS-KAFOの膝継手をロックし非麻痺側のステップ幅を初めは狭く，徐々に拡大することを意識的に行った．麻痺側下肢に荷重し，大きく股関節を伸展させることが目標であり，麻痺側下肢を前方に倒すようなイメージで実施してもらった．

2ステップ練習のポイント

　GS-KAFOを用いた2ステップ練習では，まず麻痺側を勢いよく接地させることで，足関節底屈モーメントを発生させ，足関節背屈筋の遠心性収縮を生じさせる．次に，それに伴って生じる下腿前傾をタイミングよく発生させるために，2ステップ目の非麻痺側下肢をできるだけ早いタイミングで前に運ぶことを意識すると効果が現れやすい（図28）．

図28 麻痺側⇔非麻痺側下肢の反復2ステップ練習

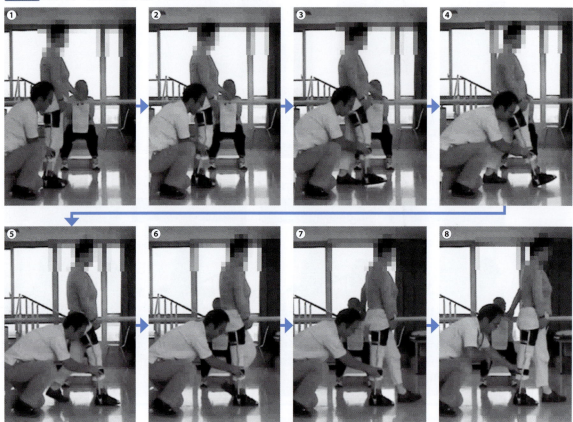

GS-KAFOの膝ロックを外した状態で麻痺側下肢を勢いよく接地させ（①～⑤），2ステップ目の非麻痺側下肢をできるだけ早いタイミングで前に運ぶ（⑥～⑧）．練習開始直後はセラピストが振り出しと接地をアシストし対象者へフィードバックする．ダイナミックなトレーニングであるため，平行棒や手すりを使用した状態から開始するとよい．

　その後，歩行練習を行い合計約30分間のトレーニングを週2回，4カ月ほど継続した．結果，GS-KAFOや軟性のKBとGS-AFOを使用した歩行では立脚期の股関節伸展が拡大し，分回しが軽減され，躓きがなくなった（図29）．

図29 対象者の歩行トレーニング－GS-KAFO使用時（a）と軟性のKB＋GS-AFO使用時（b）－

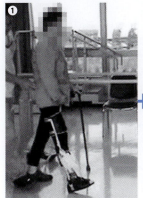 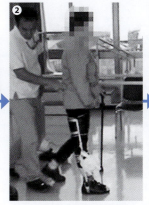 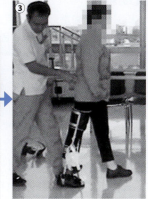

備品のKAFOを使用していたため身体とのマッチングの問題もあり，装具内で後方に寄りかかる傾向があった。

a　GS-KAFO使用時

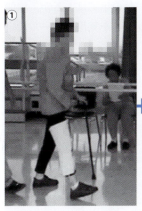 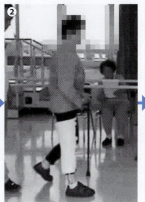 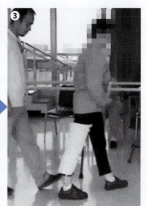

膝装具内で膝関節が軽度屈曲位となるため，前方への移動が滑らかで軟性のKBでも股関節伸展が十分に得られている。

b　軟性のKB＋GS-AFO使用時

　歩容の改善に合わせて，金属支柱付きAFOを再作製した（図30）。対象者は内反尖足のみではなく，荷重時の下腿内反も顕著であったが，金属支柱のKAFOを使用することで，足関節や下腿の内反抑制が可能となり，歩隔が拡大したなかで20～30分程度の歩行練習を継続することができた。この経験を踏まえ，歩容は改善したが，動作時筋緊張の亢進に伴う内反尖足の悪化の可能性を考慮し，再作製するAFOは金属支柱付きAFOを選択した。

図30 作製した金属支柱付きAFO

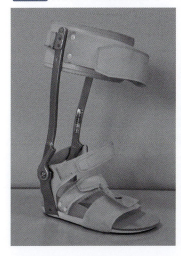 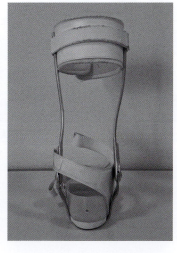

足継手にはバネ付きのシングルクレンザックを使用。内反抑制のためTストラップを追加した。

金属支柱付きAFOの利点

金属支柱付きAFOは，その重量と見た目から敬遠されがちであるが，エネルギー消費の面ではPAFOと差がないとの報告もあり[22]，高い固定力と矯正力の観点から有用なAFOである。

実際使用してみると，「安心して体重をかけられるので歩きやすい」と対象者には好評であり，歩幅が拡大したことでPSw以降の膝関節屈曲が出現するようになった（図31）。躓きが原因で見守りが必要であった症例だが，歩容が改善したことで自立レベルに至った。

症例は下肢近位筋の筋力低下が著しく，運動麻痺が重度であった。そのため重度片麻痺者に適応となる歩行トレーニングの手法に則り，できる限りのトレーニングを行った。結果，下肢近位筋が強化されたことで，遠位部の負担が軽減されAFOの機能を生かすことができる状態になったものと考えられる。症例は麻痺側下肢機能が徐々に低下していったため，できる限り機能回復に努めた。高めた機能をフルに生かした生活を送ることも一つの手ではあるが，機能障害の程度や生活環境，生活スタイルなどから総合的に判断して，妥協点を見出しゴール設定することも生活を維持するうえで重要なプロセスとなる。

図31 金属支柱付きAFOを使用した対象者の歩容－矢状面（**a**）と前額面（**b**）－

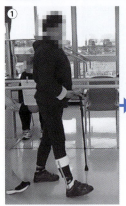
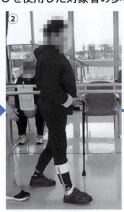
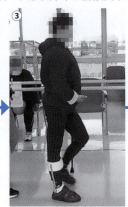
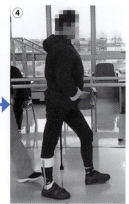
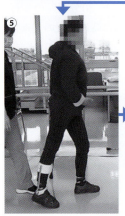
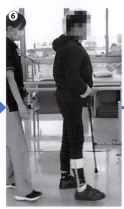
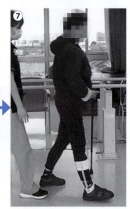

a 矢状面

生活期（歩行可能例）の歩行トレーニング

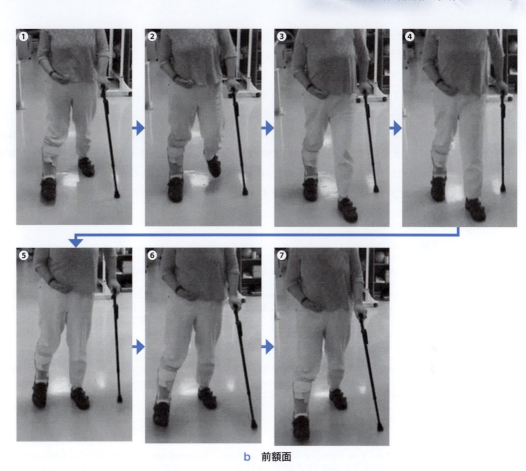

b　前額面

生活期の歩行トレーニングの役割

　重度片麻痺者では自立度や効率を考えると代償動作の出現はやむを得ない。しかし，トレーニングの不足や廃用性機能低下から歩行機能は変化し，歩行に影響を及ぼす異常動作が出現する可能性がある。この異常動作は抑制を図る必要がある。生活期の歩行機能の変化は，生活の質にかかわる事項であり，変化に鋭敏に対応する知識と技術を持ち合わせることが望まれる。そして，一度改善した機能をできるだけ維持できるようにトレーニングを継続していくことが必要である。

生活期における片麻痺者の歩行を支援するために

　脳卒中片麻痺者の歩行能力は筋力と強く関連することはすでに明らかであり，特に股関節筋力と足関節底屈筋の相関が高いといわれている[23]。しかしながら，筋力トレーニングの結果，筋力増強効果が得られたとしても，歩行機能の改善効果は高くはない[24]とされ，歩行や類似する課題そのものをトレーニングに取り入れた，いわゆる課題特異型のトレーニングが重要視されている。生活期のリハにおいて，トレーニング機器を採用する施設が多く存在するが，使用する目的を明確にしなければ，単なる筋力強化に終始し，活動や生活に変化をもたらすことができなくなる。歩行機能を改善させることが目的であるならば，正常歩行や代償歩行を理解したうえで，異常歩行を改善させる方策を熟考し歩行トレーニングを積極的に展開する必要がある。生活期の下肢装具に関しては，PAFOの使用で麻痺側・非麻痺側重複歩幅，歩幅，歩隔が拡大し，歩行速度と歩行率が上昇したとの報告がある[25]。しかしながら，下肢装具の種類は形状や機能が多岐にわたり，対象者とのマッチングを誤ると反対に機能が低下する可能性もあり，その選定には注意を要する。生活期にかかわる療法士がどれだけ対象者の歩行練習時間を確保

しているか，どれだけ下肢装具に関して注意深く検討を重ねているかを自問する必要がある．

また，理学療法では解決できない問題にも直面することがある．脳卒中片麻痺者で痙縮による変形が歩行や日常生活の妨げとなっているときに，ボツリヌス療法，5％フェノールでの神経ブロックを行うことが勧められている[6]．下肢装具には耐用年数があり，長年にわたり使用する際は再作製が必要となる場合がある．ボツリヌス療法は医療保険による治療となり，日常生活に必要な下肢装具は，病気による後遺症の場合，障害者総合支援法による作製となる．生活期の対象者の生活支援は，複数の制度の下，医師や義肢装具士，多くの医療，介護，福祉関係者，行政との連携において行われる．対象者を担当する理学療法士には，多方面にわたる知識と柔軟な対応をもとに，地域内連携を実行する力が求められる．

◎文献

1) 平成25年度 介護保険事業状況報告（年報）．厚生労働省ホームページ〔オンライン〕http://www.mhlw.go.jp/topics/kaigo/osirase/jigyo/13/（2016年2月24日閲覧）
2) 平成25年度国民生活基礎調査の概況（統計表）．厚生労働省ホームページ〔オンライン〕http://www.mhlw.go.jp/toukei/saikin/hw/k-tyosa/k-tyosa13/dl/06.pdf（2016年2月24日閲覧）
3) 佐直信彦 ほか：在宅脳卒中患者の生活活動と歩行機能の関連．リハビリテーション医学会誌，28(7)：541-547，1991．
4) 浜村明徳 ほか：高齢者リハビリテーション医療のグランドデザイン．第1版（日本リハビリテーション病院・施設協会 編），p.7-9，青海社，2008．
5) Jørgensen HS et al：Outcome and time course of recovery in stroke. Part II：Time course of recovery. The Copenhagen Stroke Study. Arch Phys Med Rehabil, 76(5)：406-412, 1995.
6) 日本脳卒中学会　脳卒中ガイドライン委員会 編：脳卒中治療ガイドライン2015．第1版，p.288-291，協和企画，2015．
7) Ada L et al：Strengthening interventions increase strength and improve activity after stroke: a systematic review. Aust J Physiother, 52(4)：241-248, 2006.
8) Dean CM et al：Task-related circuit training improves performance of locomotor tasks in chronic stroke: a randomized, controlled pilot trial. Arch Phys Med Rehabil, 81(4)：409-417, 2000.
9) Wevers L et al：Effects of task-oriented circuit class training on walking competency after stroke：a systematic review. Stroke, 40(7)：2450-2459, 2009.
10) French B et al：Dose repetitive task training improve functional activity after stroke? A Cochrane systematic review and meta-analysis. J Rehabil Med, 42(1)：9-14, 2010.
11) Rodriquez AA et al：Gait training efficacy using a home-based practice model in chronic hemiplegia. Arch Phys Med Rehabil, 77(8)：801-805, 1996.
12) 芝崎　淳 ほか：病期別にみた脳卒中片麻痺者の歩行改善に向けて：生活期から．理学療法学，41(8)：567-572，2014．
13) 大畑光司：片麻痺患者における歩行機能回復を目指した歩行トレーニングの実際．理学療法学，40(4)：252-255，2013．
14) 村上忠洋 ほか：片麻痺に対する短下肢装具の適応基準－異常歩行と動作時筋緊張の観点より－．日本義肢装具学会誌，17(1)：17-21，2001．
15) 山本澄子：動作分析にもとづく片麻痺者用短下肢装具の開発．理学療法科学，18(3)：115-121，2003．
16) Lehmann JF：Biomechanics of ankle-foot orthoses：prescription and design. Arch Phys Med Rehabil, 60(5)：200-207, 1979.
17) Hesse S et al：Non-velocity-related effects of a rigid double-stopped ankle-foot orthosis on gait and lower limb muscle activity of hemiparetic subjects with an equinovarus deformity. Stroke, 30(9)：1855-1861, 1999.
18) Hagbarth KE et al：Tonic vibration reflexes（TVR）in spasticity. Brain Res, 2(2)：201-203, 1966.
19) Noma T et al：Anti-spastic effects of the direct application of vibratory stimuli to the spastic muscles of hemiplegic limbs in post-stroke patients. Brain In, 23(7)：623-631, 2009.
20) 三井　孝 ほか：はずみ運動を用いて評価した高齢者における伸張－短縮サイクル運動の遂行能力．体育学研究，51(6)：773-782，2006．
21) 大畑光司 監：ゲイトジャッジシステムを使った歩行トレーニングの参考例．KAWAMURA グループ
22) Corcoran PJ et al：effects of plastic and metal leg braces on speed and energy cost of hemiparetic ambulation. Arch Phys Med Rehabil, 51(2)：69-77, 1970.
23) Nadeau S et al：Analysis of the clinical factors determining natural and maximal gait speeds in adults with a stroke. Am J Phys Med Rehabil, 78(2)：123-130, 1999.
24) Ouellette MM et al：High-intensity resistance training improves muscle strength, self-reported function, and disability in long-term stroke survivors. Stroke, 35(6)：1404-1409, 2004.
25) Abe H et al：Improving gait stability in stroke hemiplegic patients with a plastic ankle-foot orthosis. Tohoku J Exp Med, 218(3)：193-199, 2009.

装具療法の理学療法連携

Ⅳ 装具療法の理学療法連携

1 装具療法の連携（急性期から回復期へ）

阿部浩明

- 発症早期から身体状況に適合した下肢装具を用いる歩行トレーニングの実践が推奨されており，必要に応じて積極的な下肢装具の作製がなされるべきである。
- 下肢装具を作製した患者は急性期を経て，回復期，やがては生活期へと移行し，複数の理学療法士がその歩行トレーニングにかかわることになる。急性期に行われる歩行トレーニングや装具療法のコンセプトが十分に回復期の理学療法士にも理解されていることが望ましい。
- 筆者の所属施設で装具療法を進めている経緯とその周辺の現状，われわれが急性期に装具作製を進めるために注意していること，作製する装具についての考え方，そして，これまで取り組んできた装具療法を用いた歩行トレーニングについての理学療法士間の連携を図るための活動について紹介する。

はじめに

　脳卒中発症後は急性期加療を経て，回復期に移行し，やがて生活期に至る。その間に，急性期・回復期・生活期の各々の施設に従事する理学療法士がかかわることになる。装具もしかりであり，急性期で装具を作製した場合，複数の理学療法士によってそれが扱われる。
　急性期の歩行トレーニングを経て培われた機能は，回復期以降でも適切に活かされるとともに，症状の改善や変化に合わせた適切な装具療法が展開されなくてはならない。
　そのためには，急性期の理学療法の内容や装具の目的が，回復期の理学療法士に的確に伝わっている必要がある。その理解があってこそ，回復期の治療が充実したものとなるはずである。
　現状では，残念ながら急性期に従事する理学療法士は，患者の転院後の詳細な経過や内容を知ることができない。
　このような状況から，急性期，回復期の間において，理学療法士同士の連携が取れるシステムを構築する必要があると考えた。われわれがそのために取り組んできたことについて述べる。

早期の長下肢装具作製を重要視する経緯

　われわれは当初から積極的に急性期での装具作製を進めてきたわけではない。筆者は以前に回復期リハビリテーション病棟のある施設（以下，回復期リハ病棟）に勤務していた経歴があり，急性期で作製した装具が回復期中に適合不良となるケースを経験している。その頃の筆者は，症状が固定し，ゴールに達すると思われる時期に装具を作製することが望ましいと考えていた。現在ではその考えは変わり，むしろ急性期の状態に適応した下肢装具を早期に作製し積極的に歩行トレーニングを実施したほうがよいと考えている。そこに至る経緯には一つの印象的な経験があった。
　筆者が当院で勤務し始めた頃に，当院のスタッフが担当していたある一人の患者に出会った。その患者は重度の片麻痺を呈して，当院から転院し回復期のリハビリテーションを継続する予定であった。ところが，その当時，宮城県では回復期リハ病棟の施設数そのものが現在より充

足していなかった．その患者の居住地が中心地からかなり離れた場所にあり，主要な回復期リハ病棟への入院が現実的に難しく，そこで某病院への転院を待機していたのであった．ところが，その病院への転院が満床のため長期間叶わず，ずっと当院で待機することになってしまった．当時は在院日数の短縮を目標に掲げ，積極的に早期退院を進めていた当院であったが，入院期間はすでに2カ月が過ぎ3カ月を迎えようとしていた．主治医からは「すでに回復期と称すべき時期は過ぎており，これから転院する必要はなく，直接自宅への退院を進めるように」との指示が出された．

　その当時，新しく部門責任者となったばかりの筆者に，前述の経緯により「直接退院に向けて調整を進めるよう指示があった」との報告があった．そこで，まず当該患者の担当者に歩行の状態と経過を聴取した．2005年当時，当院では関節固定は運動学習を阻害するとして，関節固定はせずに歩行トレーニングを進めることが一般的であった．また，装具は転院後に作製することが望ましいとされ，遊脚中の足部の底屈を防止するためだけの簡易的な装具を使用した歩行トレーニングがなされていた．この症例の歩行をみた筆者は明らかな膝の動揺（extension thrust patternの出現）や麻痺側下肢立脚期の著しい短縮などの所見から長下肢装具が必要であると判断した．長下肢装具で自宅へ戻ることは，その装着の手間や家族の介助量を考えた場合，きわめて厳しいものとなり，歩行を実用的移動手段とすることは難しくなる．筆者のねらいは，長下肢装具を在宅で使用するために作製するのではなく，在宅での短下肢装具での歩行を可能とするための治療用装具として使用し，長下肢装具が必要な状態から脱却させ，短下肢装具での見守り歩行を獲得させるというものであった．

　当時は，装具療法に対する考え方の違いもあり，当院の備品下肢装具は十分でなく，長下肢装具の備品など皆無で，本人用の長下肢装具の作製が必要であった．装具完成から約1カ月後に自宅退院することを目標として，長下肢装具から短下肢装具に移行させて見守り歩行を獲得すべく装具作製に踏み切った．約2週間の長下肢装具を用いた歩行トレーニングを経て，無事に短下肢装具へのカットダウンに成功し，杖を使用し，短下肢装具装着での見守り歩行が可能となり自宅退院に至った．

　この経験は筆者に急性期から下肢装具を作製して積極的に歩行トレーニングを進めることの意義を確信させるものとなった．下肢装具療法の考え方に相違があった職場環境であったが，3カ月間歩行不可能であった症例が，長下肢装具を作製して2週間で短下肢装具に移行し見守り歩行可能となって自宅退院できたという事実は，どこの馬の骨ともわからない新任部門責任者が主張する「装具療法の重要性」を証明する機会となった．

　しかし，長下肢装具の作製を進めるうえで簡単には解決できない複数の問題がある．第一に早期に作製した装具は回復期リハ病棟入院中に不適応となる可能性がある．装具作製が頻回に行えない現状では，重要な問題である．第二に歩行トレーニングの詳細は理学療法士の裁量に任されているため，装具に対する十分な知識や経験がない者，あるいはガイドラインで推奨された治療であるにもかかわらず装具に対して否定的な意見をもつ者が担当した場合，作製した装具が活用されない危惧がある．これら2つの問題の解決は容易ではない．これらの問題を少しでも解決すべくわれわれの小さな取り組みが始まった．

■ 筆者所属施設の周辺の装具作製状況

　筆者所属施設のある市内の（脳卒中）急性期病院において，下肢装具の作製状況を調査した結果を図1に示す[1]．市内の急性期病院は4施設あり，当院を含めた2施設では積極的に長下肢装具の作製がなされていることがわかる．一方で他の2施設は長下肢装具の作製はほとんどなく短下肢装具の作製のみがなされていた．このように同じ市内の急性期病院でも作製状況に相

違が生じていた．当院の特徴は他の3施設と異なり唯一，長下肢装具の作製数が短下肢装具の作製数を上回っていることである．当院で長下肢装具を作製するケースは，ほぼ全例が回復期リハ病棟へ転院（1例のみ特殊な事情で自宅退院して外来通院を選択した）する．一方で，短下肢装具を作製したケースの多くは自宅退院をしている．これまでの経験上，早期から短下肢装具で歩行トレーニングが可能な症例は麻痺が軽度から中等度であり，このような患者は皮質脊髄路損傷が重篤ではなく，その多くは急性期病院在院中に劇的に改善する．すなわち早期の状態に合わせて装具を作製すると，たちまちオーバーブレースとなってしまい，すぐに装具不要となるケースさえも存在する．そのため当院では短下肢装具を充実させ，初期から短下肢装具で歩行可能な患者は備品で対応することが多い．短下肢装具を作製する患者は早期に病棟内歩行を自立させるうえで必要不可欠な場合や，転院や外来通院を望まず直接自宅退院を望む症例が多い．すなわち，急性期在院中に歩行自立が見込まれる軽症例である．このような背景により長下肢装具と短下肢装具の作製数が他の施設と逆転している．

　図2には作製された長下肢装具の継手の内訳を，図3には作製された短下肢装具の継手の内訳をまとめた．当院の特徴は可動式の装具が多い点であり，他の病院では底屈や背屈を制限する靴べら式短下肢装具が多いのが特徴である．当院において短下肢装具で可動性が高い装具を選択するのは，前述のとおり，急性期病院から直接自宅に退院できる状態の患者がほとんどを占めるためであろう．長下肢装具は可動性の高い装具と可動性の低い装具に明確に分かれている．当院では積極的に前方歩行トレーニングを進めているため可動性の高い装具が多くなっていると思われる．このように施設間で装具療法についての考え方に相違があることがこの調査からうかがえる．ただし，本調査は装具の作製状況のみを調査したものであり，実際には入院期間や各症例の障害の重症度など，さまざまな要因が関与して作製数に相違が生じている可能性がある．

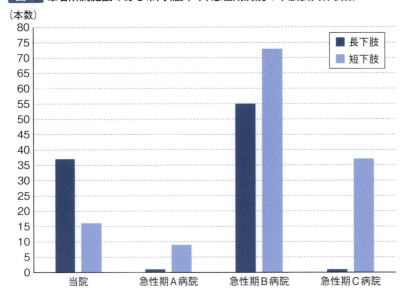

図1 筆者所属施設のある市内（脳卒中）急性期病院の下肢装具作製数

文献1）より引用

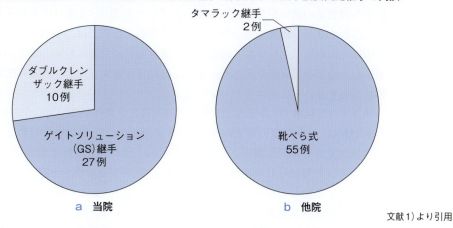

図2 筆者所属施設のある市内(脳卒中)急性期病院で作製された長下肢装具足継手の内訳
a 当院
b 他院
文献1)より引用

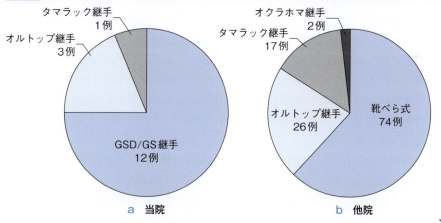

図3 筆者所属施設のある市内(脳卒中)急性期病院で作製された短下肢装具足継手の内訳
a 当院
b 他院
文献1)より引用

急性期で装具を作製するうえでの留意点

　前述したように当院から回復リハ病棟へ転院する患者が作製する装具は主に長下肢装具であるため，ここでは長下肢装具の作製について述べる。当院では麻痺の残存が予測される症例に対して作製しており，脳画像所見上，麻痺の早期回復が予想される症例での作製には非常に慎重である。

　ところで他施設では，装具の必要性をどのように判断しているのであろうか。当院では理学療法担当者から医師に装具作製の必要性を上申する体制となっている。このような体制では，担当者が不要と判断した場合には装具作製の検討が行われないことになる。その判断が適切であったのなら問題ないが，もし適切ではなかったとしたら，患者にとって不利益が生じることになる。当院の担当者により不要と判断された症例が果たしてどの程度予測どおりの帰結を迎えているのか。その実態について調査した[2]。

　2014年7～12月の間に備品の長下肢装具を使用し歩行トレーニングを実施した患者のうち作製に至らなかった患者について，担当者が作製不要と判断した要因を調査し，在院日数，その後の下肢装具の使用状況(転院時にKAFOを使用したトレーニングが必要であったか否か)を調査した。担当者に質問紙を用いて調査した項目を表1にまとめた。対象となる症例は32ケース存在し，全ケースについての調査票が回収され，有効回答率も100％であった。

　作製に至らない(作製不要)と判断した要因についての結果を図4に示した。最も多かったの

は，早期回復の可能性が高く作製は不要と判断したという回答であった．2番目に多かったのは歩行練習量の確保自体が困難であったという要因で，3番目に多かったのは転院日が近くすでに作製できない状況であったという急性期病院ならではの要因であった．練習量の確保自体が困難であるほど重症である場合には，装具作製の対価に見合うほどの使用めどが立たず，作製を控えることは妥当であろう．また，転院日が近すぎても作製途中での転院となるため現実的に作製を進めることは難しい．

　検証すべきは第1位の要因である．早期回復の可能性が高いとした判断は妥当であったのか．われわれは「早期回復の可能性が高い」と判断された19例の在院日数と転院時の長下肢装具の使用状況を後方視的に調査した．在院日数は32.94±11.23日であった（医療的介入が必要となり長期入院を避けられなかった3例は在院日数調査の対象から除外した）．転院時にすでに長下肢装具を必要としなかった症例は63％であった．また，長下肢装具と短下肢装具を併用していた症例が11％存在した．一方で，長下肢装具の使用を継続していた症例は5例あり，その割合は26％であった（図5）．この結果をみると74％はその判断が妥当であったように思われる．あくまで転院時であり，あと1週間入院が延長していればこの結果はさらに精度が増したと思われるため，この数値を高いとみるか低いとみるかは判断が分かれるところかもしれない．それでも26％が妥当ではないとすればそれを100％に近づける努力をしなければならない．

　当院ではこの結果を元に，装具作製の是非，トレーニングの方法について協議する，装具カンファレンスという場を設けることとした．理学療法中に治療を目的として長下肢装具を使用した症例は全例，全理学療法士がともに作製の是非を協議することとした．装具カンファレンスの開始時期は，当院の平均的な回復期リハ病棟転院者の在院日数から求め，入院から11日以内が目安となっている．

　現時点での装具カンファレンス後の予測精度を検証した[3]．2015年3～6月までの間に長下肢装具を使用した歩行トレーニングを実施したのは16例であった．そのうち，7例が作製必要と判断され，9例が不要と判断された．作製不要となった要因は歩行トレーニング量の確保困難が2例，早期回復の可能性が高いとの判断が7例であった．カンファレンスの開始日は入院から12.4±4.4日であった．図6に結果をまとめた．装具作製が必要と判断された7例のうち，転院時も長下肢装具を必要とした症例は6例で，1例のみ短下肢装具への移行練習中であった．早期回復の可能性が高いため作製不要と判断された7例のうち，無装具歩行が可能になった者が1例，短下肢装具に完全移行した者が2例，短下肢装具への移行練習中の者が4例であった．カンファレンス実施前のデータと比較すると，転院時点で短下肢装具へ移行しつつある例はすべて早期回復の可能性が高いと判断されており，2014年調査時の74％よりも要不要の判断の精度が増したように思われた．

　装具作製の判断が妥当であったかを検証する方法がなく，また，短下肢装具への移行についても明確な判断基準がない．そして，対象者数が少なく，在院日数にも多少の違いがある．よって，本研究の結果だけでは断言できないものの，今回の結果をみる限り，装具カンファレンスの開催には一定の効果があると思われた．当院では現在もこのシステムを継続している．このシステムは装具作製の必要性を検討するうえで有効であるだけでなく，歩行トレーニングのあり方についても意見交換できる貴重な場となっている．なお，機能的な側面から必要と判断されても全例が作製に至るとは限らない．当院では作製に際して表2に示した留意点を全項目チェックすることを義務付けている．患者の心理的な側面や経済的社会的背景も十分に把握する必要がある[4]．

表1 長下肢装具を使用したが作製に至らなかった要因の調査内容

対象	当院リハビリテーション科に従事する理学療法士10名
調査期間	2014年7〜12月
データ収集方法	自記式質問紙を用いた留め置き法
調査項目	当院備品のKAFOを使用した歩行練習を実施したが,オーダーメイド装具作製には至らなかった要因
回答項目	・KAFO使用拒否　・転院先での使用可否 ・KAFO作製拒否　・歩行予後不良 ・練習量の確保困難　・転院日が近い ・早期回復の可能性　・その他
回答方法	選択回答法(複数回答)

文献2)より引用

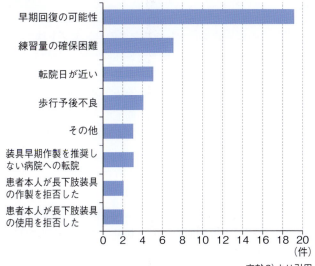

図4 作製に至らなかった要因についての調査結果

文献2)より引用

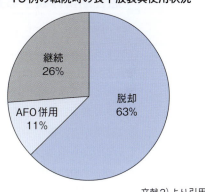

図5 「早期回復の可能性が高い」と判断された19例の転院時の長下肢装具使用状況

文献2)より引用

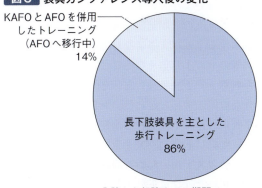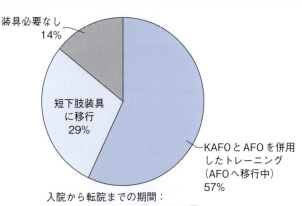

図6 装具カンファレンス導入後の変化

a 作製必要群の転院時の装具使用状況

b 作製不要群の転院時の装具使用状況

文献3)より引用

表2 急性期における長下肢装具作製時の留意点

- 立位，歩行練習が可能な状態かを評価
- 呼吸，循環系の機能障害によって歩行練習が妨げられないかを評価
- 患者，家族の同意が得られるかを確認
- 運動麻痺の重症度の評価が十分になされているかを確認
- 早期の麻痺の改善が考えられないかを確認
- 病前の歩行能力の確認
- 関節に高度の拘縮がないかの確認
- 経済的・社会的な背景の確認
- 転院先での継続した歩行練習が可能かの確認

文献4)より改変引用

急性期に作製する長下肢装具

　長下肢装具を必要とする症例に対する当院での積極的歩行トレーニングのコンセプトは，「急性期重度片麻痺例の歩行トレーニング」の項（p.98）に示した。長下肢装具は一般に介助を必要とする時期に使用され，患者の改善に伴い短下肢装具に移行することが多い。すなわち最終的な装具としての意義はほとんどなく，治療のために用いられる装具である。そのように考えるとセラピストによる治療のために用いられるツールとも考えられる。筋電図を用いた研究から得た結果から，前型歩行を重要視する当院のセラピストは，長下肢装具を重度片麻痺例においても早期から前型歩行を展開させることができるツールとしてとらえていると言っても過言ではない。そのため倒立振り子モデルに沿った下肢の運動が再現できるように，足関節の底屈と背屈を制限しない，足部可動性の高い長下肢装具を作製することが多い。

　この装具の足部継手は内側と外側で異なる。外側がゲイトソリューション継手，内側がダブルクレンザック継手となっている。基本的には底屈を遊脚期中にのみ制限して，立脚期には制動する。すなわち遊脚期中の底屈を防ぎ足先の引きずりを防止し，立脚初期の荷重応答期には底屈を許容する。底屈速度の調整は油圧調整によって可能となり，適切な荷重応答期を構築すべく調整が可能である。その際の背屈制限は立脚中期以降の下腿の前倒を妨げるため設定しない。よって，ダブルクレンザックは可動域制限を設けないよう設定する。もし，それが難しい場合にはダブルクレンザックにより可動域を制限して軽度の背屈制限を設けるなどすればよいし，立位訓練に重点を置きたければ底・背屈を制限するなどさまざまな対応が可能である。

　この装具の欠点は金属支柱のためプラスチック製のものより重くなること，プラスチックのタイプほどコンパクトではないことなどが挙げられる。長下肢装具の重さを気にする理学療法士も多いが，長下肢装具を用いた前型歩行は十分な股関節伸展を経た後に麻痺側下肢を振り出す歩容を作り出すトレーニングである。麻痺側下肢遊脚前の十分な股関節伸展は股関節屈曲にかかわる腸腰筋と大腿直筋を伸張させる。伸張された筋は筋張力をより発揮しやすくなり，われわれの経験上，振り出しを容易にするため，長下肢装具を用いた歩行訓練時に装具の重さが妨げになると感じることはない。特に介助ループを用いた操作は振り出しが容易になる。短下肢装具に移行した後に，もし制動が必要であればダブルクレンザック継手の設定を変更することで対応できるところもこの装具の魅力である。

　装具作製は頻回にできるものではないため，状態が変わることを前提とし，ある程度の多様性をもつことも重要であろう。足部は靴を履くタイプとしているが，これは主たる転院先の病院からのリクエストによる。短下肢装具への移行後に，屋内歩行用と屋外歩行用の両方に適応できる装具がよいということであった。屋外歩行時は靴を履き，屋内歩行時はプラスチックの

底にて歩行する。膝関節はリングロックで固定する。もし軽い可動域制限があればダイアルロックを使用することもある。「急性期重度片麻痺例の歩行トレーニング」の項（p.98）に記述したように短下肢装具へのスムーズな移行を図るため短い長下肢装具（semi-KAFO）に移行できるように設定する。そして，主に遊脚を介助するための介助ループを設定して分回すような歩容や内・外旋を矯正する。

　前型歩行トレーニングを積極的に進める当院であるが，全例に前型歩行トレーニングを展開できるわけではない。発症前から股関節伸展制限がある高齢者や，なんらかの疾患や外傷によって足部や膝関節に変形を伴っている患者では前型歩行を展開できない場合がある。また，作製するうえで，監視レベル以上の歩行の獲得がゴールにならない症例も存在する。そのような場合には足部可動性の高い装具を作製する必要性を慎重に判断し，前型歩行を前提としない継手を選択する必要があるだろう。意識障害が遷延した重度の片麻痺例などは歩行トレーニングへの参加が得られない場合もある。そのような症例の理学療法は受動的なものとなり能動的なトレーニングが行えず，日常生活自立度の予後は一般的にきわめて不良であり，歩行をゴールに設定し難い。全介助での立位訓練が中心となる場合，歩行トレーニング量の確保困難という要因で作製しないことが多いが，ときに家族の強い希望で作製を進めることがある。このような場合にはダブルクレンザック継手を両側に用いた長下肢装具を作製する。ダブルクレンザックであれば底・背屈角度の調整も可能であるし，可動にすることも固定にすることも可能である。以前は当院でもカットダウンを目的として足部に靴べら式短下肢装具を用いていた。靴べら式短下肢装具への移行は簡便であり軽量化が図れ，早期のカットダウンにつなげることが可能であるが，底屈を制限することは荷重応答期の構築を妨げ，倒立振り子運動を再現できないデメリットも生じる。すなわち，「急性期重度片麻痺例の歩行トレーニング」（p.98）に示したような前型歩行トレーニングが展開できない。また，長下肢装具での歩行トレーニングを積極的に行った場合，その蓄積によってプラスチックにひび割れが生じやすいため作製を控えるようになった。

急性期から回復期への連携

　急性期から装具を作製する以上，われわれが行う下肢装具療法のコンセプトを回復期の理学療法士に理解してもらう必要がある。そうでなければ，償還払いとはいえ，高い金額をかけて作製した装具が無用の長物になりかねない。どのようにして繋がりをもてばよいかと考えたときに，そもそも回復期にどのような理学療法士がいるのかを知らない自分に気が付いた。さて，どのようにして繋がりをもつのか。まずお互いの存在を知らない状態を打破する必要がある。そして，ある一定の共通の知識をもつことが必要である。お互いの考え方を理解する必要があり，その意見交換のなかでどのような治療が最も適切となるのかを討議していくべきである。装具作製を進めるうえでは転院先の病院とそうしたやり取りがなされていることが理想的であり，早急に取り組まなくてはならない課題であることを自覚した。どうすればこれが実現可能かを考え，多くの関係者がともに学べる機会が必須であると思い至った。その際に意見交換をして，これからのあり方について協議できればなおよいだろう。筆者が所属する宮城県理学療法士会が主催している地域の研修会で，この企画を提案したところ，快諾をいただいた。まず，魅力ある研修会を催し，先端的な講義を聴講いただく。そして，多くの参加者が集まるその場でシンポジウムを開催して意見交換する機会を設けることにした。

▶研修会の構成

　講義では歩行のバイオメカニズム，下肢装具を用いた歩行トレーニングの臨床実践，下肢装

具を用いた先端的研究をテーマに，3講師に話していただき，科学的根拠を基にどのような装具が適応となり，どのように装具療法を進めていくのがよいかを討議することを目的とした。

その後に筆者の施設所在地周辺の主要な回復期リハ病棟の代表者(A氏)と急性期から回復期，生活期まで一貫した病床をもつ病院の代表者(B氏)，そして急性期病院を代表し筆者がシンポジストとなり，「急性期～回復期病院での脳卒中片麻痺例の早期歩行練習と下肢装具の現状と課題」と題して現在の装具療法の実際の進め方とこれまでの実績，それぞれの領域での課題について報告した。最後の討議では急性期と回復期の装具療法のあり方，装具作製を早期から進めるうえで生じうる問題について話し合った。

このシンポジウムでは，作製自体が頻回に行えるものではないことから，装具を早期から作製するよりも運動麻痺の回復を待って作製すべきではないかという意見が多かった。しかし，機能が回復する急性期から積極的に歩行トレーニングを進めるうえで本人用長下肢装具の作製が望ましいという急性期病院からの主張に対しても一定の理解を示していただいた。当院は急性期に特化した病院であるため，回復期以降のフォローができない。急性期に作製することで回復期以降にどのような不利益が生じうるのか，その点がわれわれの最大の不安である。さまざまな変化に対応できる下肢装具の作製には肯定的な意見もいただいた。

▶研修会後の対応

企画した研修会は，過去に例をみないほど，多数の参加者を集めることができた。それでも，脳卒中の理学療法診療に従事するすべての理学療法士が，この学術研修会に参加したわけではない。連携を図れる可能性が高いのはまだごく一部にすぎない。まずはこの研修会のシンポジウムを通して連絡を取り合えるようになった施設との連携を図ることを目標とした。

当院からの回復期リハ病棟転院者の約7割が近隣にある宮城県最大の回復期リハ病棟病床数をもつ病院へ転院する。その病院では，当院で進める積極的な前型歩行トレーニングの内容を理解していただいている。その病院を代表してシンポジウムに参加してくれた理学療法士(A氏)と連絡を取り，症例の状態を解説し，作製を進めてよいかを打診した。快諾が得られた後に作製を進め，治療経過および装具の取り扱い，装具療法を今後どのように進めてほしいかなどの意見も含め，診療情報提供書とは別に装具にかかわる情報をまとめて提供した。まずは，A氏との連絡を複数例で行い，連携の型が形成された後に各担当理学療法士間でやり取りするように進めた。なお，筆者はこの病院のリハビリテーション科専門医とも面識があり，別の機会を通じて当院での長下肢装具の作製の是非を打診し，以前より快諾を得ていた。しかし，実際に歩行トレーニングを展開するのは理学療法士であり，理学療法士が装具に関する知識や装具療法に対する知識を持ち合わせていなければ作製した長下肢装具は適切に使用されるはずがない。筆者らは実際に歩行トレーニングを担当する理学療法士が装具に関する知識を共有している者であり，連携を取れることがわかった後に作製を進めることを重要視した。シンポジストA氏，B氏が所属する施設を手始めに，装具療法に対して理解を得られた他の病院とも連絡を取り合い，複数の病院と連携を図りつつある。

▶継続した連携強化への取り組み

われわれは学術活動をベースとし，研修会を機に装具連携を広く展開する試みを継続している。

2010年に開催した研修会を通じた学術活動は宮城県理学療法士会の活動として毎年，継続している。2011年の3月11日，宮城県は東日本大震災に見舞われ甚大な被害を受けたため，2011，2012年は開催がかなわなかったが，2013年より再開し，2014～2016年は継続して年に2回の活動を続けている。この研修会では筆者やA氏，B氏，その他関連スタッフ，宮城県内

のリハビリテーション科専門医などの特別講演を2題行い，そして，症例報告を数題発表し，そこでの討議を重要視している。

　この研修会のほか，より少数で意見が言いやすい環境で行うことを目的とした一症例検討会も開催している。一症例検討会の発表者に賛同していただけた場合には公開しており，近隣の理学療法士に自由に参加していただいている。公開となった一症例検討会はまだまだ少なく，少数の会によるメリット，多数の会を開催するメリット，それぞれのメリットがあることをよく表していると思われる。この一症例検討会は装具療法のあり方そのものを相談できる貴重な場となっている。これまで，当院からの呼びかけによって16回の一症例検討会が開催された（2016年6月時点）。

　地域の研修会での症例報告を学会発表につなげることや，当院での調査結果や症例の治療経験を積極的にまとめて報告する活動も続けている。当院での研究や他施設との共同研究は「急性期重度片麻痺例の歩行トレーニング」の項（p.98）にて紹介したとおりである。地域の連携を図り，自分たちが行っている歩行トレーニングや装具療法を広く公開し，意見を求め，学術的にも臨床家としても切磋琢磨し一人ひとりが発展できる，そのような地域連携の姿を理想としている。

終わりに

　筆者が回復期リハ病棟に勤務していた頃，処方される装具のほとんどが靴べら式短下肢装具であった。その状況は今も変わらないという話を耳にすることがある。医工学分野の発展は非常に速い。脳卒中理学療法にかかわる者は進化の速い装具に対する知識を常に更新すべきである。各種デバイスの発展に伴い，歩行トレーニングのあり方も変化してきている。積極的に学習の場に参加して常に新しい情報を得るほか，他施設の理学療法士とも学術的なかかわりをもち，理学療法のあり方を協議できればよいと思う。一症例検討会や研修会企画に多くの参加者が集まり活発な討議がなされ，容易に連絡が取れ相談できる… そんな顔のみえる連携の充実を図りたい。われわれの活動はまだ道半ばであり，"連携が取れている"といえる理学療法士や医師の数は残念ながら限られている。連携を強化する取り組み，そしてわれわれの行っている治療が適切なものかを検証していく活動はこれからも継続する必要がある。

◎文献

1）駒木絢可，阿部浩明 ほか：仙台市の急性期病院における装具作製の実態～当院の装具作製の実態と仙台市内の急性期病院の装具作製状況～．みちのく脳血管障害への下肢装具カンファレンス（仙台），論文集：2-3，2014．
2）関　崇志，阿部浩明 ほか：片麻痺患者に対する長下肢装具作製における理学療法士の作製意思過程の調査．第4回下肢装具カンファレンス（大阪），論文集：50-51，2015．
3）斎藤麻梨子，阿部浩明 ほか：当院における装具カンファレンス導入後の変化について．第5回脳血管障害への下肢装具カンファレンス（大阪），論文集：10-11，2016．
4）神　将文，阿部浩明 ほか：重度片麻痺者における長下肢装具作製の経験 ～経験の浅い演者が体験した装具作製から現状までの過程～．第4回脳血管障害への下肢装具カンファレンス（東京），論文集：32-33，2015．
5）阿部浩明，大鹿糠徹 ほか：急性期から行う脳卒中重度片麻痺例に対する歩行トレーニング．理学療法の歩み，27（1）：17-27，2016．

IV 装具療法の理学療法連携

② 装具療法の連携（回復期から生活期へ）

大垣昌之

- 機能分化が進み，脳卒中における理学療法の縦断的な経験ができなくなりつつある。そのため，各病期における理学療法士間の情報共有が求められる。
- 情報は急性期，回復期，生活期と一方向性に伝達されるのではない。紹介元医療機関へも情報を伝達する双方向性でなければならない。
- 生活期への移行時は，装具にかかわる情報を要約し，本人や家族のみでなく生活期にかかわる専門職への情報伝達が重要である。
- 退院後のフォローアップを地域全体で考える仕組みづくりにも，理学療法士は積極的に関与すべきである。
- 理学療法は，退院後にもその効果が継続しているかが重要であり，退院後のアウトカムを確認することが当たり前の時代が来るだろう。

回復期の装具療法の役割

▶回復期リハビリテーション病棟の意味

　医療・介護において機能分化（急性期，回復期，生活期）という言葉をよく聞くが，リハビリテーション（以下，リハ）の分野では医療・介護全体のなかでも先駆けて，急性期，回復期，生活期の役割分化がなされている。脳卒中者も例外ではない。2000年に回復期リハ病棟が診療報酬上で制度化され，同年介護保険制度も始まった。急性期，回復期，生活期，各病期での理学療法士としてのかかわりは異なるが（図1），障害を診るといった視点は同じである。

図1 各病期による理学療法目標

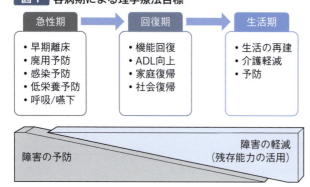

機能分化の先駆け
　2000年に回復期リハ病棟が診療報酬上で制度化され，同年介護保険制度も始まった。また，2006年に疾患ごとに算定日数制限が設けられ，それ以降は介護保険，つまり生活期として分化された。

回復期リハ病棟にはさまざまな規定があるが，とりわけ2008年から入院規定のなかに重症患者の割合が設けられた．以降，2年ごとの診療報酬改定のたびに，重症度規定が引き上げられている．一方，急性期医療機関においても，国の施策により在院日数が短縮傾向にある．急性期医療機関の在院日数が短縮傾向になるということは，回復期リハ病棟のベッド稼働率が上昇する．つまり回復期でも在院日数短縮が求められているということである．当院でも徐々に入院患者が重症化および在院日数が短縮傾向にあるのも事実である(図2)．

回復期リハ病棟では，重症な患者を早期より受け入れ，ADL能力を向上させ，社会参加につなげることが求められる．重症な症例では，理学療法士の両手のみでは対応できず，長下肢装具などを有効に活用することが，早期立位・歩行の獲得につながる．脳卒中者において，急性期からの長下肢装具を含めた装具療法の有用性は，脳卒中治療ガイドライン2015[1]，理学療法診療ガイドライン[2]においても示されており，その詳細は他章を参考にしていただきたい．急性期では，前述どおり在院日数の問題で，院内備品を使用する場合が多いが，回復期では一定の入院期間で集中的に立位歩行練習を行うため，早期より本人用に装具を作製するほうが望ましい．本人用に作製した長下肢装具と院内備品の長下肢装具では，歩行時の筋活動は本人用の長下肢装具のほうが高く得られる傾向がある[3]（図3）．つまり，本人の体格に適した装具のほうが，有効な筋活動を発揮することができる．

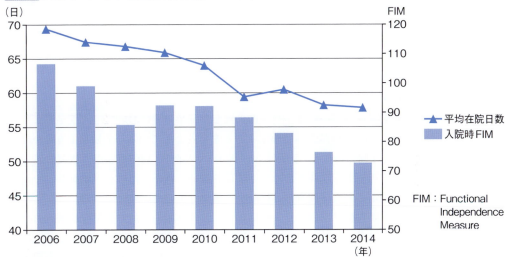

図2　入院時FIMと平均在院日数（当院のデータ）

FIM：Functional Independence Measure

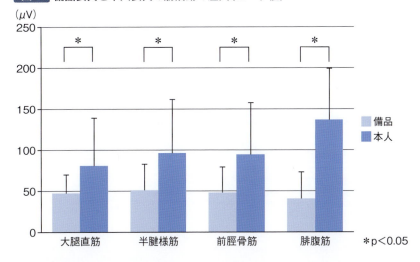

図3　備品装具と本人装具の筋活動の差異（ピーク値）

$*p<0.05$

▶回復期での装具療法の役割

　脳卒中者の歩行を再建するためには，歩行練習の機会を増やすことが必要である．高頻度の反復練習こそが歩行機能再建につながり，長下肢装具を含めた歩行練習が重要である．高頻度の歩行練習実現には，長下肢装具などの有効活用が欠かせない．

　回復期リハ病棟の多くは365日，理学・作業・言語聴覚療法が実施され，1患者に対して複数の理学療法士がチームとして患者の診療にかかわることが一般化している．そのため，情報の共有や技術の標準化も今まで以上に求められる．装具の使用においては，同じ施設内の理学療法士個人の裁量に任せている施設もあるのが現状である．脳卒中片麻痺者の立位歩行練習には，長下肢装具を含めた装具を使用していくことを施設内で統一して認識することが大切である．当然，これについては，理学療法士のみでなく，医師の認識も必要である．

　装具に関しては，理学療法士のみでなく，処方する医師，作製する義肢装具士や医療ソーシャルワーカーのかかわりが重要である．以下当院の状況を紹介する．

▶装具療法の標準化

　近年，装具採型や使用の際に，装具検討会やブレースクリニックなどで，理学療法士のみでなく，医師や義肢装具士を交え協議している施設も多くなってきている．当院でも，装具を採型する前に，必ず装具検討会を実施している．従来は，入院早期より装具採型の可否を判断できず，装具検討会自体が退院間近で行われるなど，装具採型の時期が遅延する傾向があった．理学療法士自身の個人的な能力差で，装具の適応判断が見逃されている症例も多いと思われる．そこで当院では，入院早期より装具必要性の有無を判断し，装具検討会へ誘導する目的で脳卒中装具回診を実施している．

●脳卒中装具回診

　脳卒中装具回診（図4）は，当院に入院した脳卒中者において，入院早期より装具必要性の有無を判断し，装具検討会へ誘導することを目的としている．入院後1週間が経過した脳卒中者を対象に週1回行われる．回診者は，医師（リハ医），理学療法士，義肢装具士である．回診では発症からの期間，麻痺を含めた下肢体幹機能，理学療法の進捗状況などを確認し，装具作製が必要と判断された症例を装具検討会へ誘導している．

　回復期医療機関において，入院早期より装具作製の検討や必要な症例への早期採型が行われている施設は多くはない．その理由として①装具採型に関する知識不足，②院内備品の過活用，③治療用装具としての認識不足が挙げられる．院内備品はあくまでも評価用装具であり，必要な症例は早期より装具採型し治療に生かすべきと考える．

　装具回診の効果として①入院早期より装具検討の必要性を確認することができる，②個人的な判断のみで装具採型になることがない，③他者（他専門職）の意見を確認することにより装具適応の有無を判断しやすい，④退院間近に慌てて装具採型することがない，などが挙げられる．装具回診は，装具適応の有無を早期に判断するために標準化されたシステムである．また，義肢装具士にとっても装具回診は，より早い段階で症例をみることができ，身体状況の変化や今後の目標などを，医師，理学療法士と事前に確認し，情報を整理する意味では大変有用である．

図4 装具回診

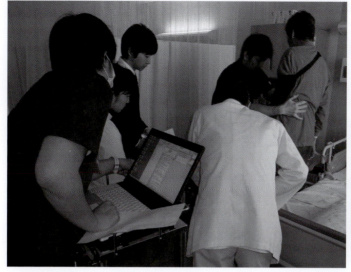
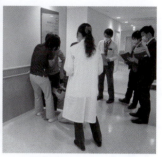

組織的介入
早期より積極的に装具を活用することが重要であるため，個人の判断に委ねず，施設全体として装具採型に至るシステムを確立すべきである。

● 装具検討会

装具検討会（図5）は，主治医から装具採型の処方があった場合や，理学療法士や装具回診により装具適応と判断された場合の全症例で実施している。装具検討会では，装具適応の有無，採型目的，装具種類などを確認している。参加者は医師（リハ医），理学療法士，装具担当理学療法士，義肢装具士，医療ソーシャルワーカー（必要に応じて）である。1症例約30分程度で実施している。装具作製までの流れは図6を参照。

図5 装具検討会

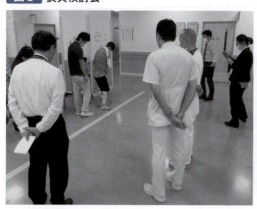
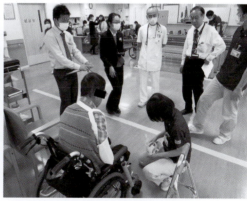

図6 当院における装具作製までの流れ

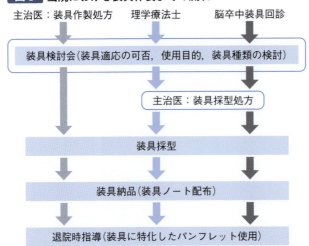

義肢装具士を交えたチーム医療

装具検討会では，本人および家族の意見を確認しながら，医師，理学療法士，義肢装具士，医療ソーシャルワーカーとの連携を図ることが重要である．特に義肢装具士が常駐している施設は少なく，チームの一員として意見交換できる環境作りが必要である．

入院生活から在宅復帰を見据えた対応

▶退院時指導の重要性

在宅生活における装具の使用では，経過とともに変化する下肢状態に合わせて，装具も検討されるべきであるが，退院後のフォローアップ体制が確立している地域は少ない．生活期に装具の諸問題を抱えながら在宅生活をしている症例の報告も散見する[4]．当然，退院後のフォローアップの前に，入院後の指導も重要である．指導項目としては①装具適合性に関する事項，②修理に関する事項，③装具破損時の窓口，などが挙げられる．特に装具破損時にどこに連絡してよいかがわからないケースが多くみられることから，連絡窓口を明確にしておく．上記内容を本人，家族に口頭で伝えるだけでなく，退院後も確認できるようにポイントをまとめたパンフレットなどを作成しておくことが望ましい（図7）．退院後に介護保険へ移行する症例も多いことから，ケアマネジャーへの伝達も欠かせない．

退院後も問題なく装具が使用できているのか？ 退院時指導内容が実践されているのか？ を確認することは重要であるが，退院後に訪問する機会を作ることは容易ではない．そのためにも，ケアマネジャーや訪問理学療法士など，生活期のスタッフとの常日頃の連携が求められる．当院ではフォローアップとして，ケアマネジャーや訪問理学療法士からの情報提供や，義肢装具士による退院後1カ月訪問などを実施し，退院後に起こる問題の早期発見・早期対応に努めている．

生活期の装具は，障害者総合支援法に基づいて支給される更生用装具として作製されることが多く，申請手順や，市町村の身体障害者更生相談所に関する情報も把握しておくことが望ましい．

図7 退院時指導用パンフレット

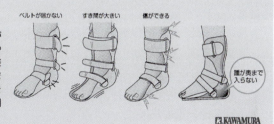

▶生活期支援のあり方

　理学療法士の有資格者が増え，介護老人保健施設や訪問リハなどの生活期で働く理学療法士も増えつつあり，今後ますます理学療法士間連携が求められる．さらには理学療法士のみでなく，多職種を交えた病病連携，病診連携，医療介護連携などさまざまな連携を図っていくべきであろう．

　回復期から生活期へ移行する際は，患者情報を要約し生活期にかかわる専門職に診療情報を提供しなければならない．診療情報の提供は，継続的な医療の確保，適切な医療・介護を受けられる機会の増加，医療・社会資源の有効利用を図るためにも重要である．特に装具に関する情報は，経過とともに希薄になりやすいため，装具作製目的や作製年月日，作製業者などを整理し情報提供することが望ましい．その方法として「装具ノート」も有用である(図8)．

図8 装具ノート

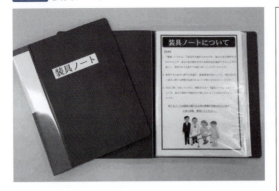

● 装具ノート

　装具ノートは，過去の作製年月日のみならず，作製内容などの装具作製に関する情報を，本人，家族，医師，理学療法士，義肢装具士などかかわるすべての人が継続的に確認できる情報共有ツールである。

　装具ノートの目的を**表1**に記す。2016年4月現在，26医療機関，4義肢装具作製会社の協力の下，1,000冊以上の装具ノートを配布しており，地域連携の一端を担っている。

　装具ノートは，装具作製・修理履歴が整理された様式1（図9）と作製目的や使用部品などが整理された様式2（図10）で構成され，装具納品と同時に配布している。また，退院時指導の一環として，装具に関する指導内容をまとめたパンフレット（図7）も同封している。

　装具に関する情報は，経過とともに希薄になりやすく，特に病院や作製業者が変わると，過去の情報が得られないなかで，装具の再作製や修理を検討しなければならない現状がある。地域内において，同じツールで装具に関する情報共有ができれば，在宅支援にも有用である。患者や家族が，装具に関する情報を整理し保管していることで，再作製時や修理時などの必要時に，円滑に対応できるようになる。装具作製後のフォローアップとして装具ノートの役割は大きい。

表1 装具ノートの目的

1. 下肢装具を作製された方が，過去の装具作製年月日のみならず，過去の装具作製内容や身体状況を確認できる
2. 装具に関する経過を，療養環境が変わっても，装具に関する経過と情報が切れ目なく伝達されることを助ける
3. 装具に関して困ったときは，関係する人へ「装具ノート」を渡していただき，装具の修理や再作製が円滑に行えることを助ける

装具療法の連携（回復期から生活期へ）

図9 装具作製・修理履歴（様式1）

装具作製・修理履歴　　　　　　　　　　　　　　　　　　　　　　　　　　　　様式1

氏名					○○　○○様			耐用年数	作製業者
装具作製日					利用制度		内容		
2014	年	12	月	1	日	健康保険	右長下肢装具	3年	○○義肢
2014	年	3	月	1	日	健康保険	右短下肢装具 硬性	15年	○○義肢
2015	年	9	月	1	日	障害者総合支援法	右短下肢装具 硬性	15年	○○義肢
	年		月		日				
	年		月		日				

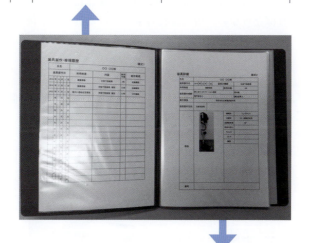

図10 装具詳細（様式2）

装具詳細　　　　　　　　　　　　　　　　　　　　　　　　　　　　　　　　　様式2

氏名	○○　○○様						
装具作製日	2014	年	12	月	1	日	装具の種類	右長下肢装具
利用制度	健康保険				耐用年数		3年
装具作製病院	愛仁会リハビリテーション病院				担当医：		
	理学療法士：				義肢装具士：		
作製業者	株式会社○○義肢製作所						
装具作製目的	治療用装具	早期より立位歩行練習を行い，麻痺側下肢の筋活動を促すことを目的とする。					
部品	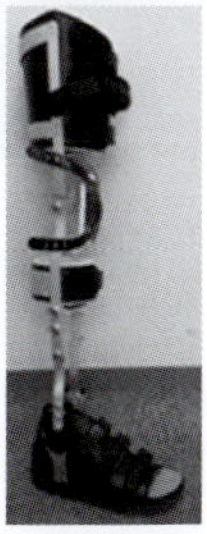	膝継手	リングロック				
		足継手	GS 金属支柱用				
		足関節角度	90°				
		原板の厚み					
		ウェッジ					
		フレア					
		補高					
備考							

Ⅰ 歩行の基礎
Ⅱ 歩行の評価
Ⅲ 臨床での歩行トレーニング
Ⅳ 装具療法の理学療法連携
Ⅴ 新しいトレーニング戦略

▶装具外来の実際

 在宅生活で装具を使用している脳卒中者にとって，装具の破損や不適合性は，日常生活に大きく影響を及ぼす。そのため，一刻も早く現状の評価や修理・再作製が望まれるが，窓口が不明瞭であり放置されている症例も少なくない。その問題を解決する装具外来の存在は大きい。

 当院では，毎週木曜日午後に装具専門外来を実施している。参加者は，医師(リハ医)，理学療法士，義肢装具士である。初診時に問診票を記入し，歩行および装具の状態を確認している。かかりつけ医に装具について少しでも認識してもらうために，装具外来を受診する全患者に装具外来での要約を渡し，かかりつけ医に返書してもらうよう伝えている。

 装具外来を受診する患者の多くは，装具の破損や不適合性を訴えている現状がある。退院時には問題がなかった患者でも経過とともに問題が顕在化してくることを，私たち理学療法士は念頭に置かなければならない。当院装具外来における具体的事例を紹介する。

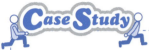

 50歳代男性。2007年4月に脳出血を発症し，入院していた病院で短下肢装具を作製し，2007年9月に自宅退院した。屋内外の移動は短下肢装具を使用して自立。その後，装具の不適合性を感じていたが，どこに相談してよいかわからず放置していた。2014年7月ごろに装具の破損状態が大きくなり(図11)歩行困難となり，当院装具外来に受診となった。

 来院時の装具の状態は，短下肢装具の劣化が激しく，ガムテープなど自己修正を何度も試みた形跡があり，衛生状態も悪かった。また，アキレス腱部には擦過傷の跡もみられた。即日に装具採型し対応した。

 在宅生活をしている脳卒中者において装具を使用している症例は少なくない。しかし，破損や不適合時に対応できる専門職との接点も少なく即時の対応が難しい。退院時指導の重要性や，かかりつけ医やケアマネジャーとのかかわりの必要性を感じた症例であった。

図11 アキレス腱部の傷跡と破損した装具

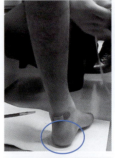
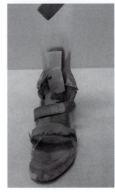
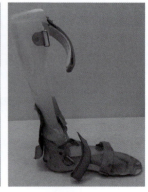

地域連携のあり方

▶リハ医療の変遷

　1966年に理学療法士が誕生して50年が経過した。この50年の間に，理学療法士がかかわる患者の障害構造も重度化，重複化するなど大きく変化した。病院機能分化，地域連携推進など国の施策も進み，脳卒中者の理学療法を取り巻く環境も大きく変化した。社会保障や診療報酬改定による変化も大きく，過去と現在を比べてみると，脳卒中者を診る時間は1日当たりは長くなったが，その反面，限られた日数で高い成果を求められるようになった。今までは，脳卒中者を急性期から，回復期，そして生活期を一連の流れとして診療することができていたが，今は一連の流れとして診療することが難しい。一つの医療機関だけでは目標を達成することが困難であり，より密な地域での連携が必要となった。

　わが国の理学療法の歴史を振り返ってみると，1990年代までは，現在のような急性期，回復期，生活期などの明確な機能分化はなく，一つの医療機関で，発症直後から，外来で生活期まで経験できる病院完結型であった。今後は，機能分化が進み地域全体で支える地域完結型に変わりつつある。そのため，地域内での理学療法士同士の連携が今以上に求められるだろう。

> **Clinical Key Point**
> **病院完結型から地域完結型へ**
> 　脳卒中者は，機能分化が進むなか，一医療機関だけでの対応が難しくなっている。そのためにも，急性期との前方連携，生活期との後方連携が重要になってくる。病院完結型から地域完結型に移行しつつある。

　理学療法士として脳卒中者に対し，縦断的な経験ができてこそ，明確な目標を立案でき，さまざまな問題にも柔軟に対応できる。2000年以降，1人の理学療法士が一部の病期のみを集中的に経験することが可能になった反面，他の病期を経験することができなくなった。そのため，各病期の経験を共有することが，理学療法士自身に求められる。

▶真の連携を目指して

　情報は急性期，回復期，生活期と一方向性に伝達されるのではなく，回復期から急性期へ，生活期から急性期・回復期へ双方向性に伝達されるべきである。医療と介護の連携においても，医療から介護への一方通行ではなく，介護から医療への連携も重要である[5]。

　病期を越えたシームレスな連携のためには，理学療法士個人の努力のみでなく，組織，あるいは地域全体で問題解決に努めなければならない。大阪府三島圏域（高槻市，茨木市，摂津市，島本町）では，理学療法士のみでなく，作業療法士，言語聴覚士を含むセラピストの情報共有ツールとして「セラマップ」（図12）を運用しているのもその試みの一つである[6]。

　脳卒中者の装具に関する情報は，時間が経過するにつれて希薄になりやすい。だからこそ，理学療法士の提供する情報にも十分反映されるべき事項である。

　地域連携とは，患者・利用者中心の治療が継続して提供されることを目指して行われる医療機関・介護保険施設間の人的交流を含む総合的な情報交換である。

　連携にかかわる人は患者が必要なときに適切なサービスが受けられるよう，地域全体の包括的ネットワーク構築にも取り組む必要がある。理学療法士として患者・利用者の円満な在宅復帰・生活だけでなく，地域全体のネットワークづくりにも寄与することが望ましい。

図12 セラマップ

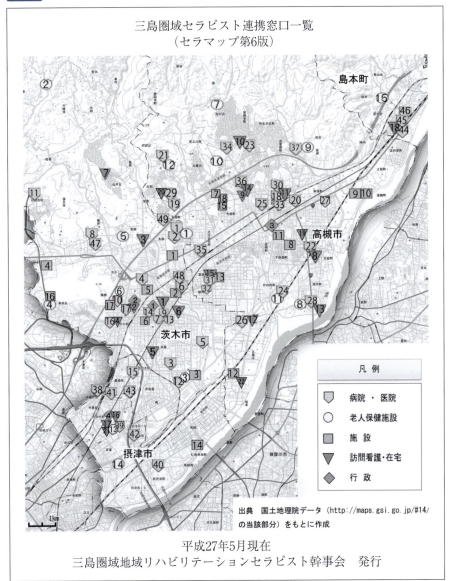

終わりに

　装具療法と連携についての概要とその実際について述べた。また，回復期の位置付けや，回復期における装具療法の役割についても述べた。脳卒中者は，一医療機関，一理学療法士のみで対応する時代から，地域全体で支える時代に変わりつつある。医療・介護にも効率性が求められる反面，機能分化は避けては通れない。理学療法の質を落とさないためにも，各病期，各施設間の連携はますます重要になってくる。

　脳卒中者の装具においては，経過とともに情報が希薄になりやすいため，入院中から情報伝達する方法を検討しておくことが重要であり，一医療機関のみでなく，地域の医療機関とも連携することが望ましい。

　最後に，理学療法の効果は，急性期医療機関，回復期医療機関の退院時がゴールではない。退院時は，障害を抱えながら生活していくことのスタートである[7]。在宅を含めて地域に戻っ

た後も継続的に豊かに生活できているかが重要であり，理学療法士として，退院後のアウトカムを確認することが当たり前の時代が来るだろう[8]。そのためにも，患者が自分の手を離れた後も，装具情報が伝達され，修理や再作製時に困ることのないよう，地域全体で情報共有を含めた支援体制のあり方を構築していくべきであろう．

◎文献
1) 小川　彰 ほか編：脳卒中治療ガイドライン2015, 協和企画, 2015.
2) 日本理学療法士協会：理学療法診療ガイドライン第1版, 2011.
3) 大垣昌之 ほか：院内備品装具vs本人用装具〜長下肢装具による筋活動と静的立位姿勢からの考察〜. 理学療法学, 43 (Suppl-2), 2016.
4) 大垣昌之：脳卒中患者における歩行機能再建と理学療法技術の検証, 理学療法MOOK17　理学療法技術の再検証（福井勉ほか編）, 三輪書店, p.43-57, 2015.
5) 厚生労働省：高齢者の地域における新たなリハビリテーションの在り方検討会報告書, 2015.3.
6) 大垣昌之 ほか：大阪府三島圏域地域リハビリテーション支援センターにおける連携〜セラピスト同士の取り組み〜. 大阪府理学療法士会誌, 42：43-47, 2014.
7) 高橋敏弘：地域包括ケアシステムと地域連携. 秋田理学療法, 23(1)：3-14, 2015.
8) 塚本賢司：担当PT・OT・SWがケアマネ同席で訪問生活の現場で早期問題解決図る. 回復期リハビリテーション, 14：6-8, 2016.
9) 日本理学療法士協会：「地域におけるリハビリテーション提供の在り方に関する調査研究事業」の調査結果. 平成23年度老人保健康増進等事業
10) 津田陽一郎：シームレスな脳卒中理学療法のための視点－病院と地域, その共通点と相違点. 理学療法ジャーナル, 47(6)：479-486, 2013.
11) 須藤恵理子 ほか：回復期脳卒中患者の理学療法と連携のポイント. 理学療法, 30(5)：545-553, 2013.
12) 尾谷寛隆：シームレスな理学療法の実現に向けて. 大阪府理学療法士会誌, 42：2-5, 2014.
13) 浜村明徳：関連職種が果たすべき地域連携・地域リハビリテーション. 日本リハビリテーション病院・施設協会誌, 152：10-15, 2015.

Ⅳ 装具療法の理学療法連携

装具療法の連携（生活期と行政）

芝崎 淳

- 治療を目的とした装具（治療用装具）と身体機能の補完・代替えを目的とした装具（更生用装具）は，申請や作製の手順のほか，作製費支給の制度が異なる。
- 更生用装具は生活のなかで使われるため，現状に適合したものでなければならない。
- 従って，判定の場ではわからない普段の生活様式や歩行の様子を情報提供することで判定の精度が上がる可能性がある。
- 症例を通して更生用装具作製時の行政との連携効果を示す。

下肢装具とは

　装具は日本工業規格（JIS）用語において「四肢・体幹の機能障害の軽減を目的として使用する補助器具」と定義されている[1]。下肢装具の効果には可動域制限，運動の抵抗，運動の援助，矯正などが挙げられており，下肢装具を使用することで立脚相の安定，遊脚相におけるクリアランスの確保，異常姿勢矯正などが可能とされている[2]。脳卒中治療ガイドライン2015においても，歩行の改善のために短下肢装具を用いることが勧められており（グレードB）[3]，脳卒中片麻痺者の歩行障害に対するリハビリテーション（以下，リハ）を進めるうえでなくてはならないツールの一つとして挙げられる。

用途と制度で異なる装具の種類

　装具はその用途の違いから治療用装具と更生用装具に大別される。治療用装具とは治療そのものを目的として医師の処方の下，一時的に使われる装具のことで，日常生活や職業上必要とされるものは対象にならない。治療用装具の代金は，いったん義肢装具製作業者などへ全額支払った後に，各種医療保険制度〔全国健康保険協会（協会けんぽ），国民健康保険，各共済組合，船員保険など〕を利用し，その保険の給付割合に従って代金が還付される（療養費払い）。一方，更生用装具とは，治療が終了した後，失われた身体機能を補完または代替えし，職業または日常生活の維持向上を目的として作製される補装具のことで，労災保険や障害者総合支援法の場合には，その作製または修理に要する費用（補装具費）が支給される（図1）。一般的に病気による後遺症や事故によるけがを負った際に，最初に作る装具は治療用装具として医療保険で作製され，生活期に同一の装具を再び作製する場合は日常生活上必要な装具として更生用装具が作製されることになるが，生活期であっても治療の効果が期待できると判断された場合は，医師の指示の下，治療用装具として作製される場合もある。ただし，この判断は各保険者によって異なるため，事前の問い合わせによる確認が必要となる。

装具療法の連携（生活期と行政）

図1 義肢・装具支給制度選択チャート

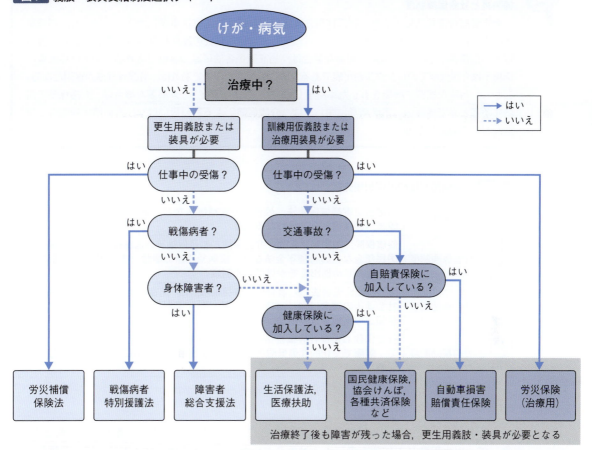

 装具の位置づけ

下肢装具は使用目的から「治療用装具」と「更生用装具」に大別される。「更生用装具」は支給の要否を決定する関係各法において，「補装具」に含まれ，このなかで「装具」と表現されている（図2）。

図2 用途や制度によって変化する装具の名称

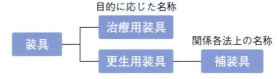

補装具の内訳

義肢，装具，座位保持装置，盲人安全杖，義眼，眼鏡，補聴器，車椅子，電動車椅子，歩行器，歩行補助杖，重度障害者用意思伝達装置，座位保持椅子，起立保持具，頭部保持具，排便補助具

更生用装具〜申請から作製まで〜

更生用装具を必要とする対象者で，最も多いケースは病気による後遺症であると思われる。この場合，適用となる制度は障害者総合支援法になる。

補装具と社会保障制度

　障害者総合支援法によるサービスは自立支援給付と地域生活支援事業に大きく分けられ，補装具費の支給は自立支援給付に含まれる．給付に関しては他法優先の原則に基づき，障害者総合支援法以外の関係各法（表1）で対応が可能な場合は，当該関係各法に基づき給付される．例えば標準型の車椅子は介護保険でのレンタルが可能であるため，要介護認定者であれば，介護保険法が適用となる．しかし，特別な構造や機能を有した車椅子（オーダーメイドタイプ）が必要な場合は，介護保険で対応することができない．下肢装具に関しては，介護保険による取り扱いはないため障害者総合支援法などでの対応となる．

表1　社会保障制度間の選択優先順位について

高→低		
①労災関係	労働者災害補償保険法，公務員災害補償法など，業務に起因する疾病および障害への補償として行われる制度
②社会保険制度	健康保険，国民健康保険，介護保険，船員保険等の医療保険および共済年金，国民年金などの各種年金法など，疾病や不慮の事故，また老後の生活に備えてあらかじめ拠出金をかけておく制度
③社会福祉制度	障害者総合支援法（旧　身体障害者福祉法，旧　児童福祉法），老人福祉法など，社会連帯の理念に則り，身体障害者（児），高齢者等の日常生活ならびに社会参加上の支援を行う制度
④公的扶助制度	社会保険および社会福祉法各法のいずれもが適用困難とされた場合に，初めて，健康で文化的な最低限の生活水準を補償するために適用される制度（生活保護）

※障害者総合支援法よりも介護保険が優先されることに注意

　障害者総合支援法による補装具費支給制度を利用する場合，身体障害者手帳が必要となる．従って，更生用装具の作製を希望する対象者がいた場合，まずは身体障害者手帳の有無を確認しなければならない．また，身体障害者手帳の障害名に記載のある項目に応じた補装具費が支給対象となることに留意すべきであり，医療と福祉で異なる補装具の定義に関しても理解しておく必要がある（表2）．

表2　補装具の定義（障害者総合支援法施行規則第六条の二十より）

①障害者等の身体機能を補完し，または代替えし，かつ，身体への適合を図るように製作されたものであること
②障害者等の身体に装着することにより，その日常生活においてまたは就労若しくは就学のために，同一の製品につき長期間にわたり継続して使用されるものであること
③医師等による専門的な知識に基づく意見または診断に基づき使用されることが必要とされるものであること

補装具作製時の注意点

　補装具は就学，就労をも含めた生活のなかで使用し，この補装具を使用することで生活の質の向上やその範囲の拡大に寄与するものでなければならない．また，その申請・作製理由には医学的根拠が求められ，あれば便利だから，希望しているからという理由だけでは支給できないため注意が必要である．

　補装具の購入（修理）を希望する場合，市町村に補装具費支給の申請を行うことになる．窓口は，各自治体によって異なるため，障害福祉を扱う部署に問い合わせるとよい．近隣自治体であれば，窓口の名称を確認しておき，対象者の問い合わせに答えることができるように準備し

ておくと流れがスムーズである．市町村は補装具の支給を決定するに際し，身体障害者更生相談所（以下，更生相談所）に対し，補装具費支給の要否にかかわる判定（要否判定）を依頼することになっている．更生相談所では判定依頼に基づき申請のあった身体障害者について医学的判定を行い，判定結果が市町村に送付される．新規申請者にかかわる判定を行うときは，できる限り切断そのほかの医療措置を行った医師と綿密に連絡を取り判定に慎重を期することとしており，理学療法士も日常の活動や身体機能に関しての情報提供を積極的に行う必要がある．

身体障害者更生相談所

身体障害者更生相談所は，身体に障害のある人たちが補装具，更生医療，施設利用などの各種福祉サービスを適切に受けることができるように，医師などの専門職員を配置し，専門的・技術的立場から各種の相談業務や判定業務などを行う場所で各都道府県に設置されている．なお，政令指定都市については任意に設置できるとされている．

補装具費支給の方法には2通りある．1つ目は償還払い方式，2つ目は代理受領方式である．理学療法士は，対象者から装具の状態や身体機能との適合について相談を受け，申請を促す立場にあるため，制度や申請の流れをよく理解し，わかりやすい説明を行う必要がある．

償還払い方式と代理受領方式

償還払い方式…申請者が事業者から補装具の購入（修理）のサービスを受けた後，事業者に対して補装具の作製（修理）にかかわる費用を全額支払い，市町村に対して補装具費（基準額－利用者負担額）を請求する方式（図3）．

代理受領方式…申請者が事業者から補装具の購入（修理）のサービスを受けた後，申請者は事業者に対して利用者負担額を支払い，事業者は市町村に対し補装具費から利用者負担額を差し引いた額を請求する方式（図4）．

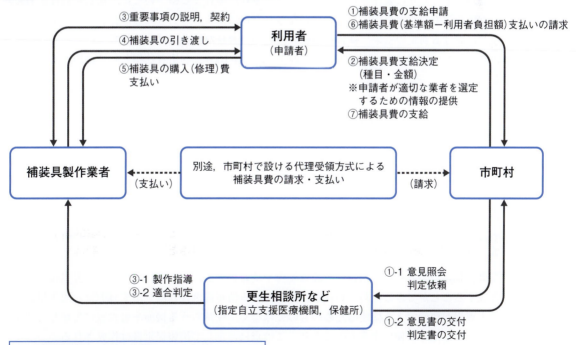

図3 補装具費の支給の仕組み（償還払い方式の場合）

※利用者負担額→負担上限額または基準額×10/100

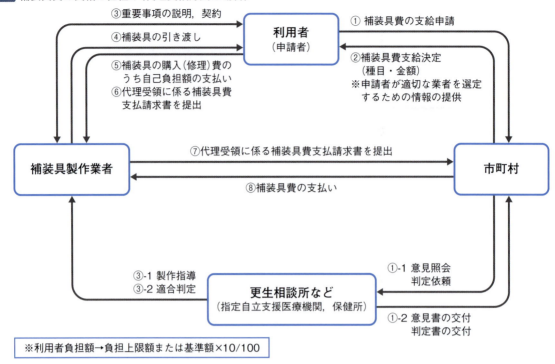

図4 補装具費の支給の仕組み(代理受領方式の場合)

　補装具費の支給が決定すると,申請者は補装具製作業者と契約を交わし補装具が作製される。作製された補装具は適合判定の実施もしくは確認(仮合わせなど)を行うこととされている。適合判定を行う際は,基本的に補装具費の支給を受ける者,医師,理学療法士,作業療法士,義肢装具士,補装具業者,補装具担当職員および身体障害者福祉司などの関係者の立会いの下に実施することとしており,適合判定の結果,当該補装具が申請者に適合しないと認められた場合や処方箋どおりに製作されていないと判断された場合などについては,補装具製作業者に対し不備な箇所の改善を指示し,改善がなされた後に補装具の引き渡しが行われる。更生相談所などにおける判定の結果,補装具の引き渡しが行われた場合には,法の規定に基づき,補装具の購入または修理に要する費用の額の原則1割(10/100)を利用者負担として負担することになる。

補装具(下肢装具)判定と情報提供書

　補装具としての下肢装具の要否判定の方法には,更生相談所に来所して行われる方法(直接判定)と,更生相談所外の専門医に判定を委嘱する方法(文書判定)の2つがある。直接判定は,直接来所した申請者を初めて面接し,その場で必要な下肢装具の判定を行わなければいけないため非常に困難を伴う。従って,生活期を担当する理学療法士は,判定の場ではなかなか把握できない生活上の特徴や試用した装具による歩容,現存する身体機能とそれらを生かす下肢装具の種類などの情報提供を,推測や印象に頼ることなく,根拠をもって示す必要がある。これら直接判定の参考となる情報は医師意見書や情報提供書によって行われ,情報提供書は誰でも作成することができる。われわれが作成している情報提供書の例を示す(図5)。更生用装具は将来獲得が期待できる機能のためのものではなく,今持ちうる機能を最大限に生かし日常生活に寄与するために使用するものであり,この点に注意して情報提供書は作成される。

更生相談所に専任医師が不在であった場合の判定

　更生相談所に専任の医師または適切な検査設備が置かれていない場合は，身体障害者福祉法第15条第1項に基づく指定医または指定自立支援医療機関において当該医療を主として担当する医師であって，所属医学会において認定されている専門医（平成14年厚生労働省告示第159号で定める基準を満たすものとして，厚生労働大臣に届け出を行った団体に所属し，当該団体から医師の専門性に関する認定を受けた医師）に医学的判定を委嘱することが可能である。

図5　情報提供書の例

○○更生相談所
担当先生御侍史

情報提供書

　平素より大変お世話になっております。当院通所リハビリテーションを利用されております　○○○○様　が，更生用装具作成を希望されておりますので，<u>現状を報告させていただきます。</u>

　現在，5年前に更生用装具として処方されましたGSDを使用されています。足関節MAS 2，クローヌス＋，動作時筋緊張の亢進が認められ，crow toeと足内反が生じています。<u>屋内外にて装具の使用が必要であることと，固定性を高くする必要があると判断し更生用装具の作成を勧めました。</u>

　備品のGS継ぎ手およびダブルクレンザック継手付AFOで歩容の確認をいたしました。<u>底屈制限にしてしまうと，初期接地から荷重応答までが急激で，不安定感（自覚，他覚ともに）と膝伸展筋の過剰な活動が認められます。したがって継続使用に伴う疲労と二次的に発生する疼痛の出現が懸念されます。初期接地は踵接地が可能ですので，GS継ぎ手付のAFOが行動範囲の拡大や歩行効率のためにも適応すると考えます。</u>

　上下肢ともに，痙縮が目立つため，ボトックス施注により，機能・活動面での改善，装具の検討やフィッティングの面でも有利と考えご本人にお話しさせていただいております。

　以上，現状報告とさせていただきます。よろしくお願いいたします。

○○病院　リハビリテーション科
理学療法士　○○○○
TEL　＊＊＊＊＊＊＊（代）　E-mail　＊＊＊＊＊＊＊

- 現在の状況を伝えることが重要
- 在宅での使用状況・活動に関する情報を提供する
- 備品などで確認できた内容を伝える
- 根拠に基づいた提案を行う

情報提供書

　情報提供書は，義務付けられているものではなく，作成されない場合も多い。担当する理学療法士や地域によって，作製される下肢装具の有効性に関して差異が生じることなく標準化されることが望ましい。そのためには現場で働く理学療法士が意識して情報提供に努めるなど，行動を起こすべきである。

更生用装具を作製するタイミングは？

　生活期に在宅で過ごす片麻痺者で下肢装具（図6）を使用している者は少なくない。下肢装具には耐用年数があり，種類により異なるがおおむね3年以内になる（表3）。通常，補装具費の再支給は耐用年数を過ぎてから行われるため，この時期には再作製を念頭に下肢装具の確認を行う必要がある。しかし，耐用年数を経過した後も補装具の性能が十分に保たれ引き続き使用できる場合は，再支給は認められない。耐用年数内であっても障害状況の変化などで身体に適合しなくなった場合は，再支給の対象となる。片麻痺者は発症後の長年の経過のなかで，活動範囲の狭小化や活動量の低下により生じる廃用性の筋萎縮，中枢性要因に伴う筋萎縮が混在する[4,5]。また，対象者が後期高齢者になると加齢や虚弱状態に伴う筋量の減少が加わる。従って，身体構造の変化などで装具が適合しなくなる可能性がある（図7）。この場合も再支給の対象となる。しかし，修理などで継続して使用可能な場合は再支給の対象とはならない。

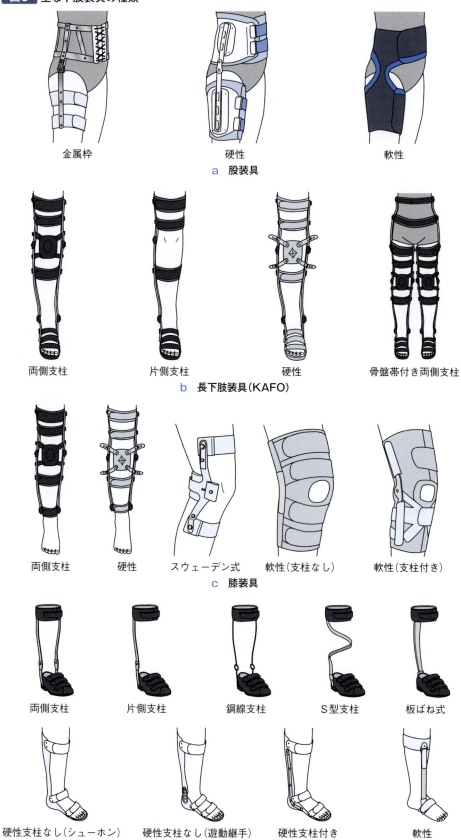

図6 主な下肢装具の種類

図7 装具が身体に適合していない例

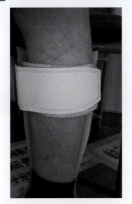

a　PAFO下腿部に隙間

装具を絞ることで改善が可能。修理までは必要とならない可能性が高い。

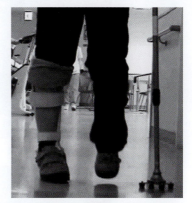

b　PAFO継手付近に隙間が目立つ

装具内で足内反が生じている。足部の幅や側壁の高さ長さを調節することは難しく，バンドの起始や追加も検討する必要があり再作製となる。

表3 主な下肢装具の耐用年数

名称	型式	耐用年数
股装具	金属枠	3
	硬性	3
	軟性	2
長下肢装具		3
膝装具	両側支柱	3
	硬性	3
	スウェーデン式	2
	軟性	2
短下肢装具	両側支柱	3
	片側支柱	3
	S型支柱	3
	鋼線支柱	3
	板ばね式	3
	硬性（支柱付）	3
	硬性（支柱無）	1.5
	軟性	2

　日本テクノエイド協会が2013年に公表した補装具費支給制度の実態把握に関する調査研究によると，補装具の種類によってばらつきはあるものの，申請から適合判定まで2〜3カ月の期間を要するとされている[6]。判定が週1回もしくは週2〜3回の頻度である更生相談所が全国の約6割を占め，補装具の引き渡しにはかなりの期間が必要となる。自治体の窓口で申請を行っても，申請者数が多いと順番待ちとなることもあり，タイミングによっては引き渡しまでの期間がさらに延長してしまうケースもまれではない。歩行機能や身体組成とのミスマッチであれば，予測を立て，余裕をもって申請に望むことも可能であるが，突然発生してしまう破損，特に使用が不可能となるほどの状態（図8）になってしまうと，この期間が対象者の活動性や行動範囲を狭小化し，廃用をきたしてしまうおそれがある。身体の状態や動作のみを観察するのではなく，補装具の状態確認も常に行われることが望ましい。また，急を要するような状況に陥った場合は，迅速に対応してもらえるように，行政に働きかけることも大切である。

図8 装具の破損例

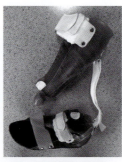
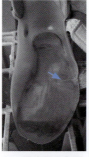
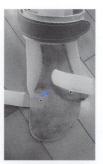

a 継手部品の断裂　　b 足底面の亀裂　　c 足底面の亀裂

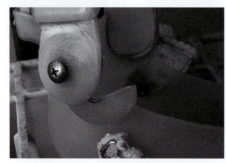
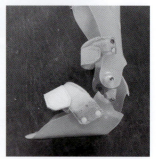

d 継手の破損　　　　　　　　　　e 踵部の欠損

適合判定の連携例

　症例は発症から7年が経過した右被殻出血，左片麻痺（下肢ブルンストロームステージⅢ）の50歳代女性。4年前に作製したタマラック継手付きプラスチック短下肢装具（ankle foot orthosis：AFO）を使用し歩行が自立していたが，第5中足骨頭底に発赤を伴った胼胝と荷重痛が発生した（図9）。歩行を観察すると，装具と下腿の間の隙間が目立ち，装具内で足内反が生じていた。麻痺側立脚時間は非麻痺側と比較して短縮していた。足関節に変形はなく矯正可能であるが，AFOが適合していないために足部が横方向に動揺し，AFO内での足内反を増強させ，疼痛の発生および歩容の変化に至ったと判断した。継手付近の隙間が大きく修理では対応が困難であり，下肢装具を再作製する必要性が高いと判断し，更生用装具申請を勧め情報提供を行った。情報提供は判定を行う更生相談所と，補装具費給付決定を行う自治体の双方に行った。

図9 古いAFO（a）と発生した胼胝（b）

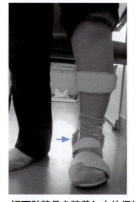
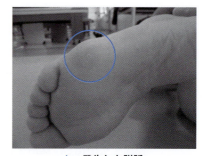

a 短下肢装具を装着し立位保持
装具上端外側と継手レベルで隙間が目立つ。足部は外側に寄り，下腿が外旋，足内反が生じている。

b 発生した胼胝
皮膚が硬く発赤が目立つ。疼痛により連続歩行距離の短縮が起こっていた。

> **Clinical Key Point**
>
> **情報提供時の注意点**
> 自治体では，担当者の異動により，福祉業務の経験がまったくない職員が対応することもあるため，表現は端的にしたほうがよい．しかし，最終的な情報提供先は判定医であるため，一般用語の多用は避けたい．内容が理解されないおそれもある．

　要否判定の結果，補装具が処方された．判定時は足内反の矯正が困難であり，中枢性の疼痛も存在していると判断され，処方内容は，圧迫を避けた緩めのタマラック継手付プラスチックAFO（PAFO）に，高い内側アーチサポートとメタタルザルパッドの追加，足関節バンドの内側起始化であった．このAFOを使用し在宅生活を継続したが，荷重量は少なく速度の低下と荷重痛が残存した（図10）．症例は動作時の筋緊張が亢進しやすく，精神的にも緊張しやすい傾向があった．直接判定の長所は制度と下肢装具に精通した医師，理学療法士，義肢装具士が判断を行うところにあるが，申請者は慣れない環境のなか，身体や歩行状態を観察されるという非常にストレスを感じる立場に置かれる．いくら詳細な情報提供書があったとしても，判定は目の前の状態によって行われるため，普段の状態とかけ離れた処方がなされる可能性もある．初対面の人間が短時間のうちに決定を強いられる状況は，第三者が介入せざるを得ない直接判定の短所であるといえる．従って，情報のフィードバックと判定会の開催が，このシステムの質の向上のために必要となる．

　今回のケースにおいても，作製したAFOの継続使用は困難である旨を判定医に報告し，判定会が開催された．判定会では再作製と適合性を向上させる目的でボツリヌス療法が追加された．治療後は荷重痛が消失した．しかし，依然として動作時筋緊張は高く容易に足内反が生じるため，内反矯正を目的によりタイトなAFOが処方された．歩行時の荷重痛はなく，「左（麻痺側）に引っ張られる」と訴える，症例が自覚する不安定感はなくなった（図11）．歩行パラメーターからも再度作製された補装具が適合していることがわかる（図12）．

図10 要否判定の結果処方されたAFO（a，b）と歩容（c）

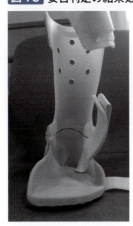
a
処方されたAFO縦アーチが高く盛られている．

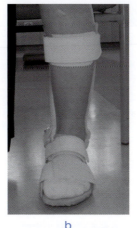
b
立位をとっただけで内反が目立つ．

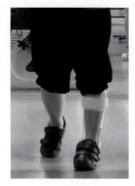
c
歩行で内反が悪化し下腿が外傾する．

図11 適合判定の結果処方されたAFO(a, b)と歩容(c)

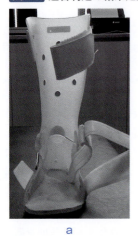
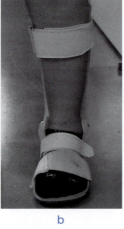
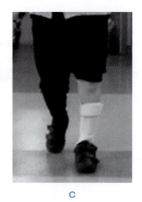

a 適合判定後のAFOは内側縦アーチを低く，全体的に絞られている。

b 立位のアライメントが改善した。

c 歩行中の内反や下腿の外傾は目立たない。

図12 下肢装具の違いによる歩行パラメータの変化

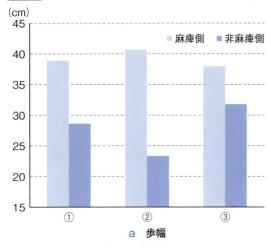
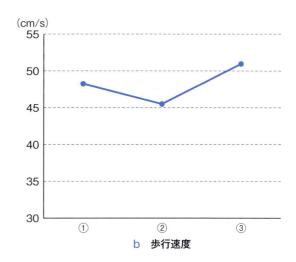

a 歩幅　　b 歩行速度

①従来使用していたPAFO
②要否判定後作製されたPAFO
③適合判定後作製されたPAFO

3条件下の歩行をシート式加重計(ウォークway：アニマ株式会社)で計測後，解析を行った。
適合判定後のPAFO(③)が最も安定している。左右の対称性も改善し，歩行速度が向上した。

備品の検討

　屋外での使用を考えると，履物との適合も検討が必要となるが，下肢装具の適合が先行するためおろそかになることもある(図13)。靴を履くことができなければ外出が困難となるため，日常生活において継続して使用されるべきである補装具の定義からはずれてしまう。使用場面を考慮し，総合的に要否や適合を検討する必要があると思われる。

図13 履物を含めた判定が行われなかった例

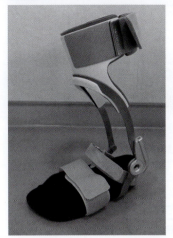

足部を採型，内壁が長くinhibitor barを取り付けた。

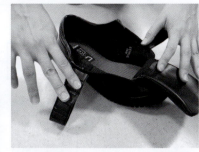

非麻痺側靴

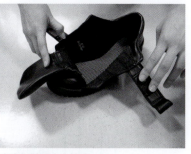

麻痺側靴縫糸を抜去

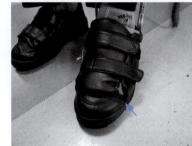

履くことはできたが隙間が生じた。

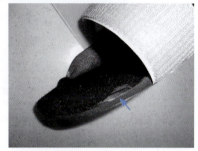

脱着に無理があり1回で内貼りがはがれた。

真に必要な使える更生用装具を作製するために

　2012年度に更生相談所を対象に行われたアンケート調査によれば，判定医が医療職種と連携できているとの回答は約30％しかなく，かつ情報を参考に判定できているとの回答はそのうちの約55％であった[6]。補装具は日常生活上必要なものであり，生活を支える立場にある理学療法士は積極的に情報提供や意見交換を行うべきである。また，補装具のフォローアップに関しては，納品3カ月以内に事業者(義肢装具製作業者)によって行われているケースが約40％あるが，医師や理学療法士によるそれは定かではなく，効果判定を確実に行えているとはいい難い状況にある。われわれは更生用装具を作製する場合，判定医，義肢装具士，申請者とこまめに連絡を取り事前準備からフォローアップまで対応するようにしている(図14)。問題が生じた場合は関係各所に報告し，しかるべき対応を取るように連携を図っている。

図14 更生用装具作製時の連携の取り方

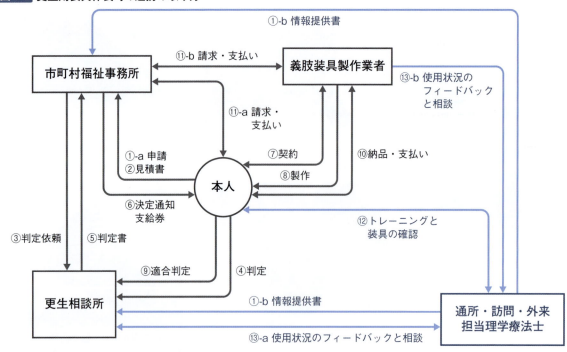

※1　情報提供書は①-a申請時に市町村福祉事務所を通して更生相談所に提出する。
※2　納品後の使用状態を更生相談所，事業者にフィードバックし以後の事例に生かす。
※3　場合によっては適合判定を再度行う。
※4　装具納品後のトレーニングと装具の使用状況・状態の確認を行う。

情報の提供と活用

　作製された補装具の役割や形態などが対象者の日常に適合しない場合，それは生活を補完するための道具ではなく，苦痛を伴うものとなり，使われないままいつの間にか忘れられた存在となってしまう可能性がある。この制度が円滑かつ有効に運用されるためには，関係する職種による情報交換が密に行われるべきであり，歩行と下肢装具の知識を持ち合わせている理学療法士が率先して行動すべきである。

　地域で生活する片麻痺者を支援するために理学療法士が果たすべき役割は，活動の基盤となる身体機能の維持・向上や，それを補完する道具の選定，チェックアウトをしっかりと行うことである。そのためには生活期を担当する理学療法士も積極的に知識や技術の獲得を図るべきであり，それらを常に更新していく必要がある。下肢装具を必要とする対象者が地域に埋もれ，不利益を被ることがないよう行動することは，理学療法士が地域包括ケアの一端を担うことにつながると考える。

◎文献

1) 日本規格協会 ほか：福祉関連機器用語－義肢・装具部門 JIS T0101：2015, 日本規格協会, 2015.
2) 日本整形外科学会・日本リハビリテーション医学会監修：義肢装具のチェックポイント, 第7版, p.230-262, 医学書院, 2008.
3) 日本脳卒中学会　脳卒中ガイドライン委員会（編）：脳卒中治療ガイドライン2015, p.288-291, 協和企画, 2015.
4) 蜂須賀研二 ほか：脳卒中片麻痺の筋萎縮. リハビリテーション医学, 35(7)：496-501, 1988.
5) 大川弥生 ほか：脳卒中片麻痺者の廃用性筋萎縮に関する研究「健側」の筋力低下について. リハビリテーション医学, 25(3)：143-147, 1988.
6) 日本テクノエイド協会：補装具費支給制度の施策検討に向けた実態把握に関する調査研究事業 報告書, p.10-27, 2013.

Ⅳ　装具療法の理学療法連携

4　装具にかかわる行政の役割

西嶋一智

- 生活期に使用される更生用装具は，多くの場合，障害者総合支援法により身体障害者更生相談所での判定の下に作製される。
- 福祉での装具支給は主に税金で賄われるため，医療での装具処方と異なり，無駄な機能のない，より安価な装具が求められる。
- 補装具の制度の趣旨をしっかりと守りながらも，それでいて真に必要としている人には杓子定規でない柔軟な運用を行って，適切な補装具の支給を行うためには，判定においてリハビリテーション専門職の果たすべき役割は大きい。

公的制度が支える装具調達

　脳卒中で片麻痺を呈した者によく用いられる装具に短下肢装具があるが，この短下肢装具は数万円から10万円以上するものまである。歩行に際して装具を要するような下肢麻痺が残存した場合，装具は長期にわたって使用することになるのだが，すでに現役を退いていたり，病による休業や退職などで収入が少なくなっている脳卒中者にとっては，装具を調達するための費用負担は決して軽いものとは言い難い面もある。装具を用いないことによる経済的損失は少なくないのだが，装具の費用負担のために装具使用をためらうことのないよう，わが国においては装具の公的給付が制度化されている。一方，この分野における民間保険は，医療給付と同様に，公的制度が比較的充実しているためか，あまり発達していない。そのため，ごく一部における自費による私的調達を除いて，大部分が公的制度による給付にて装具が調達されている。

　装具をはじめとした福祉用具に関する研究・論文・調査報告を読んで考える場合，支給する制度の差異のことをも頭の片隅に置いておく必要がある。国が違えばもちろん制度は大きく異なるが，日本国内においても制度の運用は地域によって微妙に異なる場合はありうる。また，年代によっても制度そのものが変化することがあるので注意が必要である。装具のことを語る場合，それを大きく支えている制度のことを抜きにはできないはずである。

補装具とは
　障害者等の身体機能を補完し，または代替し，かつ，長期間にわたり継続して使用されるものその他の厚生労働省令で定める基準に該当するものとして，義肢，装具，車いすその他の厚生労働大臣が定めるものをいう。
〔障害者総合支援法（障害者の日常生活及び社会生活を総合的に支援するための法律）第5条23項より引用〕

装具の給付制度

　わが国における装具の公的給付は単一の制度で行われているのではなく，複数の法が関与する複数の制度によって成り立っている。医療機関で働いているリハビリテーション（以下，リハ）専門職にとっては医療保険が最も馴染みが深いと思われるが，医療保険での装具給付も実は単一の法制度ではない。

制度には優先順位というものがあり，複数の制度の適用となりうる場合であってもまず先に利用を検討すべき制度というものが定められている．優先順位(図1)に従って各制度について解説する．

図1 制度間の優先性

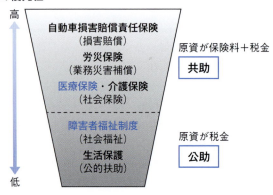

▶損害賠償制度

損害賠償制度は実は最も優先して適用されるべき制度である．対象は交通事故などの「被害事故の被害者」で，脳卒中では外傷性の動脈解離などきわめて限られたケースでしかない．損害賠償は原状復帰を目的としており，装具を含めた治療や生活再建に要した費用の総額を損害額として請求するだけで，作製した装具の内容について個別の制約はない．損害賠償について公的制度として確立しているのは，自動車損害賠償保障法による自動車損害賠償責任(自賠責)保険のみである．

被害事故においては，必要となる装具や車椅子などの福祉用具は最初の1個目だけでなく将来の再作製分も含めて，すべて損害として費用をきちんと請求しておいて，後述の公的給付制度に頼ることなくその賠償金でもって福祉用具を調達していくことが(あまり知られていないかもしれないが)大原則である．しかしながら，過失割合や示談交渉の結果として十分な補償を受けられなかったなどの理由で，下位の公的給付制度に頼らざるを得ない例が残念ながら多く見受けられる．ちなみに下位の公的給付制度を用いた場合には損害賠償制度よりも自由度は低く(例えば作製する装具の内容について制約が生じてくるなど)，可能ならば損害賠償制度を活用したほうが本人にとって有利であることは間違いない．

▶業務災害補償制度

業務災害，いわゆる労災は労働者にとっては被害事故であってその損害は雇用者と社会が一体となって補償すべきであるという考え方に基づいて，労働者災害補償保険法と国家公務員災害補償法，地方公務員災害補償法による労災保険は損害賠償制度と社会保険制度との中間的な位置付けとなっている．

対象は労災として認定された疾病・外傷の患者で，脳卒中でも過労に由来すると認定された場合には対象となる．装具については治療用装具のみならず更生用装具を給付することができる制度である．公的要素があるので所管となる労働基準監督署(公務員の場合は所属の人事担当部署)の審査を受けるが，財源が豊かであることもあって内容において比較的自由度が高い．また，制度の範囲内で利用する場合，自己負担を求められることもない．

対象者は今となっては少ないが戦傷病者特別援護法による戦傷病者手帳の所持者に対する補装具の支給も国家補償の考えにより同様の位置付けとなっている．所管は都道府県の援護課になる．

なお，船員保険の業務災害での補装具給付は平成21年の受傷までは船員保険で独自に行われていたが，22年の受傷からは労災保険に移管されている。

▶社会保険制度

医療保険はわが国では国民皆保険としてすべての国民がいずれかの医療保険制度に加入することになっており，脳卒中者の大部分が治療において利用する制度である。装具は治療において必要とする場合が対象となるが，1疾患につき原則として1個までという制限から，最初の1個目の装具に用いられることが多い。

健康保険法や国民健康保険法，高齢者医療確保法（後期高齢者医療制度），各共済組合法（国家公務員共済組合法，地方公務員等共済組合法，私立学校教職員共済法），船員保険法などによる医療保険制度は，疾病や不慮の事故に備えてあらかじめ保険料として拠出金をかけているもので，「共助」のシステムである。わが国ではすべての国民が加入しており，税金もこのシステムに拠出されているため公的要素が非常に高いが，基本的には受益者負担の考え方であり，サービスを利用する者が（制度の許容する範囲内で）内容を選択するということになっている。そのため，上限はあるものの自己負担が存在する。手続きは各保険組合事務所になる。

なお，介護保険法による介護保険もこの社会保険制度に分類され，車椅子などの福祉用具を支給する重要な制度であるが，装具は支給の対象となっていない。また，厚生年金保険法による補装具給付事業は平成16年度途中に廃止され，後述の福祉制度での対応となった経緯がある。

▶社会福祉制度

身体障害者福祉法，児童福祉法，障害者総合支援法による身体障害者手帳の所持者への補装具費支給事業は，相互扶助の原則により税を原資とした障害者への「公助」のシステムである。医療保険を除いた装具の公的給付システムで最も活用される障害者総合支援法は実はここに位置する。障害者と難病患者で，後遺障害により生活に装具を必要とする場合が対象となる。応益負担の考えにより自己負担が設けられたが，負担の上限が低く抑えられており，実質的には自己負担なしで利用できる場合が多い。

公助であるため，制度の狙いが，障害者が生活・就労するうえでの「最小限の支援」である点に注意されたい。制度の利用者，すなわち患者が求める装具が支給される制度ではなく，行政が措置の内容を判断して決めるのが社会保険制度と異なる点である。生活保護制度が豊かな生活を保障しないのと同じであり，損害賠償制度にある原状復帰とは考え方が大きく異なるものである。

▶公的扶助制度

生活保護法による生活保護は，他制度のいずれも適用とならない場合に最後のセーフティーネットとして位置付けられている公的制度である。生活保護受給者は医療保険や介護保険などの社会保険の対象ではなく，生活保護による医療扶助・介護扶助となっており，治療用装具は医療扶助の一環として現物支給される。なお，更生用装具は上位となる社会福祉制度により給付されることになっているため，生活保護では想定されていない。

医療と福祉の違い

一部の特殊なケースを除いて，大多数の脳卒中者は医療保険と障害者福祉の制度を用いて使用する装具の給付を受けることになると思われる。

わが国では国民皆保険として公的制度として医療保険がきちんと整備されており，保険料も

税金と同様にしっかりと徴収・納付されているので，医療も福祉も同じような印象を受けがちであるが，両者は基本的に考え方が大きく異なる(表1)．その違いを述べる．

表1 治療用装具と更生用装具の違い

	治療用装具	更生用装具
制度	医療保険	障害者福祉
主目的	疾患の治療	生活再建
個数制限	1疾患につき1個 ・例外あり(下記＊参照)	1種目につき1個 ・2個支給は例外
修理の概念	なし ・長期に使うことを想定していない	あり ・長期に使うことが前提 ・耐用年数未満は修理が原則
主たる原資	保険料＋税金	税金
支払い方法	償還払い	代理受領あり

▶医療保険での装具の作製

医療保険での装具作製は「治療用装具」として行われる(表1)．すなわち，疾患の治療過程において，治療上必要な装具が医師の処方により作製される．ここで作製されるのは，「治療上必要な装具」であって，「疾病による後遺障害を抱えながら生活するための装具」ではない(そのため，車椅子は支給の対象となっていない．車椅子により病気の治療が進むわけではない，という理屈である．リハの考えはあまり考慮されていないのかもしれない)．もちろん，治療上必要な装具は後遺障害を抱えながら生活するためにも有用であることが多いため，作製した装具を生活に流用することは問題なく，入院中の病棟生活や退院後しばらくの日常生活では治療用装具が使用されることがほとんどである．

また，1疾患につき1個の作製が原則である(下記＊参照)．治療期間における使用をまっとうすることが目的であるので，同一の装具を長期間使用するための「修理」は制度として考慮されていない．費用負担は医療保険としての支払いであり，基本的には償還払いである．つまり，いったんは作製費用の全額を業者に支払い，後日，保険者に請求すると患者自己負担分を除いて返還されるというものである．高額療養費などの自己負担上限の適用にはなるが，いったんは全額を支払う必要があるため，最近は10万円を超えるような治療用装具も珍しくなく，切断者に対する義足ではなかには100万円近いものも存在するため，一時的とはいえ，その費用負担が問題となっている．

> ＊1疾患につき1個の原則について
> 実際の運用は，地域や年代，医療保険の支払基金によって，異なることがある．例えば，長下肢装具とは別に短下肢装具も1個作製が認められる場合や，2個以上の短下肢装具の作製が認められる場合もある．逆に治療用装具をまったく認めないとする動きもなくはない．そのため，その患者さんに適用される保険診療上のルールを熟知したうえで，最善となる制度利用，装具作製計画を立てることが必要である．

▶障害者福祉での装具作製

障害者福祉での装具作製は「更生用装具」として行われる(表1)．身体障害者や難病患者に対して日常生活や就労・就学のために必要な装具が更生相談所の判定により作製される．更生相談所は医師の意見に基づいて判定を行うとされているので，こちらも処方に医師が関与して医学的妥当性が担保されている．ここで作製されるのは「(後遺障害を抱えながらの)日常生活，就学・就労のために必要な装具」であって，「機能訓練やリハのために必要な装具」ではないというのが建前である．もちろん，日常生活などに必要な装具は機能維持のためのリハにも有用であり，リハも日常生活の一部であるという解釈もありうる．

障害者総合支援法での補装具費の支給対象者は
1. 身体障害者手帳を所持し，対象の補装具に該当する障害部位が認定されている（左短下肢装具の支給には左下肢の障害認定が必要）
2. 難病（2015年7月からは332疾病）患者は疾患名が診断書などで確認できれば，身体障害者手帳による障害部位の個別の認定は不要
   ただし，疾患と直接関係のない機能障害に対しては，申請は可能だが判定または意見書で補装具支給に値するだけの機能障害が認められることが必要（円錐角膜や潰瘍性大腸炎に対する短下肢装具は一般的には支給できない）

　装具は長期間使用することが前提となっているため，不具合が生じても耐用年数に満たない場合には修理が原則となり，制度として作製だけでなく修理にも費用の支給が考慮されている。1種目につき1個の支給が原則であるため，種目が異なる「短下肢装具」と「車椅子」の併給は必要であれば可能だが，「短下肢装具」と「長下肢装具」の併給はできない。もちろん「短下肢装具」2個の併給もできない。例外的に職業または教育上特に必要と認めた場合には2個が支給可能となっているが，就労（就学）していれば無条件で2個目が支給されるわけではない。費用は原則1割の自己負担となっているが，世帯所得により負担上限月額が定められており，一般的な所得がある人は37,200円が上限額として定められている。しかし，多くの障害者は所得がそれほど多くないため，結果として自己負担額0円となるケースが多い印象である。支払いも代理受領制度といって，業者が公費負担分を市町村から本人の代わりに直接受け取る制度があるため，医療保険のように全額をいったん支払う必要はなく，（自己負担分がある人は）自己負担分のみを業者に支払うだけで済む。

公費負担の内訳
　障害者総合支援法での作製の場合，作製費用の大部分は税金で賄われるが，この税負担分は国，都道府県，市区町村がそれぞれ50％，25％，25％の比率で負担している（仙台市のような政令指定都市は県と市区町村の分を合わせて50％を負担している）。車椅子や義足なども含めた補装具費の国の予算は年間約150億円で，これらは使い切れずに余るという。しかし，市区町村の予算は自治体によっては決して潤沢とはいえず，ときに予算が不足して年度末に補正予算を組む必要がある自治体もある。人口125万人規模（仙台市を除く）の宮城県の場合，年間約1.5億円を拠出している。これと同額が県内の市町村から拠出されて，国庫負担約3億円と合わせて年間6億円分が補装具費として費やされている。

▶医療と福祉の違い

　医療は「最善のパフォーマンス」を追求することが求められる世界である。少しの救命率や治療成績の向上のために新薬や最新の医療技術が惜しげもなく投入されている。確かに国レベルで医療費増大は問題となっているが，個人レベルでは自己負担が抑えられているためか，コストパフォーマンスを優先してそこそこの医療水準で妥協しようという機運は感じられない。治療内容についての決定権があるのが患者・家族，そしてその代理人としての医師であり，求められるのは最大限の治療効果である。
　一方，福祉は「最善のコストパフォーマンス」が追求される。一部自己負担があるものの税金が主たる原資であるため，無駄は許されず，他の納税者の理解を得られるような「必要最小限」の措置であることが求められる。福祉予算は決して潤沢ではなく，すべての困っている人に最大限の支援をすることは不可能であると熟知している行政担当者が措置の内容についての決定権を有している。そのため，必要最小限で無駄なく活用される支援内容としての装具支給が行

われる。

　装具処方において「常に最もよい装具」の処方を目指すのはどの制度下でも同じであるが，医療と福祉とでは「最もよい装具」についての考え方が大きく異なるため，処方内容が同じになるとは限らない。

▶更生用装具の基本的な考え方（表2）

　福祉制度は必要最小限の保障をテーマとしている。生活保護が豊かな生活を保障しないように，福祉の支援内容は「真に必要なもの」に限られる。更生用装具は，「あると便利」「あるとQOLが向上する」という程度の理由ではなく，「ないと支障をきたす」「ないと障害状況が悪くなる」くらいの高い必要性が求められる。当然ながら，「将来の可能性に期待する」ことや「ゆとりをもたせる」「万一に備えて予備を」といった余裕はなく，今まさに必要としているものに限られる。福祉制度は残念ながらすべてのニーズを完璧に満たすほど手厚い制度ではない。

　福祉制度の原則に「同等安価」というものがある。同じ結果をもたらすものなら費用が安いほうが優れている，という考え方である。もし機能的に優れているものがあっても，十分に活用しきれない場合には（その機能的優位性がコストアップを生じているなら）ないほうがかえってよい，とみなされる。

表2　更生用装具の基本的な考え方

- ■ 機能障害を補完・代替し，日常生活や職能の向上を図る
  - ・QOL向上や介助量軽減，機能訓練を目的にした装具は作れない
- ■ 必要最小限の保障
  - ・「真に必要」なものに限られる
- ■ 1種目1個の支給が原則
  - ・就労・就学に伴う2個支給はあくまでも例外
- ■ 「同等安価」の原則
  - ・十分に活用されない機能は無駄なのでないほうがよい

　更生用装具は機能障害を補完・代替し，日常生活や職業の能率の向上を図ることが目的である。機能再建は手段であって，目的はADL拡大と職能の向上にある。従って，QOL向上，介助量軽減，機能訓練を直接の目的とするのは適当ではない（18歳未満の障害児の場合は，「将来の自立に向けての下地の育成・助長」を目的にしてもよいことになっている）。

　治療用装具は機能回復，リハに使うことが主目的であるが，ついでに生活場面でも十分に役立つ・使えるものである。更生用装具は日常生活で使うことが主目的であって，通所・訪問リハで使うことはあくまでも副次的な目的である。本来の目的から明らかに逸脱した装具を制度を利用して作ることはできない。リハ訓練のために必要な物品はそのリハ訓練を行う施設側で用意すべき備品であるというのが福祉での考え方である。施設側では用意できないがどうしても欲しいというならば，それは個人の私費で作るべき，とされている。

　装具の使用頻度も確認する必要がある。たまにしか使わないものは「日常生活において必要」とはみなされない。例えば数カ月に1回くらいの通院でのみ使用する車椅子や，年に数回の山歩きのときにしか使わない下肢装具などがその例である。

　更生用装具の特徴として，日常生活のみならず職能の向上も考慮されている点は，わが国の福祉制度のなかでもユニークである。職業または教育上特に必要と認めた場合には通常の1個に加えて，もう1個支給することができるとされている。しかし，これは就労・就学している場合に無条件で2個支給されることを意味しているのではない。基本的には1個で日常生活も仕事もすべて対応してもらうのが原則であるが，仕事（学業を含む）の性質上，専用の特別仕様

の補装具がないと仕事に支障をきたす場合にのみ，追加でもう1個支給することが可能である。すなわち，日常生活用とは「仕様が異なる」とか「使い分ける」ことが要件となっている。

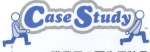

● 職業用の更生用装具の例

40歳男性。歩行に際し短下肢装具を使用。半導体工場のクリーンルームでの作業に従事。クリーンルーム内は高度の清潔性を要するため，履き物の類はすべて専用の内履きが必要となっている。

そのため，装具の仕様は日常生活用の装具とまったく同じでかまわないが職場専用の装具がもう1個必要である，とのことで支給を申請した。
⇒ 申請は適切であると認められ，日常生活用に加えて職業用として計2個の短下肢装具を支給した。

▶ よい更生用装具

よい更生用装具とは，本人の能力を最も引き出す装具である。ただし，現に存在してすぐに使われる能力を引き出すものであり，「潜在的な能力」「将来の可能性」は考慮しないことになっている。仮に将来的に潜在能力が開花するようなことが生じた場合には，そのときにまた考えて作り直すことにしている。

無駄な機能のない装具であることも重要である。すべての機能が有効に活用され，他の装具では代替えが利かないことが大事である（代替えが利くならより安価なほうが採用される）。

治療用装具として優れた装具とは，本人の機能回復の可能性を最も引き出す装具である。どのような治療経過（予想よりもよい場合も悪い場合も含む）をたどっても役に立つことが大事である。結果として無駄な部分があったとしてもそれは許容される。また，コストはあまり深くは気にしないことが多い。入院費用と合算して高額療養費制度が適用されるので，装具作製による自己負担分の増加は限度額を超えた分の1％のみとなる。

例えば，外側にゲイトソリューション足継手を，内側にダブルクレンザック足継手を用いた装具は，さまざまな状態・変化に対応できる優れた調節性を有しており，脳卒中急性期からの治療用装具としては非常によい足継手の一つである。しかし，生活期の更生用装具として考えた場合，多くの場合でこの調節性は十分に生かされるとは限らない。そうすると重量が重く，値段が高いこの足継手は，必ずしも"よい足継手"との評価にはならない。

また，ゲイトソリューション足継手はタマラック足継手と比較して4万円近くも高価である。従って更生用装具の考え方としては「贅沢な」足継手となる。単に遊動の足継手が必要ならタマラック足継手を用いるべきであり，ゲイトソリューション足継手が必要であると示すには油圧機構による滑らかな底屈制動を十分に活用していることが求められる。福祉と医療では優れた装具への考え方が大きく異なる。

■ 障害者総合支援法による補装具支給の流れ

障害者総合支援法による補装具の支給を求める場合，更生相談所の判定を受ける必要がある（図2）。

手続きとしては，まずは住民票のある地元市区町村の障害福祉担当課に申請を行う必要がある。窓口の事務職員による簡単な聞き取り調査があり，現在の生活状況や現有の装具の使用状況，新しい装具支給を求める理由，装具作製のうえでの要望などをまとめて調査票が作成される。市区町村はどのような装具が適しているか自ら判断するのが困難なため，都道府県・政令指定都市に設置されている更生相談所（名称は自治体によって異なる）に判定依頼を行う。

更生相談所は市区町村の判定依頼を受けて判定を行う。直接判定では本人を更生相談所職員

が診察のうえ，求められた補装具の支給の適否，処方内容を判断する．判定の結果は更生相談所から市区町村に判定書として伝えられ，それを基に市区町村が支給決定を行い，支給決定通知書を本人宛に送付する．

基本的には市区町村は更生相談所の判定結果に従って支給決定を行うので，更生相談所の判定の段階で処方内容は確定するといってもよい．そのため，判定の際に業者が同席し，処方内容の詳細を直接聞くとともに，必要に応じて採型など製作過程にその場で着手することが多い．判定は処方の際だけでなく，仮合わせや適合確認においても行われる．つまり，更生相談所は適切な補装具が作製されていることについて一義的な責任を負う．不適合がある場合には業者に修正を，ときには再作製を含めて行うよう指導をする責任が更生相談所にはある．

市区町村の支給決定とともに補装具費支給券というものが発行される．これを基に市区町村は業者に補装具作製代金（うち自己負担分を除く）を支払う．国庫負担分や都道府県負担分は市区町村に支出される．

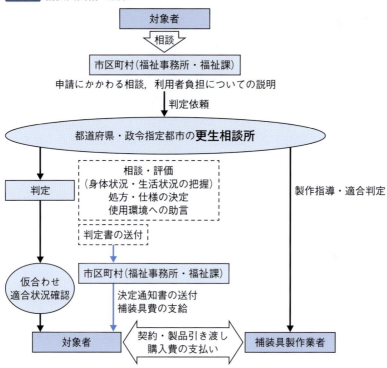

図2 補装具支給の流れ

以上は「直接判定」といって，更生相談所が直接診察を行って判定をする場合の流れである．装具や義肢など適合の判断に精密を要する度合いの高い種目や，電動車椅子など高価な補装具の場合には，厚生労働省からの通達により直接判定を行うこととなっている．

「直接判定」に対して，更生相談所による直接の診察なしでかかりつけ医などが作成した医師意見書に基づいて判定を行う「文書判定」というものもある．本来はオーダーメイドの車椅子や重度障害者用意思伝達装置など，適合の判断が比較的容易なものが対象となっているが，しかし，判定医の確保が難しいなど，諸般の事情により装具や義肢においても文書判定とせざるを得ないケース，地域があるのも実情である．

文書判定の場合，かかりつけ医や身体障害者福祉法第15条指定医など，更生相談所の定めた医師が処方すべき補装具についての医師意見書を作成し，その意見を基に更生相談所が判定を行う．更生相談所は患者本人をまったくみずに，意見書に書かれた情報だけで判定を行うの

で，意見書を書く医師の責任は実は重い．意見書作成には補装具の適合に関する医学的な妥当性だけでなく，障害者総合支援法による補装具支給システムに対する適切な理解，すなわち医療と福祉との考え方の違いも含めて熟知している必要がある．

補装具判定において厚労省の通達どおりに直接判定を主としている更生相談所はむしろ少ないのが現状である．補装具やリハビリテーション医学，運動学に詳しい専門職が直接見て判定を行う直接判定は，補装具の制度の趣旨をしっかりと守りながらも，それでいて真に必要としている人には杓子定規でない柔軟な運用を行って，適切な補装具の支給ができるというメリットがある．文書判定だけなら専門的知識を持ち合わせていない事務職員でも可能であるが，真に必要な場合か否かの判断が難しく，結局は杓子定規な運用になりやすいと危惧される．そういう意味でも医学的妥当性と制度的妥当性の双方に詳しいリハ専門職の役割は重要であると考える．

担当リハ職としての意見書作成

理学療法士や作業療法士などの療法士は更生相談所の職員でもない限り，補装具支給に直接かかわることはない．文書判定における意見書作成においては医師の資格が法的に必要となっている．しかし，患者本人の運動機能，生活様式，リハについて，これまで深くかかわってきて他の誰よりも熟知しているであろう専門職として，その経験・知識・情報をまったく活用しないのは制度を運用するうえで非常にもったいない話である．そこで担当の患者が補装具判定を受けようとする際に担当療法士が「意見書」を書くことを筆者は推奨したい．

▶役に立つ意見書・役に立たない意見書

担当療法士などからの意見書は判定における拘束力はない．そのため，役に立つ意見書か否かはすべて中身次第である（表3）．

表3 判定の役に立つ意見書・役に立たない意見書

役に立つ意見書	役に立たない意見書
判定の場ではとらえられない情報が書いてある	みればすぐにわかることばかり書いてある
根拠や理由を示した適切な意見	根拠を示さず，ただよいという結果だけを示した意見
福祉の考え方に準拠した意見	コストを度外視してパフォーマンスのみを追求した意見

役に立つ意見書とは，判定において有益な情報を与えてくれるものである．更生相談所の補装具判定においては，たった一度の診察でもってその人に最適な補装具を即断即決して処方することが求められており，これは実はきわめて難易度が高い話である（治療用装具の処方では初見でもって即断即決はまずないであろう）．そのような難易度の高い作業が求められる補装具判定の場において，もちろん判定担当者個人の資質にもよるが，十分な情報がないと最善の処方にたどり着かないこともある．診察の場面ではとらえられないような情報（例えば日頃の訓練時の様子，試用した補装具の即時的でない効果・問題点，今後のリハの方向性・考え方，など）は日頃患者に接している担当療法士からの情報がないとなかなか把握できないものである．このように判定において参考となる情報はどんどん挙げてもらったほうが判定に資すると考える．また，日頃かかわっている療法士として，最適と思われる装具について何か思うところがあれば，それは無理のない範囲でくみ取るのが適切な判定・処方と思われる．そのために法的

根拠はないが，意見書を提出することは関係者にとって非常に有益であると思われる。もちろん意見には法的拘束力はなく，その意見とはまったく異なる判定が行われる場合はある。意見の中身によってはまったく無意味な意見もあるが，一方で，素晴らしい意見はそのまま採用されることも珍しくない。有益な情報を提供してくれる意見書はありがたいものである。

逆に診察場面でわかることばかり書いてある意見書は，正直なところなくてもまったく困らない。また，意見に根拠・理由がまったく示されていない意見は残念ながら採用できない。単に「よいと考える」だけでは素人の「いいね！」と変わらない。よいと考える根拠となる所見を示さないと，意見を採用すべき理由が見当たらないものである。仮に同じ結論に至ったとしても，それは偶然の一致であり，意見が採用されたとはいえない。数学のテストで答えが一致しただけでは正解にはならず，途中の計算の過程も示さないとほとんど点にならないのと同じである。さらには，意見を導き出す論理過程が福祉の考え方に準拠していない場合も採用し難い。コスト度外視で最大のパフォーマンスを追求する医療の考え方に基づいた「最善」の処方を提案されても，福祉の領域では採用されない。

Gait Solutionに対する考え方

例えば，Gait Solution Design（GSD）という短下肢装具を求めてくるケースがしばしばみられる。意見書でも「試してみてよかった」とそれを推奨する旨の記載はよくみられるが，残念ながらその意見を採用することは多くない。採用されない意見には特徴がある。まず，GSDの何がよい結果につながったのか，根拠が書いていない。GSDの足継手の背屈フリーである点なのか，油圧機構による滑らかな底屈制動なのか，装具全体の重量の軽さなのか，それともスタイリッシュなデザインによる気持ちの問題なのか，いろいろな原因がありうる。また，GSDでなければならない理由が明らかではない。GSDは12万円以上もする高価な短下肢装具である。5万円台で調達できるタマラック足継手付プラスチック製短下肢装具と比較して倍以上の血税を投入することになる。タマラック足継手ではダメなことを示さないと，GSDは支給できない。

Gait Solution（GS）足継手は，足関節の可動性が必要なだけでは支給できない。その場合は「より安価なタマラックで十分では？」となる。「油圧機構による滑らかな足関節底屈制動」を必要として，歩行で十分それが活用できる歩容をしていることを示す必要がある。つまり，タマラックではダメな理由を積極的に示す必要がある。初期接地が踵接地ではなく，足底全面接地をしている人ではGS足継手のよさは生かされない。heel rockerを活用していない場合も同じである。単に「試用してみてよかった」だけでは根拠として弱いところがある。より安価なタマラック足継手と比較して（一般論ではなく）よいとする根拠となる所見をしっかり示すことが重要である。

また，GSDの場合，GS足継手付プラスチック製短下肢装具，いわゆる組み込み式GSとの比較も必要となる。軽くてお洒落なGSDが若い人に好まれるのはわかるが，福祉では9万円台で調達可能な組み込み式GSが12万円台のGSDより優先される。また，痙縮の出現による内反・尖足，claw toeに対してGSDは弱く，屋内歩行にもそのままでは不向きである。GSDを選ぶには，組み込み式GSではダメな理由も示す必要が実はある。

採用される適切な意見書を書くには，運動学的な見地から適切な選択であることはもちろん重要であるが，福祉の考え方をきちんと理解し，それに従って適切な装具を考えて，その必要性を示していくことが重要である。しかも，より高価な補装具ほど，きちんと説明する必要がある。すなわち，判定においてより厳しく審査されるということである。

担当療法士は，ときに本人がうまく説明できない専門的な領域に関して代わりに説明して適切な補装具支給が受けられるようにサポートする「弁護士」のような役割が求められる。本人の「なんとなく歩きやすい」といった素人的な「感想」を「○○の動きが阻害されずに歩容の改善，歩行速度の向上が得られている」といった医学的な根拠を伴う評価結果に翻訳することで，適

切な「意見」に変容させる。そういった役割を果たしてもらえればありがたいものである。

障害者総合支援法での短下肢装具支給の実際

▶装具の再作製理由

一般的に補装具を再作製する理由は次の表4のとおりである。

表4 装具を再作製する理由

1)身体状況の変化	筋萎縮, 肥満, 浮腫 障害の増悪, 機能回復
2)用途の変化	使用目的の変化 ニーズの高度化 環境の変化：住環境, 介助状況
3)装具自体の変化	経年劣化, 破損, 紛失

脳卒中者の短下肢装具に絞って考えると，装具の適合を悪化させる身体状況の変化としては，

①下腿周径の変化：肥満，浮腫，筋萎縮
②痙縮の出現：足部内反・尖足，槌指・claw toe
③膝関節の変化：反張膝や変形性関節症による痛み，拘縮

が挙げられる。このなかで痙縮に注目して話を進めたい。

痙縮は維持期になってから顕在化することが多い。そのため，作製当初は適合が良好であったはずの治療用装具が，数年を経過して痙縮が顕在化してくると不適合を呈するようになる。短下肢装具の適合不良に関する痙縮の症状と，それに対する装具での対応方法について表5にまとめた。

表5 短下肢装具にかかわる痙縮の症状と装具での対応方法

痙縮による主な症状		装具での対応方法
足関節の底屈（尖足） ・腓腹筋，ヒラメ筋	・立位・歩行時に踵が浮く	・足関節角を底屈位＋踵補高
	・足部が前ズレする	・下腿遠位部にバンド追加
足部の内反 ・後脛骨筋	・足底面の傾斜，外側接地，足底支持面積の減少	・外側ウェッジで内反の矯正を図る ・内側ウェッジで足底全面接地を図る ・外側フレアで支持基底面を拡げる
	・外果が足継手部に当たる	・足継手部のバンドを内側起始に ・Tストラップ
	・第5中足骨が足部外側壁に当たる ・舟状骨が突出して足部内側壁に当たる	・側壁のトリミング，内張り
鉤爪・槌指変形 ・長趾屈筋，長母趾屈筋	・指先が当たって痛む	・指枕，前足部へのクッション張り

▶1年分の補装具判定のまとめからわかったこと

　ここで人口125万人の宮城県（仙台市を除く）において1年間に障害者総合支援法で初回の補装具判定を行った脳卒中症例をまとめた結果を述べる。

　対象は障害者総合支援法での短下肢装具の新規作製の判定症例．宮城県内（仙台市を除く）の18歳以上の身体障害者で，障害の主たる原因疾患が脳卒中である者とした．調査期間は2014年4月～2015年3月までの1年間で，来所相談あるいは巡回相談による直接判定のみを対象とし，文書判定で対応したケースはデータの欠損が目立つため除外した．

　症例は96例（除外した文書判定は15例）．女性41例，男性55例．平均年齢は64.8±11.7歳．発症後月数は中央値74カ月．疾患別では脳出血が49例，脳梗塞が39例，その他が8例．右麻痺は50例，左麻痺は46例．身体障害者手帳の等級は（医療費助成の対象となる）1級・2級が81例（84.3%）であった．

　現有の短下肢装具は，シューホンブレイスが45例，タマラックが17例，GS系が12例，両側支柱が8例，オルトップ系が6例，軟性装具が1例で，装具を所有していないケースも7例あった．歩行レベルは屋外歩行が40例，屋内歩行が34例，訓練時歩行が19例，歩行不能が1例，不明が2例であった．申請理由としては装具の不適合が52例にみられた．

　痙縮の症状としては，足関節内反は63例（65.6%）に，claw toeは58例（60.4%）に認めた．判定の結果で処方した短下肢装具の種類は，シューホンブレイスが41例，タマラックが28例，GS系が3例，両側支柱が2例，オルトップ系が6例，軟性装具が1例であった（修理のみ行ったり支給を認めなかったりしたケースは15例あった）．また，これらの装具には，16例で足関節底屈位，16例で踵補高，23例で4本目の追加バンド，22例で内側起始バンド，49例で足部の内張りといった痙縮に適合させるための仕様が施された．

　痙縮に対してボツリヌス療法の適応ありと判断されたのは55名（57.3%）であったが，これまで同治療を受けた既往があるのは5名（うち2名は上肢のみ）であった．この判定を機にボツリヌス療法が新たに行われたのは13名（13.5%）であった．

> **宮城県における短下肢装具の処方状況**
>
> 　今回の結果には含めていないが，この期間内に文書判定は15件あった．
>
> 　宮城県（仙台市を除く）の人口が125万人であり，宮城県内の回復期リハ病床数が人口10万人当たり40床[5]，回復期リハ病床の1床当たりの平均年間患者数が4人，回復期リハ病床における脳血管障害患者の割合が47.6%[6]，そしてMomosakiらがJRDのデータベースを用いて調査した回復期リハ病床に入院した脳卒中者4,464名のうち治療用の短下肢装具が572名に処方されたという報告[7]を考慮すると，宮城県（仙台市を除く）における脳卒中に対する治療用の短下肢装具の処方数は年間122例と推計される．1年間の更生用の短下肢装具の新規判定例が直接判定と文書判定を合わせて111例であるという実数と大きな乖離はなく，治療用装具を作製した患者の多くが何年か経過した後に更生用装具の作製に進んでいると考えられる．

　短下肢装具を用いている慢性期脳卒中者の約2/3に痙縮の症状を認め，作製した装具の半数に痙縮に抗するための仕様が施されていた．また，有力な抗痙縮治療の一つであるボツリヌス療法も半数以上の患者に適応があると思われるが，これまで治療を受ける機会に恵まれなかった患者や結果として治療に結びつかない症例が依然として多くあることが改めてわかった．更生用装具の作製にあたっては下肢痙縮の存在を考慮する必要があるが，それは同時に抗痙縮治療について改めて検討してみる必要性もあることを示していると考える．

◎文献
1) 補装具の種目,購入又は修理に要する費用の額の算定等に関する基準:厚生労働省告示第202号,2015年3月31日
2) 補装具支給事務取扱指針について:厚生労働省社会・援護局障害保健福祉部長通達 障発0331第3号,2015年3月31日
3) 義肢,装具及び座位保持装置等に係る補装具費支給事務取扱要領の制定等について:厚生労働省社会・援護局障害保健福祉部企画課自立支援振興室長通達 障企自発0331第1号,2015年3月31日
4) 障害者の日常生活及び社会生活を総合的に支援するための法律に基づく補装具の種目,購入又は修理に要する費用の額の算定等に関する基準に係る完成用部品の指定について:厚生労働省社会・援護局障害保健福祉部長通達 障発0331第15号,2016年3月31日
5) 回復期リハビリテーション病棟協会:回復期リハビリテーション病棟の都道府県別データ(平成26年3月31日資料)
6) 岡本隆嗣 ほか:回復期の現状と今後の行方 －平成24年度実態調査結果から.回復期リハビリテーション,12(2):22-30,2013.
7) Momosaki R et al:Effect of ankle-foot orthoses on functional recovery after stroke:a propensity score analysis based on Japan Rehabilitation Database. PLoS One, 10(4):e0122688. doi:10.1371, 2015.

Ⅳ 装具療法の理学療法連携

5 装具にかかわるネットワークの形成

栄　健一郎

Summary

- 理学療法士が急増して装具に関する経験値が上がりにくい状況にある。そのうえ経験だけでは装具作製や装具療法のレベルアップは難しく，なんらかの仕組みが必要である。
- 急性期，回復期，生活期のそれぞれに携わる専門職同士がつながれば，一つの医療機関ではできない「つなぎ目」に存在する問題にも対応することができる。
- 専門職同士が「顔が見える関係」になることは，専門職同士のレベルアップを促すとともに患者の役に立つ。

はじめに

　医療において専門分化，機能分化が進むなかで1人の専門職では1人の患者を支援しきれないため「チーム医療」がスタンダードとなっている。

　一方装具は，「治療用」として医療に，「更生用」として生活にと長期間かつ多様な目的で使用される特性があるため，1医療機関内でのチーム医療でも不十分で，複数の医療機関や義肢製作所などを含めた「ネットワーク」で患者(装具使用者)を支える必要があると考えている。

　筆者は2012年5月から現在まで装具にかかわるネットワーク運営に携わるなかでさらにこの思いを強くしている。

　ここでは筆者らが運営するネットワークの形成プロセスや取り組み状況を紹介するとともに，特に筆者が「ネットワークが役に立った」と実感した出来事を紹介する。

　地域の状況や読者の立場はさまざまであるため，ここで紹介する取り組みがそのまま当てはまらないことのほうが多いであろう。

　ただ，少しでも筆者らが実感している「ネットワークは脳卒中者の役に立ち，患者を支える専門職自身の力にもなる」ことが伝わり，どこかの地域で新しいネットワークが形成される後押しになればネットワークメンバー全員の喜びである。

ネットワーク形成の背景

▶「当院の悩み」〜理学療法士急増で装具の経験値が上がらない！〜

　当院は83床すべてが回復期リハビリテーション(以下，リハ)病棟のいわゆる回復期リハ病院である。

　2011年，リハ専門医である病院長から「装具をもっと活用して成果を出すように」という指示が出たことがきっかけとなり，装具作製プロセスや使い方について見直すこととなった。

　改めて自院の状況を調査してみると理学療法士1人当たりの装具作製本数は0.6本/年(2011年：理学療法士33名，装具21本)であった。単純に計算すると新卒理学療法士が6本の装具作製を経験するためには10年かかることになる。さらに当時は365日リハサービス提供を進めるために翌年以降も増員する計画であったため，将来的にも理学療法士1人当たりの装具作製本数が増えず，むしろ減少する見込みであった(図1)。

現状と今後を合わせて考えると，単に経験年数を重ねるだけでは「装具をもっと活用して成果を出す」ことは難しく，なんらかの工夫が必要であることははっきりしていた。

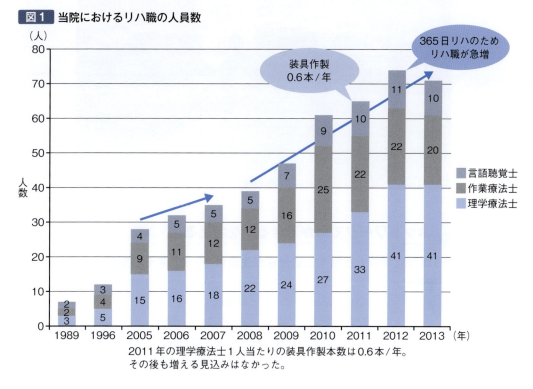

図1 当院におけるリハ職の人員数

2011年の理学療法士1人当たりの装具作製本数は0.6本/年。
その後も増える見込みはなかった。

ネットワーク形成のきっかけ

▶「とりあえず困っている者同士が集まる」～困りごとは共通点が多い～

2012年5月に装具のことで困っている知り合い同士が声をかけ合い，2医療機関，2義肢製作所，1メーカーの5者が集まり，意見交換をすることとなった（今思えばこれが記念すべき第1回ネットワークミーティングであるが，当時は単なる意見交換だけのつもりで集まっていたので，その後毎月開催し現在まで4年以上も続くなど想像もしていなかった）。

それぞれ顔見知りが顔見知りを連れてきたこともあり，初回から現在抱えている問題・課題について愚痴も交えながら本音で意見交換を行うことができた。話題は病院の現状から地域の現状，最新装具事情，高額療養費制度，他の地域の取り組みなど多岐にわたった。

定期的に集まって意見交換をするうち，ときには勉強会や症例検討などを行うようになり，それぞれの立場で役に立つ情報が得られる場へと展開していくこととなる。

それぞれの困りごとには共通点が多く，意見交換によって自施設の問題解決に役立つことが増え，同時に楽しい時間であったため月1回の開催を継続していくことができた。

そのうちだんだんと口コミで参加団体が増加，現在は12以上の団体から参加者が集まるようになり，人数も増えてきたので名称を付けようということになり，途中から「神戸装具療法地域連携ミーティング」（以下，装具ミーティング）という名称で活動を行うこととなった（図2）。

図2 装具ミーティングの参加者

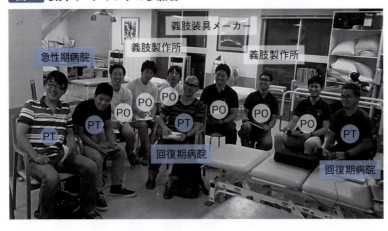

ミーティングメンバーは，急性期病院・回復期病院の理学療法士（PT），義肢製作所の義肢装具士（PO），装具関連メーカーの担当者がそろう．

ネットワークで何ができるかを考える

▶「違う立場の人と話すと気付きが生まれる」〜できそうな気がしてくる〜

　参加メンバーの多くを占める理学療法士，義肢装具士が普段感じていることを患者にかかわる時期に分けて整理すると図3のように表現できた．

　ミーティング発足当初は，「装具・装具療法の標準化」や「自施設のレベルアップ」，「装具難民対応」など，テーマが大きすぎて自分たちでは解決できないと感じることが多く，現状に対する問題点の指摘（おおむね愚痴）になりがちであった．

　しかしこうして整理することで，ネットワークメンバーが施設と職種を越えてつながれば何かが変わるかもしれない，1人の患者になんらかの価値を提供できるかもしれない，と考えるようになっていった．

図3 理学療法士，義肢装具士が感じていること

	急性期病院	回復期病院		生活期
装具の困りごと	装具を作る時間がない / 装具を試そうにも評価用装具がない / 急性期で装具を使っていたが回復期で使ってもらえなかった	身体機能・予後を見極めるのに時間がかかり，装具作製が遅れる / 急性期で装具を使っていたかわからない．情報が回ってこない / 装具使用を好まない医師・理学療法士がいる	装具を作製したが，十分に練習する期間がなく使いこなせない / 生活に使える装具を提案できていない / どの装具が一番適しているか判断できない / 装具作製はお金がかかるので勧める自信がない	装具使用者が十分な使用経験をせずに退院している / 退院した後は，装具の相談場所がない / 装具の不適合や破損に誰も気付かない / 装具の種類を変更するべきときに相談できる医療機関が少ない / 制度がわかりにくい
対策時期の分類	① 急性期でできること	② 急性期⇒回復期のつなぎ	③ 回復期でできること	④ 回復期⇒生活期のつなぎ / ⑤ 生活期でできること

患者にかかわる時期によって困っている内容が異なる．①③⑤でそれぞれの立場で役割を果たすことも重要だが②④のつなぎ目の問題も解決しなければならない．

ネットワークでできたこと　その1

▶「つなぎ部分②と④の取り組み」～小さなネットワークだから動きが早い～

ここでは図3のうち，単独の医療機関や装具製作所だけでは対応できない②急性期 ⇒ 回復期のつなぎ部分，④回復期 ⇒ 生活期のつなぎ部分の取り組みについて紹介する。

●②急性期 ⇒ 回復期のつなぎ「動画での申し送り」

装具に関する情報が足りないとの意見が回復期病院から出され，急性期病院で装具を使用した患者について独自の申し送りシートと動画（座位・立位・歩行など）の2本立ての情報を送ってもらう取り決めをして早速実行した。

その結果，たとえ15秒程度の短い動画であっても，かなり多くの情報を読み取れるため，申し送りシートより圧倒的に動画での情報提供が回復期の理学療法士に重宝されることとなった。

また患者や家族には，前医の急性期病院での動画と現在の回復期病院での動画を比較してみることで，自身の回復程度をよく理解できるようになり，治療の進捗具合を患者と医療者が共有するツールとしても活用できるという思わぬ副産物を得ることになった。

動画は情報共有するうえで，かなり役に立つツールであることが実感できたため，現在は動画を活用した情報共有のさらなる仕組み作りを検討している。

●④回復期 ⇒ 生活期のつなぎ「装具リーフレット」

生活期では，「相談場所がない」「不具合（不適合・破損）に気付かない」との意見を受け，回復期病院で装具を作製したケースについて「装具のきろく」（図4）を患者に渡し，気付きを促すとともに連絡先を明確にする試みを行っている。

現時点でこのリーフレットへの反響はないものの，情報提供の形として一つのチャレンジだと思っている。今後内容を見直しながら情報提供を継続して，生活期における問題にどの程度役に立っているかも検証する必要があると考えている。

図4 装具のきろく

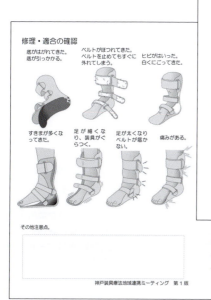
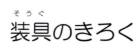

図は当院バージョン。基本的な構成をミーティングで検討して，クラウド上でファイルを共有し，それぞれの病院でアレンジして活用している。

ネットワークでできたこと　その2

③回復期でできること「当院の装具作製プロセスの見直し」

●装具チームの発足

「装具をもっと活用して成果を出す」ことを妨げている要因として，装具作製経験の乏しい理学療法士では作製の判断がつかなかったり，作製した後の使い方が適切でなかったりすることがあると考えた。

そこで装具チームを院内に設置し，装具に長けた理学療法士を育成して問題を解決することにした。手始めにネットワークメンバーから紹介された，装具に先進的に取り組んでいる病院を見学し，そこでの取り組みを真似て装具作製プロセスを見直した。

●試せる環境づくり～評価用装具を備品として購入～

経験の少ない理学療法士には，評価用装具を用いて動作がどのように変化するかを試すことができる環境が必要であり，試用を重ねることで変化を予測できるようになる。最少限の機能を備えたKAFO，AFOを評価用とし，各サイズ備品として購入した。

●複数の理学療法士で検討して経験不足を補う～装具検討会の実施～

装具作製に伴う迷いは「装具を作るべきか・作らないほうがよいか？」「作るとしたらどんな装具か？」の2点が大方を占める。

そこで直接の担当者と装具チームの理学療法士が複数人でこの2点について検討し，よりよい結論を出せるよう装具検討会を開始した。

また，これまで装具を作ることを決めてから相談していた義肢装具士に，作るべきかどうかという検討段階から加わってもらうようにしている。

複数の理学療法士と義肢装具士，ときには医師やソーシャルワーカーが参加し，より適切に検討が行われるようになった。

装具検討会の変化と理学療法士・義肢装具士専門職協業の変化

装具検討会は2012年開始当初，「装具作製が決定している患者」が継手の種類など「装具の仕様を検討する場所」であった。しかし，装具ミーティングでケース検討などの意見交換をしていくなかで，医療機関の理学療法士と義肢製作所の義肢装具士がどのように協業すれば患者の役に立てるのかさまざまな気付きがあり，協業の仕方が少しずつ変化していった。2年後，初回検討会は「装具作製が決まる前の患者」の「装具の必要性」を検討する場に変わり，しかも入院から平均24.6日と開催のタイミングがずっと早くなった。

検討会は回数を重ねながら理学療法士と義肢装具士が「患者の歩き方と問題点」を共有する場となり，「目標とする歩き方」のイメージを共有し目標を達成するためのチャレンジの場にもなっている。患者に適切な装具と装具療法を届けるためには，理学療法士と義肢装具士との専門職コラボレーションが欠かせない要素であると強く感じるようになっている。

	2012年度	2014年度	変化
入院から初回検討会開催までの日数	62.3日（8例）	24.6日（14例）	検討開始が早くなる
回数	1～2回	1～4回	患者1人あたりの回数が増加
検討会の目的	1回目：装具の種類・仕様 2回目：フォローアップ	1回目：装具の必要性 2回目：装具の種類・仕様 3,4回目：フォローアップ	検討会が増え，早い時期に「装具の必要性」が検討されるようになる

●「顔が見える関係」が装具難民を救うキーワード

・忘れがたい出来事

ある患者についてミーティングメンバーの義肢装具士から私宛に1本の電話があった。患者は，当院で両側足底板を作製しており，1年前に退院している。やりとりの概要は以下のとおりである。

・義肢装具士より

患者から「右の足底板の面ファスナー補修」の依頼があり自宅へ伺った。右足底板はすぐに修理できる状態であったが，左足は底屈拘縮の悪化に伴い，足底板の不適合が強く，足底板を装着していても踵接地できていなかった(図5)。

不適合を本人へ指摘したうえで，元々かかっていた病院(当院のこと)に相談に行くように伝えてもよいか。

・当院の対応

当然，受診を勧めてもらうよう伝え，リハ専門医の外来を受診していただき，適合した装具に作製し直した。

図5 患者の状態

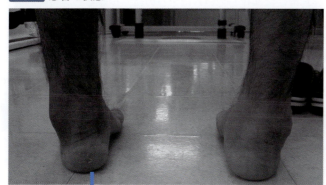
退院時

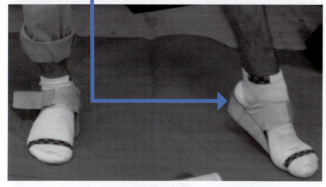
退院1年後

退院前はかろうじて踵が接地，足底板があれば踵へ荷重できる状態で退院した。1年後は左が足底板があっても踵接地していない。

- この出来事から私たちは2つのことを学び，ネットワークの必要性を改めて認識した

 1つ目は，顔が見える関係があったから電話で連携ができたことである。

 電話をくれた義肢装具士から「ネットワークで顔が見える関係になっていたから電話を思い切ってすることができた」と告白を受けた。つまり「顔の見える関係」がなければ電話ができなかったかもしれない（そんな無責任なことはしないであろうが，相当躊躇したに違いない）。医療機関の職員は，自覚している以上に，他の装具関係者にとって病院に連絡をとることは敷居が高いことを認識する必要があるだろう。この1本の電話がなかったらこれほどまでに順調に進まなかったであろう。1本の電話が装具難民になりかけていた（ほぼなっていた）ケースを1人救うきっかけになったことを喜んでいる。

 2つ目は，装具難民の発見には，患者本人や家族の「目」だけでなく専門職の「目」が必要ということである。図5のように左足底屈拘縮が悪化しており足底板は不適合を起こしていたが，本人の自覚はなく家族も不適合に気付いていなかった。たまたま右足底板が破損したため義肢装具士につながったが，退院後の患者の生活において専門職の「目」が定期的に入っていれば，また患者と専門職とのネットワークがあればもう少し早く発見できたのではと悔やんでいる。

ネットワークの存在価値～場を創る ⇒ 専門職がつながる ⇒ 患者の役に立てる～

振り返れば，装具と装具療法は進化しているはずなのに，少なくとも当院の装具と装具療法は進化が止まっていた（図6）。

図6 「装具」と「装具療法」は進化しているのに患者はその恩恵を受けていない？

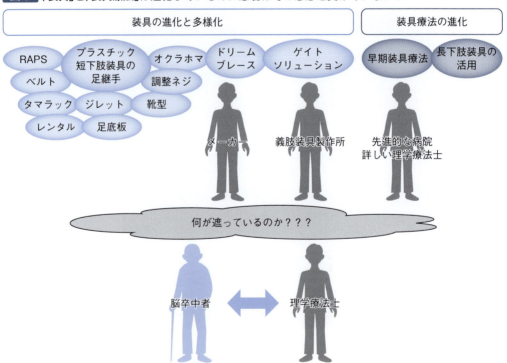

年々装具も装具療法も進化しているが，目の前の脳卒中者に提供される装具は数年前から変化していない。何に遮られて患者に届かないのか？ ミーティングメンバー全員が共有した大きなテーマである。

ネットワークという「場」ができたことで，メンバーが装具や装具療法の情報を持ち寄り，情報が増えてきた（図7）。また自分の困りごとを「場」に公開すると，メンバーの知恵が集まり共有され，問題解決の糸口を見つけ合えることを経験した。

　事実，ネットワークの運営を始めてから，当院の課題であった「経験値に依存しないで装具を活用して成果を出す仕組み作り」は装具検討会などにより解決に向かっている。

　ネットワークが存在することで顔が見える関係を築くことができ，専門職同士がつながり成長することができる。そのことは思っていた以上に直接的に患者や装具難民といわれる装具使用者に役に立つ要素であると確信している。

　今後メンバーの間では，多職種による症例検討などをさらに積極的に行うなどして「1人の経験値を複数で共有する」ことに注力していくことを確認している。形を変えながらも継続し1人でも多くの脳卒中者に質の高い装具と装具療法が届けられるように努力を続けていきたい。

図7 ネットワークは情報を共有する場となる

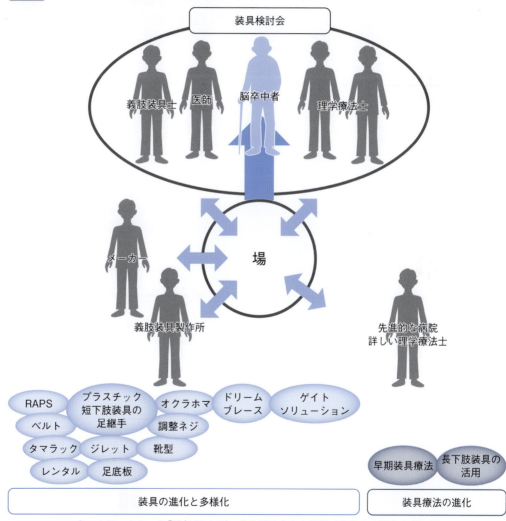

ネットワークという「場」があれば，その場は小さな規模でも多くの脳卒中者に質の高い装具と装具療法を提供できる土台となりうる。

新しいトレーニング戦略

Ⅴ 新しいトレーニング戦略

1 トレッドミルを用いたトレーニング

大塚 圭

- 脳卒中片麻痺者のトレッドミル歩行トレーニングでは運動学習が重要な理論となる。
- トレッドミルは，運動学習を成立させるために重要な変数である「難易度」を，①速度調整，②手すりと懸垂装置の活用によって調整することができる。
- 連続的に安定したベルト速度で歩行量を確保できる点も練習におけるトレッドミルの利点である。
- 安定性の悪いケースの3動作歩行練習では，平地歩行で3動作歩行の課題が遂行できるようになってから，トレッドミルを活用したほうがよい。
- トレッドミルの仕様は，ベルト面のサイズ，手すりや速度の調整性などの脳卒中片麻痺者の歩行トレーニングに適したものが望ましい。

トレッドミル歩行トレーニング

　トレッドミルは，モーターで制御されたベルト面上を歩行するトレーニング機器である。トレッドミルを用いた歩行トレーニングは，1990年代頃から不全脊髄損傷患者や脳卒中患者といった麻痺性疾患の歩行再建の手段として活用されるようになり，多くの知見が報告されている。また，近年では懸垂装置を併用した部分免荷トレッドミル歩行トレーニング（partial body weight supported treadmill training：PBWSTT）が注目を集めている。PBWSTTは，懸垂装置で部分的に体重を免荷し，特に麻痺脚の立脚期の支持性を補助しながら，患者に両下肢のステッピングを連続的に行わせるトレーニング法である。PBWSTTは，歩行速度の改善や連続歩行距離の拡大などの効果があり，その機序として，中枢パターン発生器（Central Pattern Generator：CPG）の関与を指摘している報告が多い[1-5]。

　筆者は，歩行トレーニングにおけるトレッドミルの役割を考えるうえで，運動学習の視点が重要と考えている。本稿では，運動学習理論に触れながらトレッドミル歩行トレーニングについて概説する。

平地歩行への転移性

　トレッドミルは平地歩行の代替として活用されるため，トレッドミル歩行トレーニングの成果は，平地歩行の能力に現れなければならない。これを転移性（transference）という。概念的に，転移性には類似性転移（類似スキルの練習により標準スキルが向上すること）と，異質性転移（あるスキルを練習することで種々のスキルが向上すること）がある。ただし，異質性転移の効果は大きくなく，幼児の運動課題など，その効用は限られている（スキルは後述）。

　両歩行の類似性を考える場合，一般運動プログラム（general motor program）の概念が役立つ。一般運動プログラムとは，運動の特徴を表面的特徴と深部構造（不変的特徴）に分け，運動の速度，大きさが異なっても相対タイミング（relative timing）が不変であれば同一プログラムで運動していると考え，転移性が高くなるというものである[6]。例えば，速度を変化させた2種類の歩行は，立脚や遊脚の時間（表面的特徴）が変化しても，歩行周期における相対比（不変

的特徴)は不変であるため，同一プログラムの運動であると理解できる．しかし，走行は歩行とは相対比が変化するため，異なる運動ととらえられる．

健常者の同一速度におけるトレッドミル歩行と平地歩行を比較すると，トレッドミル歩行で歩行率は高く，立脚時間や遊脚時間は短縮するものの，相対的な立脚期割合や遊脚期割合は両歩行においてほぼ同一であった[7]．つまり，一般運動プログラムの観点では，両歩行は同一の歩行パターンであると解釈でき，トレッドミル歩行の平地歩行への転移性は高いと考えることができる．一方，脳卒中片麻痺者のような非対称的な歩行を呈する場合，健常者とは異なる傾向を示し，一定速度のベルトを追従するように運動を調整するため，麻痺側と非麻痺側の対称性が増加する（表1）[8]．この現象の練習効果に与える影響についてはさらに検討が必要と思われるが，臨床的にはむしろ対称性の改善には好ましい．

表1 脳卒中片麻痺者のトレッドミル歩行と平地歩行の比較

	トレッドミル歩行	平地歩行
遊脚期割合(%)	5.3 ± 5.5	13.4 ± 7.5
両脚支持期割合(%)	7.1 ± 4.9	7.5 ± 5.5
(麻痺側歩幅/非麻痺側歩幅)×100(%)	47.3 ± 17.9	44.8 ± 14.3

脳卒中片麻痺者10名．歩行速度は1.3±0.5km/h．平地歩行に比べトレッドミル歩行で時間因子の麻痺側・非麻痺側差の減少を認める．

文献8)より引用改変

運動学習理論に基づいたトレッドミル歩行トレーニングの考え方

▶行動変化と運動学習

行動科学において学習とは，「経験によって生じる比較的永続的な行動の変化」と定義される．運動学習とは，手続き記憶（procedural memory）が主体となるスキルを獲得する過程であり，スキル（skill）とは，後天的に形成された行動単位で，いくつかの運動から構成される．また，スキルには，①達成の正確性，②身体・精神エネルギーコストの最小化，③使用時間の最小化という特徴がある[6]．人間のほとんどの行動がスキルであり，多くの場合，「学習された熟練行動」と考えることができる．

経験によって生じる行動の変化を行動変化とよぶ．行動変化はスキルがすぐに忘却されるものを含めて，一時的に獲得される変化であり，運動学習では，行動変化が比較的永続的に定着する．行動変化をもたらす変数には，フィードバック，難易度，量がある．フィードバックに関する詳細は「運動学習理論と歩行トレーニング」の項（p.28）を参照とし，本稿では特にトレッドミル歩行トレーニングで重要な要素となる難易度と量について概説する．

●難易度

運動学習の過程は，練習量（時間）に対する成果（達成）でみた場合，シグモイド・カーブ（S字曲線）とよばれる学習曲線（learning curve）を示す（図1）[9]．このカーブは，①言語-認知段階（目標の同定，言語的情報の獲得が必要な段階），②運動段階（急峻な達成の立ち上がりを示す運動の組織化段階），③自動化段階（感覚的分析の自動性を増大させて運動を自動化する段階）に区別できる[6]．

運動学習においては練習課題の難易度は重要な要素となる．例えば，難易度が高すぎる練習課題（難課題）では，患者は「傾きのない部分」，すなわち「できない時間」を長く体験することになり，課題達成の満足感を得られず，次第にやる気を失ってしまう．これを「学習性無気力」という．一方，難易度が低すぎる練習課題（易課題）では，すぐに進歩のない状態「天井効果：プ

ラトー（plateau）」になってしまう（図2）[9]。従って，いかに課題を調整して，急峻なカーブ部分の練習を行うかが重要となる。つまり，難易度の高いスキルに到達させるためには，適切な難易度の類似課題をいくつか準備し，それらを乗り継ぎながら目標とするスキルまで到達させるとよい（図3）[9]。

類似課題の難易度の調整には，部分練習法（課題の要素を部分的に練習し調整する方法），自由度制約（関節の自由度を制約し調整する方法），パラメータ調整（運動の大きさや速さなどを変更し調整する方法），補助と介助（杖，装具などの道具や人の介助により調整する方法）がある[10]。トレッドミル歩行トレーニングの特異性は，速度を設定できる点や手すりや懸垂装置を活用し，難易度を調整できる点にある。

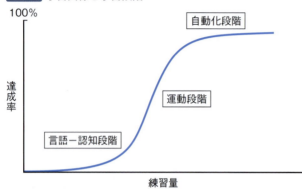

図1 学習曲線と学習段階

文献9）より引用改変

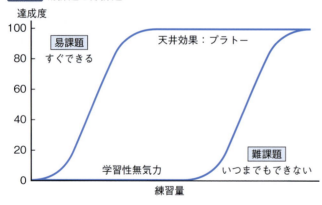

図2 易課題と難課題

文献9）より引用改変

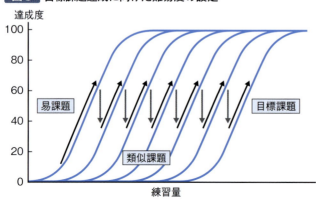

図3 目標課題達成に向けた難易度の設定

文献9）より引用改変

- **速度調整による難易度設定**

　歩行トレーニングにおいて歩行速度は，パラメータ調整の変数の一つであり，トレッドミルの利点は，詳細な速度を設定できることである。例えば，学習の長期的保持や転移性の効果拡大を目指すときには，速度を変えて一つの運動について多くのバリエーションで行う多様練習として活用すると有効である。また，平地の歩行よりも速度を上げて練習すると，即時的な速度上昇を図ることができる。

- **手すりと懸垂の活用による難易度設定**

　手すりは杖の役割を果たし，練習における補助として働く。手すりはトレッドミルの本体に固定されているので，杖に比べ安定した補助となる。また，手すりを使用した歩行は，杖歩行のように「突き直す動作」を省略できるので，3動作歩行から2動作歩行へと移行させる練習では有効である。ただし，手すりの把持の仕方には十分な注意が必要になる（後述）。

　治療者による過剰な人的介助は，ときに患者が「自ら制御する機会」を奪い，「介助者が制御する系」を作り出し学習を阻害してしまう。その反面，懸垂装置は，常に「安定した環境」として働き，患者は懸垂装置を用いて自ら制御することが求められる。例えば，歩行練習の初期段階では，特に前後左右方向への体重心の移動に伴い，体幹を垂直に制御することが課題のポイントとなる。ここで，大きな懸垂力で体幹が鉛直方向に引き上げられ続けていると，患者は自ら制御しなくても姿勢を保持できてしまい，課題が達成できなくなる。従って，運動学習の観点から考えると，連続した協調的なステップ運動が課題であるときは，懸垂量を増やしてステップ練習に集中すべきであるが，体幹を垂直に保持する歩行中の姿勢制御が課題であるときは，懸垂なし，もしくはごくわずかな懸垂量に調整しながら，患者自身が体幹を立ち直させる機会を作らなければいけない。

● 量

　「量」は運動学習を成立させる重要な変数である。図4は，たばこ巻きの職人における熟練技術（短時間で巻き上げる技術）と習得期間について示したものである。この図をみると，歳月を経て，やっと機械での所要時間に追いついており，熟練技術の習得には長期間（量）が必要であることがわかる[11]。

　現在の時間単位制（1単位：20分）を採用しているリハビリテーション医療現場では，圧倒的に「量」が足りない。一般的な回復期病院における理学療法を，仮に3単位と設定すると，3カ月（約90日）の入院期間で毎日2単位の歩行練習を実施したとしても，計180単位，60時間であり，決して十分な量とはいえない。この2単位でいかに繰り返し練習させるか，すなわち多くステップを繰り返させるか，または長距離を歩行させるかがポイントであり，トレッドミル歩行トレーニングはこの量の確保に有用である。

　平地の歩行トレーニングでは，方向転換や他者を避けるために立ち止まる，またはすり抜けるような動作など，歩行以外の動作が多くなる。図5が示すとおり，トレッドミルは，同一空間を繰り返し歩行するため，連続的にかつ安定したベルト速度で歩行の練習に集中でき，歩行量を確保することができる。

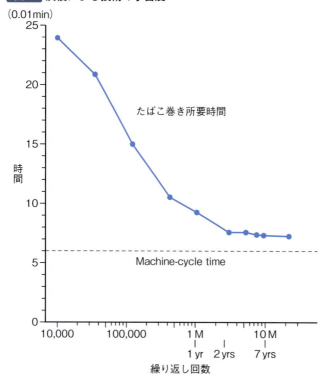

図4 反復による技術の学習度

文献11）より引用改変

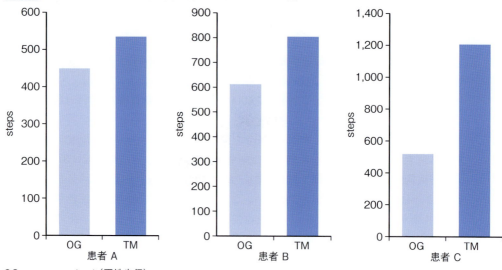

図5 脳卒中者の歩行練習（1単位分）におけるステップ数

OG：overground gait（平地歩行）
TM：treadmill gait（トレッドミル歩行）

トレッドミル歩行トレーニングにおける3動作歩行練習の考え方

　スキルの類型化の軸には，表2のように開放/閉鎖スキル，分離/連続/系列スキル，運動/認知スキルという3軸があり，それぞれの軸内における異なった類型間の転移は概して低い[6]。3動作歩行と2動作歩行を分離/連続/系列スキルという軸でみた場合，3動作歩行は「系列スキル」に，2動作歩行は「連続スキル」に属するため，両歩行間の転移性は低いと考えられる。また，

前述した一般運動プログラムをみた場合も，両者間の歩行周期を構成する各運動要素の時間的比率がまったく異なっているため，運動の転移性は低くなる。従って，3動作歩行の獲得が目標である場合，トレッドミル歩行トレーニングで2動作歩行を練習しても，いつまで経っても習熟できない。

　一般的に3動作歩行の練習は，杖→麻痺肢→非麻痺肢の順で運動が繰り返される。3動作歩行練習の初期段階では，この3つの運動の連続性が途絶え，姿勢を立ち直らせる例が多い。このようなケースの練習では，トレッドミルは常にベルトが後方に流れ続けるため，患者は安定して立ち直ることができず，バランスを崩してしまう。また，振り出しの運動が遅れると，そのまま後方に流され，ベルトから落ちてしまう。従って，安定性の悪いケースの3動作歩行練習では，平地歩行で課題が遂行できるようになってから，トレッドミル歩行に移行したほうがよい。

表2 スキルの分類

スキル			例
1. 開放/閉鎖スキル (open/closed skill)	開放スキル	環境が変化する状況における課題	卓球，テニス
	閉鎖スキル	環境が安定している課題	ゴルフ，弓術
2. 分離/連続/系列スキル (discrete/continuous/serial skill)	分離スキル	運動開始と終了が明確な運動	野球のスイング
	連続スキル	運動開始と終了が明確でない運動	歩行，水泳
	系列スキル	分離スキルの組み合わせ	体操規定種目
3. 運動/認知スキル (motor/cognitive skill)	運動スキル	運動制御が優先され意思決定は重要でない課題	重要挙げ
	認知スキル	意思決定が優先され運動制御は重要でない課題	チェス，囲碁

脳卒中片麻痺者のトレーニングに適したトレッドミルの仕様

▶ベルト面のサイズ

　歩隔が広い例や麻痺側股関節が過剰に外旋する例では，ベルト幅が狭いと麻痺側の足部がベルト外側にはみ出してしまう。また，設定速度に適応できない例では，歩行中に身体を一定位置に保持できず，ベルト上の前後に移動してしまう。そのため，脳卒中片麻痺者のトレーニングに用いるトレッドミルのベルト面は，前後長が長く，幅が広いものが推奨される。参考までに現在，国内で市販されているトレッドミルのベルト面のサイズを表3に示す[12]。筆者の経験では，ベルトの幅は650 mm，前後長は1,800 mm程度が望ましいと考えている。

表3 国内で市販されているトレッドミルの走行面（ベルト面）の寸法（単位：mm）

メーカー	寸法（W×L）
A	450×1,350
B	580×1,600
C	500×1,400
D	520×1,500
E	559×1,600
F	530×1,300

2009年4月現在
文献12)より引用

▶手すりの調整性

手すりは平地歩行における杖の代替である。杖の握りの高さを身体に合わせて調整するように手すりの高さの調整は必須である。さらに，手すりの左右幅の調整も重要である。手すりを把持する位置が外側方向に離れすぎると，歩行中の体重心の左右方向への移動が過剰に大きくなってしまい，また，手すりの左右幅が狭すぎると，体重心の移動を阻害してしまう。そのため，歩容に合わせて手すりが内外側方向へ調整できる仕様が望ましい(図6)。

図6 手すりの側方調整性

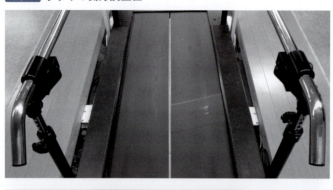
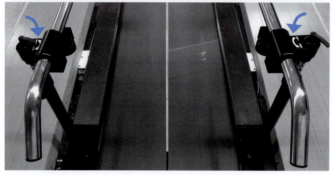

▶速度の調整性

脳卒中片麻痺者の歩行速度は，健常者よりも低下する例が多い。従って，速度設定は，低速度域が安定して制御できる仕様がよい。特に，速度設定は難易度設定の要素の一つとなるため，小数点以下第一位の値まで調整できるものが望ましい。

トレッドミル歩行トレーニング実践の注意点

▶速度設定

トレッドミル歩行の主観的快適速度は，平地歩行よりも約1.5倍速くなる。従って，特にトレッドミル歩行トレーニングを初めて実施する際に，はじめから平地歩行と同一速度に設定すると，患者に恐怖感を与えてしまう可能性がある。そのため，低速度から徐々に速度を上げ，平地の70％速度（平地の主観と一致させた速度）を基準とし，可能であれば平地歩行と同速度まで上昇させる。

▶手すり把持の方法

手すりは，杖と同様に麻痺側立脚の補助の役割を果たす。この場合，手すりには下方に押す力が発生する。しかし，手すりは，杖と異なり固定され安定した支持物となるため，患者は上

方に押し上げる力，すなわち「引き込む力」を発生させることができるようになる。脳卒中片麻痺者の場合，この「引き込む力」を麻痺側の振り出し時に利用しやすく，杖歩行への転移の妨げになってしまうことがある（図7）。「引き込み」を回避させるためには患者に手すりを握らせず，また常時支持するのではなく，麻痺側の立脚時のみ支持するように使用させるとよい。さらに，トレッドミルから手すりを取りはずすことが可能となれば，杖を使用したトレーニングも有用となる。

図7 トレッドミル歩行における手すりの「引き込み」

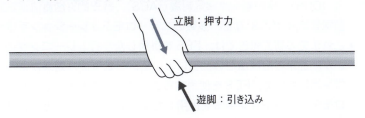

立脚：押す力
遊脚：引き込み

終わりに

　トレッドミル歩行トレーニングは，あくまでも歩行再建過程における練習課題の一つであり，適切な装具の選択と調整，治療者の適切な教示・フィードバックと適量な人的介助，保持や般化を意識した練習法（ブロック練習・ランダム練習と多様練習・一定練習）の設定が必要となる。もちろん，トレッドミル歩行は平地歩行の代替手段であるため，平地歩行への転移を考慮し，課題を設定しなければならない。

　近年では，左右独立したベルトにて分離した速度制御が可能なトレッドミルが開発されている。左右独立した速度制御は，左右非対称性の強い脳卒中片麻痺者に対し，より適切に難易度を調整することができ，トレッドミル歩行トレーニングの適応を広げるものになるであろう。

◯文献
1) 大塚　圭 ほか：脳卒中患者に対する部分免荷トレッドミル歩行訓練の実際．理学療法，24(12)：1555-1563，2007．
2) Hesse S et al：Treadmill training with partial body weight support compared with physiotherapy in nonambulatory hemiparetic patients. Stroke, 26(6)：976-981, 1995.
3) Visintin M et al：A new approach to retrain gait in stroke patients through body weight support and treadmill stimulation. Stroke, 29(6)：1122-1128, 1998.
4) Dietz A et al：Level of spinal cord lesion determines locomotor activity in spinal man. Exp Brain Res, 128(3)：405-409, 1999.
5) Dimitrijevic MR et al：Evidence for a spinal central pattern generator in humans. Ann N Y Acad Sci, 860：360-376, 1998.
6) Schmidt RA et al：Motor Learning and Performance, 4th Edition: A Situation-Based Learning Approach. Human Kinetics, Illinois, 2007.
7) 大塚　圭 ほか：平地歩行とトレッドミル歩行における時間因子の比較．総合リハビリテーション，29(6)：549-556，2001．
8) 寺西利生 ほか：脳血管障害：片麻痺の臨床におけるトレッドミルの活用．総合リハビリテーション，30(11)：1161-1167，2002．
9) 才藤栄一：運動学習エッセンス．FITプログラム　総合的高密度リハビリ病棟の実現に向けて（才藤栄一 ほか編），p.89-100，医学書院，2003．
10) 才藤栄一 ほか：運動学習からみた装具—麻痺疾患の歩行練習において．総合リハビリテーション，38(6)：545-550，2010．
11) Kottke FJ et al：Therapeutic exercise to develop neuromuscular coordination. Kruzen's Handbook of Physical Medicine and Rehabilitation, 4th edition, p.234-269, WB Saunders, Philadelphia, 1990.
12) 大塚　圭 ほか：脳卒中患者に対する理学療法機器としての部分免荷トレッドミルの活用．理学療法，26(4)：513-522，2009．

Ⅴ 新しいトレーニング戦略

ニューロモデュレーションを併用した歩行トレーニング

山口智史

- 機能的電気刺激(FES)をはじめとして，反復経頭蓋磁気刺激(rTMS)，経頭蓋直流電気刺激(tDCS)，経頭蓋交流電気刺激(tACS)，経皮的脊髄直流電気刺激(tsDCS)，経皮的脊髄電気刺激(tSCS)など，多数のニューロモデュレーション手法が提案されている。
- これまでの研究報告では，FESを併用した歩行トレーニングの優位性は示されてはいないが，従来の治療法との比較において，一定以上の効果が得られることから，臨床や日常生活において，FESを使用することは有用である。しかしながら，そのほかのニューロモデュレーション手法を併用した歩行トレーニングの研究は少なく，歩行への効果に関するエビデンスの蓄積が必要である。

はじめに

近年の神経科学の目覚ましい発展から，神経科学的な知見をリハビリテーションへ応用しようとする機運が高まっている。そのなかでも，体表から物理的刺激を与えることで，障害された神経活動を調節し，中枢神経系の機能回復を促すための手法(ニューロモデュレーション手法)が提案されている。ここでは，リハビリテーションで使用されるニューロモデュレーション手法のなかでも，臨床で使用する頻度が高くなってきている機能的電気刺激(functional electrical stimulation：FES)について，歩行への効果と治療メカニズムを説明する。さらに最新のニューロモデュレーション手法を併用した歩行トレーニングにかかわる知見を紹介することで，理学療法による脳卒中後の歩行トレーニングの効果が促進されるための一助になることを期待する。

ニューロモデュレーションの定義

International Neuromodulation Societyは，ニューロモデュレーションについて「目的とした身体部位に対して電気刺激もしくは薬剤を用いて神経活動を調節すること」と定義している[1]。リハビリテーション領域においては，脳卒中を起因として異常となった神経活動を調節し，失われた歩行機能の回復を促すことを目的として，電気刺激や磁気刺激によるニューロモデュレーションが用いられている。

歩行機能の回復を目的としたニューロモデュレーション手法

歩行機能の回復を目指すニューロモデュレーションの手法として，FES，反復経頭蓋磁気刺激(repetitive transcranial magnetic stimulation：rTMS)，経頭蓋直流電気刺激(transcranial direct current stimulation：tDCS)，経頭蓋交流電気刺激(transcranial alternating current stimulation：tACS)，経皮的脊髄直流電気刺激(transcutaneous spinal direct current stimulation：tsDCS)，経皮的脊髄電気刺激(transcutaneous spinal cord stimulation：tSCS)などが提案されている。それぞれに特徴があるが，①体表から末梢神経を刺激する手法，②頭蓋

上から脳を刺激する手法，さらに，③両者を組み合わせた手法に大別できる（表1）。これらの手法は，歩行トレーニングとの同時使用やトレーニング前のプレコンディショニングとして用いることで，通常の歩行トレーニングの効果を促進する可能性がある。

表1 歩行機能の回復を目的としたニューロモデュレーション手法の例

末梢神経を刺激する手法	脳を刺激する手法
機能的電気刺激（FES）	反復経頭蓋磁気刺激（rTMS）
経皮的脊髄直流電気刺激（tsDCS）	経頭蓋直流電気刺激（tDCS）
経皮的脊髄電気刺激（tSCS）	経頭蓋交流電気刺激（tACS）

上記の手法を，それぞれ単独もしくは複合して使用する。

FESを併用した歩行トレーニング

　FESは，麻痺肢の神経や筋への電気刺激により，麻痺筋を収縮させることで，失われた運動機能を代償することを目的として開発された。歩行トレーニングと併用するFESは，歩行の遊脚相に総腓骨神経や前脛骨筋を刺激し，運動麻痺を呈した足関節の背屈筋を収縮させることで，麻痺肢のtoe clearanceを確保することを目的として使用される[2]。一方，近年では，FESは機能代償としてだけでなく，機能回復を促す手法としても注目されている。

▶FESによる歩行トレーニングの促進効果

　FESが歩行に与える効果として，歩行非対称性や6分間歩行距離，Physiological Cost Index（PCI）を改善することが報告されている（表2）[3-6]。これらFESによる歩行改善の背景には，脳卒中者の歩行において問題となる，歩行時の下肢関節運動の改善が関与していると考えられる。具体的には，歩行時にFESを麻痺肢の総腓骨神経や前脛骨筋へ適用することにより足関節背屈角度が増大，さらに屈曲反射の促通による股関節や膝関節の屈曲角度が増大することが報告されている[7-9]。この歩行時の関節角度の改善は，FESを使用していない状態と比較して，麻痺側下肢の振り出しを容易にし，歩行速度の改善や最適な歩行様式の学習を促すと考えられる。さらに，FESを使用した状態で歩行を反復することで，相乗的に歩行効率や歩行距離の延長などの歩行能力の改善が得られると考えられる。

表2 FESによって得られる歩行への効果と神経生理学的な効果

歩行への効果		神経生理学的な効果
・足関節の背屈角度の増大	・6分間歩行距離の延長	・前角細胞への促通
・股関節の屈曲角度の増大	・歩行非対称性の改善	・脊髄相反抑制の改善
・膝関節の屈曲角度の増大	・PCIの改善	・屈曲反射の促通
・両脚支持期の時間の改善	・バランス能力の改善	・皮質脊髄路の興奮性の増大

▶FESによる神経生理学的な効果のメカニズム

　FESの神経生理学的な効果は，体表からの電気刺激により末梢神経の活動を賦活し，運動神経と感覚神経の経路に伝わった電気信号が生体に影響を与えることによって得られたものである（図1）。まず，運動神経への電気刺激は，運動神経を賦活し，その信号は筋に向けて遠心性に伝導し神経筋接合部に到達することで，アセチルコリンを放出する。アセチルコリンは筋肉細胞を脱分極させて，活動電位を発生させることで，筋収縮を引き起こす。この電気刺激により得られる筋収縮により，歩行時の遊脚相における麻痺肢の足関節背屈運動を補うことができる。この筋収縮の繰り返しは，筋萎縮の防止や改善，筋力増強につながり，FESをはずし

た状態においても背屈運動が行いやすい状態になると考えられる。

　また，FESは感覚神経を賦活することで，求心性に神経活動が伝導し，シナプスを介して刺激筋の脊髄運動ニューロンへ到達する。同時に，歩行時には一次運動野から同一の脊髄運動ニューロンへ入力が到達することで，多くの脊髄運動ニューロンが興奮する。また，求心性に脊髄を上行した神経活動は，感覚野および運動野を賦活し，一次運動野から脊髄運動ニューロンへの下行性入力を増加させる[10]。これらFESによる入力の増加と随意的な背屈運動による脊髄への下行性入力の増加が組み合わされることで，刺激した筋の背屈運動を促す。つまり，歩行にFESを適用することで，刺激筋である前脛骨筋の皮質脊髄路の興奮性を選択的に高め，この一次運動野から脊髄への下行性入力の増加が繰り返されることで，神経伝達においてシナプスの可塑的な変化が起こり，歩行に関連した中枢神経系の再構築が促進されると考えられる[11]。

　総腓骨神経や前脛骨筋への電気刺激はIa抑制性ニューロンを介して，ヒラメ筋の脊髄運動ニューロンを抑制（相反性抑制）することで，痙縮筋の活動を抑制する。さらに，痙縮によって活動が高まっているヒラメ筋から前脛骨筋への相反性抑制を抑制（相互抑制）することで，前脛骨筋の随意性が改善する[12]。これらの効果は，脳卒中後の歩行時における足関節背屈運動の低下と底屈筋の異常筋緊張に対して有効であると考えられる。

図1　FESによる神経生理学的な効果メカニズム

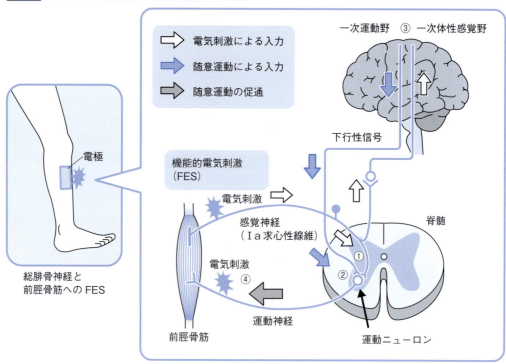

FESによって感覚神経を賦活することで，求心性に神経活動が伝導し，シナプスを介して前脛骨筋の脊髄運動ニューロンに到達する（図中①）。同時に，随意運動によって一次運動野から同一の運動ニューロンへ入力が到達することで，多くの運動ニューロンが興奮する（図中②）。また，求心性に脊髄を上行した神経活動は，感覚野および運動野を賦活し，一次運動野からの運動ニューロンへの下行性入力を増加させる（図中③）。これらFESによる入力の増加と随意運動による脊髄への下行性入力の増加が組み合わされることで，前脛骨筋の背屈運動を促通する（図中④）。

▶FESを併用した歩行トレーニングの効果に関するエビデンス

　脳卒中後のFESを併用した歩行トレーニングの効果について，meta-analysisやsystematic reviewが報告されている。Robbinsらのmeta-analysis[13]では，FESを適用した脳卒中者にお

いて，歩行トレーニングのみや介入を行わない場合と比較して，歩行速度が0.18 m/s（95％信頼区間0.08〜0.28）改善することを報告している。

　一方，Pereiraら[14]は，歩行距離の延長に対するFESの効果量として，歩行トレーニングのみや介入を行わない場合と比べ，標準化平均差（standardized mean difference：SMD）が0.38（95％信頼区間 0.08〜0.68）であり，その効果量は小さいと述べている。また，2015年に報告されたHowlettらのmeta-analysis[2]では，FESによる歩行速度の改善は0.08 m/sであり，臨床的意義のある最小変化量（minimal clinical important difference：MCID）の0.10 m/sには近いが，MCIDには到達しないことを報告している。

　これらの報告では，FESを歩行トレーニングに併用することの優位性を示してはいないが，従来の治療法との比較において，一定以上の効果が得られることから，臨床や日常生活において，FESを使用することは有用であると考えられる。またFESは，通常の歩行トレーニングや体重免荷歩行，ロボット補助歩行などに併用して実施することが可能であり，他のトレーニングと組み合わせることで，さらなる効果が期待できる[15]。

　FESを併用した歩行トレーニングは，歩行の遊脚相のtoe clearanceを確保する目的で使用されるため，同様の目的をもつ短下肢装具（ankle foot orthosis：AFO）を用いた場合と比較されている。Bethouxらの多施設共同研究[6]では，生活期脳卒中者384名をFES群とAFO群に分けて，1年間における日常生活でのFES使用による歩行能力への効果を調査している。この報告では，使用後1年の時点において，両群を比較して，歩行速度や6分間歩行距離などの歩行能力に有意な差を認めなかった。一方で，FES群のみにおいて，初回評価と比較して，6分間歩行距離が有意に延長していた。この歩行距離の延長は，FESを日常生活で使用することで，日常生活における活動量が増加し，歩行持久力に影響を与えた可能性を示している。

　Kludingら[16]は，多施設共同ランダム化比較試験により，生活期脳卒中者197名をFESもしくはAFOを使用する2群に分けて，30週間の使用後の効果を比較している。その結果，歩行速度や歩行距離，バランス，下肢機能の改善においては，両群に効果の相違はないことを報告している。また，Everaertら[17]は，発症後1年未満の脳卒中者121名に対して，FESとAFOの順でそれぞれ6週間（合計12週間），AFOとFESの順でそれぞれ6週間（合計12週間），AFOのみを12週間使用する3群に分け，FESとAFOによる歩行能力への効果を比較した結果，PCIには相違がなく，歩行速度においてはAFOと比較して高値であるが，有意な差がないことを報告している。しかしながら，これらの報告[16,17]において，AFOと比較して，FESを使用した群では，患者の満足度がAFOよりも高く，治療の選択肢として検討する価値があることを示唆している。

■ rTMSやtDCSを併用した歩行トレーニング

　脳卒中後の歩行障害は，一次的には脳の損傷に起因する。そのため，脳卒中後の歩行機能の回復には，脳を主体とした中枢神経系の再構築が重要である。この中枢神経系の再構築を促進する目的で，脳を対象としたニューロモデュレーションの手法としてrTMSやtDCSなどが提案されており，歩行トレーニングに併用することで，さらなる効果が得られる可能性が示されている[18,19]。

▶反復経頭蓋磁気刺激（rTMS）

　経頭蓋磁気刺激装置を用いて，頭上においた刺激コイルから頭蓋内に磁場を発生させることで，大脳皮質の介在ニューロンが賦活できる（図2a, b）。rTMSは，刺激の周波数や強度，パルス数，刺激間隔などパラメータを変化させることで，大脳皮質のシナプス伝達効率（シナプ

ス可塑性)を変化させ，脳の興奮性を高める，もしくは低下させることが可能である[20, 21]。代表的な手法として，規則的な刺激を高頻度(1 Hz以上)もしくは低頻度(1 Hz未満)で与える従来のrTMS，従来とは異なる刺激設定を用いたtheta burst stimulation(TBS)やquadripulse stimulation(QPS)がある。rTMSの効果機序として，長期増強(long-term potentiation：LTP)もしくは長期抑制(long-term depression：LTD)のようなシナプス可塑性の誘導を促進していると考えられているが，その詳細は明らかではない[20]。また，それぞれの手法で，可塑性誘導の効果機序が異なることが報告されている[21]。

▶経頭蓋直流電気刺激(tDCS)

　tDCSは，頭皮上に貼付した電極から1〜2 mA程度の微弱な直流電流を3〜30分程度通電することで，頭蓋内の大脳皮質の興奮性を高める，もしくは低下させることができる(図2c, d)。tDCSによる興奮性の変化は，刺激する電極の極性に依存することが報告されており，陽極(anode)は皮質興奮性を高め，陰極(cathode)は皮質興奮性を低下させるという報告が多い。この興奮性の変化を誘導する要因として，直流刺激による静止膜電位の活動変化が挙げられている[22]。この膜電位の変化がtDCS後に持続し，活動電位が生じやすい状態を作り出し，シナプス可塑性を誘導すると考えられている。そのほかには，樹状突起や求心性の神経軸索の分極が関与することや，tDCSによりノルアドレナリンが放出され，それがグリア細胞内のカルシウム濃度を上昇させることで，シナプス伝達の増強を促進する可能性など，現在もメカニズムを解明するための研究が進んでいる[22, 23]。

図2 反復経頭蓋磁気刺激(rTMS)と経頭蓋直流電気刺激(tDCS)

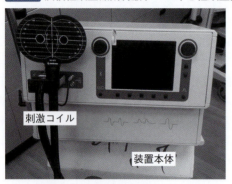

a　経頭蓋磁気刺激装置と刺激コイル
（MagVenture社製）

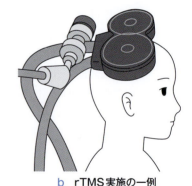

b　rTMS実施の一例
刺激コイルは一次運動野の直上に設置する。

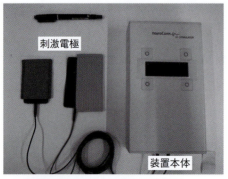

c　経頭蓋直流電気刺激装置と刺激電極
（neuroConn GmbH社製）

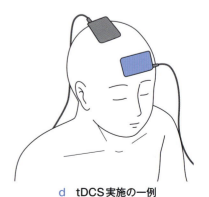

d　tDCS実施の一例
陽極電極を頭頂部(下肢一次運動野)に，陰極電極を対側前額部に貼付する。

▶rTMSやtDCSを併用した歩行トレーニングの理論的背景

　脳卒中後には，損傷した脳周辺領域の神経活動が低下する．さらに，非損傷半球からの損傷側半球への抑制（半球間抑制）が増強することで，運動の遂行が困難になる[24]．そのため，rTMSやtDCSは，①損傷側の皮質興奮性を高めることを目的とした治療，もしくは②非損傷側の皮質興奮性を低下させることを目的とした治療として使用される．

　損傷側の皮質興奮性を高める場合には，高頻度rTMSもしくは陽極tDCSを損傷側の一次運動野に使用することが多い．この刺激により，上述したような運動に関連した中枢神経系の活動を促進し，刺激後には目的とした運動が遂行しやすい状態になると考えられる．一方，非損傷側の皮質興奮性を低下させる場合には，低頻度rTMSもしくは陰極tDCSを非損傷側の一次運動野に用いる．この非損傷側へのアプローチは，半球間競合モデルの概念に基づいている[24]．これは，rTMSやtDCSを用いて非損傷側の脳活動を低下させることで，損傷側への過剰な半球間抑制を弱め，損傷側脳の活動を促すことで，麻痺肢の運動を改善すると考えられる．

　しかしながら，歩行機能の回復を目的としたニューロモデュレーションには，大きく2つの問題がある[25]．1つ目に，下肢に関連した脳領域は上肢とは異なり，脳深部に位置するため頭蓋上からの刺激が難しい．そのため，脳卒中後に神経活動が低下した状態では，rTMSやtDCSによる介入が効果的に脳活動を修飾できず，効果が十分に得られない可能性がある．2つ目に，運動機能回復にかかわる半球間競合モデルは，上肢における知見や四肢動物による実験の結果であるため，ヒト下肢においては同様のメカニズムが存在するかについては，十分に明らかになっていない．

半球間競合モデル
　脳卒中後に損傷側脳の活動が低下することで，非損傷側への半球間抑制が低下する．さらに非麻痺側優位の活動により非損傷側の脳活動が高まることで，損傷側の脳活動への抑制入力が高まる．その結果，損傷側脳の回復と機能を低下させているという概念である．

▶rTMSを併用した歩行トレーニングの効果に関するエビデンス

　脳卒中後の歩行機能の回復を目的としたrTMSの研究は非常に少ない．Wangら[26]は，生活期脳卒中者24名を刺激条件群と偽刺激条件群の2群に分け，非損傷側の下肢一次運動野に対する10分間のrTMSを2週間で10回実施した．さらに，rTMSと同日に歩行に関連した課題指向型トレーニング（30分）を行った．その結果，刺激条件群では，偽刺激条件群と比較して，歩行能力（歩行速度，ケイデンス，歩幅）とFugl-Meyer Assessment（FMA）の下肢項目が有意に改善した．さらに，損傷側の皮質興奮性が増加し，両側半球における皮質興奮性の非対称性が改善した．また，Linら[27]は，32名の回復期脳卒中者を同じく刺激条件群と偽刺激条件群の2群に分け，非損傷側の下肢一次運動野へのrTMSを15分間実施した．さらにrTMS後には，理学療法を45分実施し，これらの介入を15日間実施した．この介入前後において，刺激条件では，偽刺激条件と比較して，脳卒中姿勢評価スケール（Postural Assessment Scale for Stroke Patients：PASS），Performance Oriented Mobility Assessment（POMA）のバランス項目，Barthel Indexが有意に改善した．しかしながら，FMAやTimed "Up & Go" Test（TUG）では，有意差を認めなかった．

　一方，Chieffoら[28]は，高頻度rTMSが歩行機能に及ぼす効果について，生活期脳卒中者10名を対象に，二重盲検化したクロスオーバー比較試験で検討した．この研究では，脳深部への刺激が可能なHコイルを使用して，損傷側および非損傷側の皮質興奮性を高める目的で1日30分間，11回施行した．結果，刺激条件では，FMA下肢運動項目が有意に改善した．一方，歩行速度は改善したが，偽刺激条件とは有意差を認めなかったことを報告している．

これらのことから，rTMSを歩行トレーニングに併用することは，歩行能力や下肢運動機能，バランス能力を改善し，中枢神経系の再構築に有効である可能性がある．しかしながら，報告数は非常に少なく，効果には発症時期や刺激部位，刺激パラメータなどが影響する可能性があるため，さらなる検証が必要である．

▶tDCSを併用した歩行トレーニングの効果に関するエビデンス

tDCSに関しても，脳卒中後の歩行機能の回復を目的とした研究は少ない．Tahtisら[29]は，亜急性期脳卒中者14名を，2mAで15分間の両側tDCS（陽極−損傷側，陰極−非損傷側）と偽tDCS群に分け，歩行に対する即時効果を検討している．結果，両側tDCS条件では，偽tDCS条件と比較して，TUGにおいて有意に改善を認めたことを報告している．

連続介入の効果に関して，Changら[30]は，発症後約2週間の急性期脳卒中者24名を片側tDCS群（陽極−損傷側，陰極−対側前額部，刺激強度2mAで10分）と偽tDCS群に分け，理学療法を含むリハビリテーションに加えてtDCSを2週間で10回実施している．その結果，偽tDCS群と比較して，FMAの下肢運動項目と下肢Motricity Indexが有意に改善するとともに，損傷側における皮質興奮性の増加や伝導時間が短縮することを報告している．一方で，3次元解析装置と床反力による歩行分析やFunctional Ambulatory Category（FAC），Berg Balance Scale（BBS）には有意差を認めておらず，歩行能力を促進する効果は得られていない．

歩行トレーニングとの併用について，Geroinら[31]は，生活期脳卒中者30名を3群に分け，tDCSとロボット補助歩行の効果を検討した．条件は，片側tDCS（陽極−損傷側，陰極−対側前額部，刺激強度1.5mAで7分）＋ロボット補助歩行，偽tDCS＋ロボット補助歩行，偽tDCS＋平地歩行トレーニングとし，tDCSを併用した状態で50分間の歩行訓練を週5回2週間実施した．評価は，2週間の介入前後と終了後2週間に実施した．その結果，tDCSをロボット補助歩行に併用することによる効果に有意差を認めず，tDCSによる歩行トレーニングの効果の促進は得られなかった．

これらの報告から，tDCSを理学療法や歩行トレーニングに併用することによる，歩行能力を改善する効果を示すことは困難である．一方で，下肢運動機能の改善を促進する可能性はあり，今後，さらなる研究が必要である．

■ 臨床応用に向けて

FESは，医工学の発展により臨床や日常生活内で十分に使用できるレベルにある．FESの歩行障害に対する効果の検証は，まだ十分とはいえないが，臨床場面において，適応疾患を評価し，適切に使用することで，十分に効果が得られると考えられる．一方で，脳卒中後の歩行機能回復を目的としたrTMSとtDCSに関する研究は非常に少ない．さらに，現在の研究報告は対象者が少なく，follow-upができていないなど，エビデンスを構築するには多くの限界がある．しかしながら，理学療法士は研究報告を待つだけでなく，ニューロモデュレーションの手法について知識を深め，臨床で実践し，自らその効果の検証と報告を行っていくことが重要である．

今後，対象者の利益を考慮したうえで，適切な評価と治療選択に基づいてニューロモデュレーション手法を用いた歩行トレーニングの適応と普及を促進していくことが望まれる．

◎文献

1) International Neuromodulation Society［オンライン］
http://www.neuromodulation.com/（閲覧日：2016年5月22日）
2) Howlett OA et al: Functional electrical stimulation improves activity after stroke: A systematic review with meta-analysis. Arch Phys Med Rehabil, 96 (5): 934-943, 2015.
3) Reisman D et al: Time course of functional and biomechanical improvements during a gait training intervention in persons with chronic stroke. J Neurol Phys Ther, 37(4): 159-165, 2013.
4) Burridge JH et al: The effects of common peroneal stimulation on the effort and speed of walking: a randomized controlled trial with chronic hemiplegic patients. Clin Rehabil, 11(3): 201-210, 1997.
5) Chung Y et al: Therapeutic effect of functional electrical stimulation-triggered gait training corresponding gait cycle for stroke. Gait Posture, 40(3):471-475, 2014.
6) Bethoux F et al: Long-Term Follow-up to a Randomized Controlled Trial Comparing Peroneal Nerve Functional Electrical Stimulation to an Ankle Foot Orthosis for Patients With Chronic Stroke. Neurorehabil Neural Repair, 29 (10): 911-922, 2015.
7) Voigt M et al: Kinematic and kinetic analysis of the walking pattern in hemiplegic patients with foot-drop using a peroneal nerve stimulator. Clin Biomech, 15(5): 340-351, 2000.
8) Kesar TM et al: Functional electrical stimulation of ankle plantarflexor and dorsiflexor muscles: effects on poststroke gait. Stroke, 40(12): 3821-3827, 2009.
9) Cikajlo I et al: Development of a gait re-education system in incomplete spinal cord injury. J Rehabil Med, 35 (5): 213-216, 2003.
10) Yamaguchi T et al: Real-time changes in corticospinal excitability during voluntary contraction with concurrent electrical stimulation. PLoS One, 7(9): e46122, 2012.
11) Bhatt E et al: Effect of finger tracking combined with electrical stimulation on brain reorganization and hand function in subjects with stroke. Exp Brain Res, 182(4): 435-447, 2007.
12) 村岡 慶裕 ほか：治療的電気刺激による脳卒中患者の足関節筋群における2シナプス性Ia相反抑制の変化．リハビリテーション医学, 37(7): 453-458, 2000.
13) Robbins SM et al: The therapeutic effect of functional and transcutaneous electric stimulation on improving gait speed in stroke patients: a meta-analysis. Arch Phys Med Rehabil, 87(6): 853-859, 2006.
14) Pereira S et al: Functional electrical stimulation for improving gait in persons with chronic stroke. Top Stroke Rehabil, 19(6): 491-498, 2012.
15) Schuhfried O et al: Non-invasive neuromuscular electrical stimulation in patients with central nervous system lesions: an educational review. J Rehabil Med, 44(2): 99-105, 2012.
16) Kluding PM et al: Foot drop stimulation versus ankle foot orthosis after stroke: 30-week outcomes. Stroke, 44(6): 1660-1669, 2013.
17) Everaert DG et al: Effect of a foot-drop stimulator and ankle-foot orthosis on walking performance after stroke: a multicenter randomized controlled trial. Neurorehabil Neural Repair, 27(7): 579-591, 2013.
18) Chieffo R et al: Noninvasive Neuromodulation in Poststroke Gait Disorders: Rationale, Feasibility, and State of the Art. Neurorehabil Neural Repair, 30(1): 71-82, 2016.
19) Fleming MK et al: Non-invasive brain stimulation for the lower limb after stroke: what do we know so far and what should we be doing next? Disabil Rehabil, 25: 1-7, 2016.
20) Tang A et al: Repetitive Transcranial Magnetic Stimulation of the Brain: Mechanisms from Animal and Experimental Models. Neuroscientist, 2015. [Epub ahead of print].
21) Di Lazzaro V et al: The effects of motor cortex rTMS on corticospinal descending activity. Clin Neurophysiol, 121 (4): 464-473, 2010.
22) Roche N et al: Mechanisms underlying transcranial direct current stimulation in rehabilitation. Ann Phys Rehabil Med, 58(4): 214-219, 2015.
23) Monai H et al: Calcium imaging reveals glial involvement in transcranial direct current stimulation-induced plasticity in mouse brain. Nat Commun, 22(7): 11100, 2016.
24) Di Pino G et al: Modulation of brain plasticity in stroke: a novel model for neurorehabilitation. Nat Rev Neurol, 10(10), 597-608, 2014.
25) Charalambous CC et al: Motor Cortex and Motor Cortical Interhemispheric Communication in Walking After Stroke: The Roles of Transcranial Magnetic Stimulation and Animal Models in Our Current and Future Understanding. Neurorehabil Neural Repair, 30(1): 94-102, 2016.
26) Wang RY et al: rTMS combined with task-oriented training to improve symmetry of interhemispheric corticomotor excitability and gait performance after stroke: a randomized trial. Neurorehabil Neural Repair, 26(3): 222-230, 2012.
27) Lin YN et al: Effects of repetitive transcranial magnetic stimulation of the unaffected hemisphere leg motor area in patients with subacute stroke and substantial leg impairment: A pilot study. J Rehabil Med, 47(4): 305-310, 2015.
28) Chieffo R et al: Deep repetitive transcranial magnetic stimulation with H-coil on lower limb motor function in chronic stroke: a pilot study. Arch Phys Med Rehabil, 95(6): 1141-1147, 2014.
29) Tahtis V et al: The effect of single session bi-cephalic transcranial direct current stimulation on gait performance in sub-acute stroke: A pilot study. Restor Neurol Neurosci. 32(4): 527-532, 2014.
30) Chang MC et al: Enhancement of Cortical Excitability and Lower Limb Motor Function in Patients With Stroke by Transcranial Direct Current Stimulation. Brain Stimul, 8(3): 561-566, 2015.
31) Geroin C et al: Combined transcranial direct current stimulation and robot-assisted gait training in patients with chronic stroke: a preliminary comparison. Clin Rehabil, 25(6): 537-548, 2011.

Ⅴ 新しいトレーニング戦略

３ ボツリヌス療法後の歩行トレーニング

北島昌輝，浅見豊子

- 近年，ニューロリハビリテーションの発展により，脳卒中生活期の患者の機能的予後は，従来に比べより一層改善することが期待されている。
- 当院では，脳卒中生活期の患者において，ボツリヌス療法後に，身体機能や歩行状態に応じて，種々の歩行補助ロボットを用いた歩行リハビリテーションを併用している。

はじめに

近年，脳卒中者のリハビリテーション（以下，リハ）を行うなかで，急性期・回復期におけるリハシステムの充実，併用療法としての薬物療法や装具療法の発展がみられており，患者の機能的予後は従来に比べより一層改善することが期待されている。

本稿では，脳卒中生活期の患者に対して，痙縮の治療を目的としたボツリヌス療法と歩行補助ロボットを併用して行っている当院の歩行リハについて紹介する。

痙縮に対するボツリヌス療法

▶痙縮

痙縮は，大脳皮質から脊髄前角細胞に至る上位運動ニューロン症候群の一徴候で，筋緊張の亢進を認める。また，脳卒中発症後数週間から数カ月間かけて完成し，その発生率は，3カ月後で19％，12カ月後で38％といわれている[1,2]。

一般的に，上肢では屈筋群，下肢では伸筋群に現れ，下肢の痙縮では股関節内転・内旋，膝関節伸展，足関節底屈・内反位をとることが多い。

痙縮の発生は麻痺の回復段階の停滞をまねく一因ともいわれ，歩行リハを行ううえでは，内反尖足や分回し歩行がしばしば問題となる。さらに，関節可動域の制限，筋の短縮，姿勢異常などが生じると，疼痛や歩行能力をはじめとしたADLの低下，QOLの低下などの悪影響を引き起こす[3]。

▶ボツリヌス療法

痙縮に対する薬物療法としては，A型ボツリヌス毒素製剤〔ボトックス®（グラクソ・スミスクライン）〕のほか，ITB療法（intrathecal baclofen therapy），フェノールブロック，抗痙攣薬がある。

当院のボツリヌス療法ではボトックス®を用いている。ボトックス®は，わが国では2010年に保険診療の適用になり，脳卒中，脳性麻痺，脊髄損傷，頭部外傷，多発性硬化症などによる上肢・下肢の痙縮に対して用いられている。

ボトックス®は，ボツリヌス毒素を筋に直接投与して，末梢の神経筋接合部における神経終末内でのアセチルコリン放出を抑制し，神経筋伝達を阻害することで筋収縮を抑制する。また，γ運動線維終末にも作用し，筋紡錘を弛緩させ，Ia求心性線維の活動が低下することにより，伸張反射の抑制や相反抑制の改善により痙縮を改善する作用をもつ[4]。

1回の投与量としては，上肢は240単位，下肢は300単位，上肢・下肢合計で360単位が上限とされている。下肢に用いる場合，患者によっては痙縮を立位や歩行時の支持機能として役立てていることもあり，内転筋群やハムストリングス，下腿三頭筋などへの施注には，脱力による膝折れが生じないよう，投与量を調整する必要がある。

通常，ボトックス®投与後3〜5日で効果は出現し，3〜4カ月持続，その後は徐々に減弱してくる。ボトックス®が効果を発揮している期間に，種々のリハ手法を用いて，麻痺肢の機能回復や歩行能力の改善などを図っていくことが推奨されている。

「脳卒中ガイドライン2015」においても，上肢・下肢の痙縮に対し，ボツリヌス療法が強く勧められており（グレードA），わが国における二重盲検試験の結果，初期投与から有意な痙縮の改善効果が得られ（レベル2），続く反復投与期間には歩行スケールの改善率が増大した（レベル4）とされている[5]。

痙縮の評価法

痙縮の評価には，Modified Ashworth Scale（MAS）が簡便で用いやすい（表1）[6]。

表1 Modified Ashworth Scale（MAS）

0	筋緊張の亢進はない
1	軽度の筋緊張亢進がある 引っ掛かりとその消失，または屈曲・伸展の最終域でわずかな抵抗がある
1+	軽度の筋緊張亢進がある 明らかな引っ掛かりがあり，それに続くわずかな抵抗を可動域の1/2以下で認める
2	よりはっきりとした筋緊張亢進を全可動域で認める しかし，運動は容易に可能
3	かなりの筋緊張亢進がある 他動運動は困難
4	患部は硬直し，屈曲・伸展は困難

文献6）より引用改変

脳卒中生活期における運動療法

「脳卒中ガイドライン2015」において，脳卒中生活期では患者の筋力，体力，歩行能力などを維持・向上させることが強く勧められている（グレードA）。一方で，運動療法を中心としたリハが患者に適切な影響を及ぼすという決定的なエビデンスはないともしている[5]。

このことから，脳卒中生活期の患者における運動療法の目的は，機能回復というより，筋力低下などの廃用症候群を予防することにあるものと考える。

ボツリヌス療法後の歩行トレーニング

▶当院での取り組み

当院では，脳卒中生活期の患者において，ボツリヌス療法後に，身体機能や歩行状態に応じて，CYBERDYNE社のロボットスーツHAL®（図1）や本田技研工業のHonda歩行アシスト（図2）といった歩行補助ロボットを用いた歩行リハを併用している[7]。

歩行リハを導入する患者の対象としては，脳卒中発症後6カ月以上経過していること，片側下肢麻痺（片麻痺または下肢単麻痺）があることとしている。

また，安全に歩行リハを実施するために，重度の失語や高次脳機能障害により指示理解が困

難である者，運動負荷が身体状況の悪化につながる可能性がある者，身体状況が安全な練習実施を阻害する可能性がある者は除外している。

　実際のプログラムを説明する。はじめに，患者の下肢痙縮の程度に応じて，大腿二頭筋，腓腹筋内側頭，腓腹筋外側頭，ヒラメ筋に各々75単位，合計300単位を目安にボトックス®を施注後，歩行リハを開始する。

　ロボットの選択に際し，揃え型の歩行パターンの者にはロボットスーツHAL®，Functional Ambulation Category 2以上の歩行機能を有し，振り抜き型の歩行パターンの者にはHonda歩行アシストを用いている。

　治療前後の評価としては，関節可動域，筋力，Brunnstrom stage，Modified Ashworth Scale（MAS），10m歩行速度と歩行率，Timed "Up & Go" Test（TUG），6分間歩行距離を測定している。

図1　ロボットスーツHAL®

図2　Honda歩行アシスト

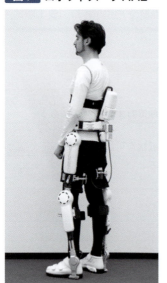
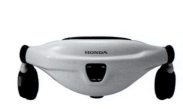
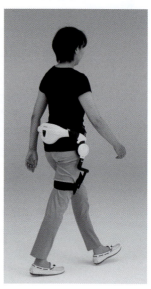

Clinical Key Point

ロボット技術

　政府は，「日本再興戦略」改訂2014で，医療・介護分野でのロボット技術の活用を推進しており，歩行などの移動支援，移乗などの介助支援を行うリハロボットの開発，臨床応用，普及拡大を目指し，近年臨床現場でも活用され始めている[8]。

▶ロボットスーツHAL®を用いた歩行リハ

●リハプログラム

　ロボットスーツHAL®を装着して，麻痺側・非麻痺側下肢のステップ練習，転倒防止のための懸垂装置を併用したトレッドミル（HALTREAD®）による歩行練習を1回当たり60分間実施している。歩行練習は，装着者の身体機能に応じて，2〜4分間の歩行を10〜14セット行っている

●使用方法

ロボットスーツHAL®は，装着者の股関節・膝関節の屈曲・伸展運動を補助できる。装着者ごとにアシスト量，屈曲・伸展バランス，最大出力上限を調整する必要がある。

歩行練習において，麻痺側下肢の内転・内旋パターンと足関節屈曲伸展の制動（麻痺側下肢による支持を促すため）を理学療法士が徒手的に介助したり，短下肢装具を使用したりすることを必要に応じて検討する。

●効果

症例を提示する。

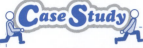

50歳代男性，脳梗塞（左放線冠）。

当院での歩行リハを開始した時点で，発症後2年が経過していた。

下肢のBrunnstrom Stageはstage Ⅳ，MASは1.5，短下肢装具とT-caneを用いて屋外歩行が自立していた。ボツリヌス療法とその後週1回，6週間にわたりロボットスーツHAL®を用いた歩行リハを行った。歩行リハ中は，麻痺側下肢の内転・内旋パターンの抑制と，麻痺側下肢による支持を理学療法士が徒手的に介助しながら実施した。結果，10m歩行速度と歩行率は，治療前の0.57m/sec，78step/minからボツリヌス療法翌日には0.60m/sec，80step/min，歩行リハ終了時には0.78m/sec，88step/minに向上した。その後，自主運動に移行した6カ月後でも0.87m/sec，94step/minであり，歩行能力の改善が維持されていた（図3）。

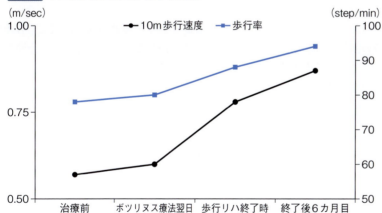

図3 10m歩行速度と歩行率の変化

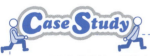

50歳代男性，脳出血（右被殻）。

当院で歩行リハを開始した時点で，発症後9カ月が経過していた。

下肢のBrunnstrom Stageはstage Ⅲ，MASは3，短下肢装具とT-caneを用いて3動作揃え型での屋内歩行が見守りで行えていたが，歩行速度は著しく低下していた。ボツリヌス療法とその後週2回，12週間のロボットスーツHAL®を用いた歩行リハを上のケースと同様の方法で行った結果，10m歩行速度と歩行率は，治療前の0.12m/sec，41step/minからボツリヌス療法翌日には0.17m/sec，54step/minとなった。12週目には0.29m/sec，67step/minに向上し，歩行パターンを2動作前型で行えるようになった（図4）。

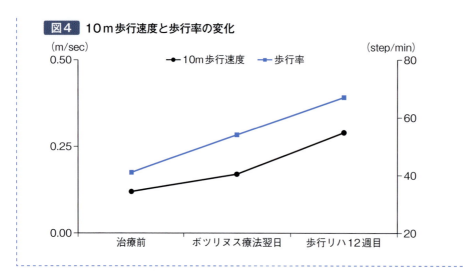

図4 10m歩行速度と歩行率の変化

▶Honda歩行アシストを用いた歩行リハ

●リハプログラム

歩行アシストを装着して，麻痺側下肢の倒立振り子運動に重点を置いた非麻痺側下肢のステップ練習と歩行練習で，1回60分，週3回，8週間実施している。

●使用方法

歩行アシストは，装着者の歩行動作と協調して，股関節屈曲・伸展運動を補助して立脚足の倒立振り子モデルを誘導する[9]。

当院での歩行リハにおいては，歩行アシストによる倒立振り子運動の補助に加え，麻痺側立脚期における骨盤帯の回旋を抑制するために，理学療法士が必要に応じて徒手的な介助を行っている。そうすることで，装着者の意識を麻痺側下肢の運動のみならず，体幹制御機構などにも向けながら歩行練習が行えるといった利点が考えられる。

●効果

症例を提示する。

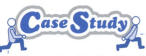

50歳代男性，出血性脳梗塞，開頭血腫除去術後。

当院での歩行リハを開始した時点で，発症後2.5年が経過していた。

下肢のBrunnstrom Stageはstage Ⅲ，MASは3，短下肢装具とT字杖を用いて屋外歩行が自立していた。しかし，当初の歩容では麻痺側で倒立振り子運動を十分に発揮できておらず，また，支持性が不足していたため，歩幅の左右差が著明にみられた。ボツリヌス療法とその後週3回，8週間のHonda歩行アシストを用いた歩行リハの結果，10m歩行速度と6分間歩行距離は，すべての治療前の0.80 m/sec，230mから，ボツリヌス療法のみで0.92m/sec，290m，歩行リハ終了時には1.23m/sec，404mに向上した。その後，自主運動に移行した6カ月目も 1.30m/sec，438mとさらに改善がみられた(図5)。

3次元歩行解析では，麻痺側の歩幅はすべての治療前の34cmから，ボツリヌス療法後には36cmに拡大，歩行リハ終了時には44cmとなった。また，非麻痺側ではすべての治療前の18cmから，ボツリヌス療法後には23cm，歩行リハ終了時には40cmに拡大し，歩行率は81step/min，72step/min，71step/minであった(図6)。この結果から，特に麻痺側下肢の倒立振り子運動を効果的に発揮できるようになったことがうかがえる。

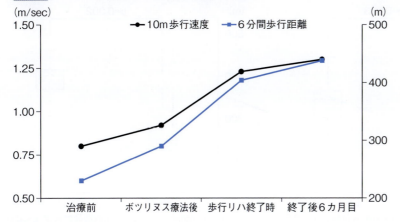

図5 10m歩行速度と6分間歩行距離の変化

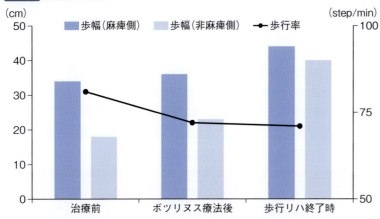

図6 歩幅と歩行率

Case Study

ボツリヌス療法とHonda歩行アシストを用いた歩行リハを行った脳卒中片麻痺例で，T-caneまたは独歩で屋外歩行が自立していた12名（男性9名，女性3名）の結果を述べる。

年齢58.8±11.1歳，罹病期間3.5±3.4年，下肢のBrunnstrom Stageは，stage Ⅲ が5名，stage Ⅳが3名，stage Ⅴが2名，stage Ⅵが2名，MASは2.1±0.8であった。

10m歩行速度は，治療前の0.91（0.75～1.24）m/secから，歩行リハ終了時には1.23（1.05～1.32）m/secと有意に改善した（図7）。6分間歩行距離は，治療前の248（221～345）mであったが，歩行リハ終了時には400（362～418）mと有意に延長していた（図8）。

歩行リハ終了後は，自主運動へと移行するが，歩行リハを終了して6カ月経過した時点で測定した6分間歩行距離は，治療前のレベルに短縮する例はなく，終了時のレベルを維持できる例が多く，なかにはさらに延長する例もみられている。

このような歩行能力の改善は，痙縮の治療による歩行時における麻痺側下肢の伸展パターンの抑制や，歩行リハによる主に大殿筋や前脛骨筋の筋活動が賦活されることによって，より望ましい歩容での運動学習が進んだことが理由と考える。加えて，歩行効率の向上が，さらなる活動性の向上をもたらしたとも考えている。

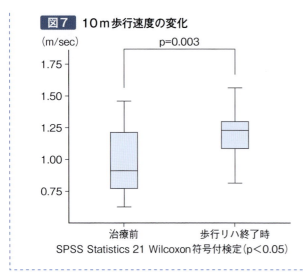
図7 10m歩行速度の変化

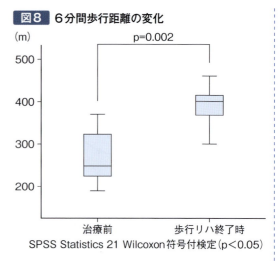
図8 6分間歩行距離の変化

まとめ

　脳卒中生活期の患者において，ボツリヌス療法により痙縮を治療したうえで，歩行補助ロボットを用いた歩行リハを行った結果，当院での少数の検討ではあるが，リハを開始した時点でT-cane歩行または独歩が可能であった症例においては，歩行能力が改善することを認めた。このうち，50歳代以下の例のなかには，歩行能力の向上により，移動の自由度が増すためか，通所系サービスを利用していた者が職場復帰にまで至る例もみられた。

　このように，当院ではボツリヌス療法と歩行補助ロボットを用いているが，その後の適切な歩行リハの併用が，生活期の脳卒中者にも歩行能力の改善をもたらし，長期的にも効果を持続させる可能性が示唆される。

　その一方で，4点杖や歩行器を使用するような歩行能力の著しい低下のある症例や70歳以上の高齢の症例では，十分な改善は得られていない。

　今後は，データを蓄積し，歩行補助ロボットの有無による歩行リハへの影響についての検討などを行っていくことにより，脳卒中生活期のリハについてさらに考えを深めていきたい。

◎文献

1) Watkins CL et al：Prevalance of spasticity post stroke. Clin Rehabili, 16(5): 515-522, 2002.
2) Sommerfeld DK et al：Spasticity after stroke: its occurrence and association with motor impairments and activity limitations. Stroke, 35(1)：134-139, 2004.
3) Royal College of Physicians：Spasticity in adults: management using botulium toxin: National Guidelines, Royal College of Physicians of London, 2009.
4) 向井洋平 ほか：痙縮のボツリヌス治療．BRAIN and NERVE 神経研究の進歩，60(12)：1421-1426，2008.
5) 小川　彰 ほか編：脳卒中治療ガイドライン2015，協和企画，2015.
6) Bohannon RW et al：Interrater reliability of a modified Ashworth scale of muscle spasticity. Phys Ther, 67(2)：206-207, 1987.
7) 浅見豊子：脳卒中装具療法の実際．脳と循環，19(1)：31-36, 2014.
8) ロボット革命実現会議：ロボット新戦略．経済産業省発表資料，p.63-70, 2015.
9) 大畑光司：「歩行アシスト」を用いたリハビリテーション．クリニカルエンジニアリング，25(2)：149-153, 2014.

V 新しいトレーニング戦略

4 ロボットアシスト歩行トレーニング

大畑光司

- ロボットアシスト歩行トレーニング（robot assisted gait training：RAGT）は，近年，大幅な進歩を遂げたロボット技術を応用して，歩行トレーニングに役立てる試みである。
- 中枢神経損傷患者に対する歩行再建に必要な，高強度，高頻度，課題特異的トレーニングを達成するための有用な手段になる可能性がある。
- しかし，現時点では明確なエビデンスが得られていない。
- 今後の大幅な技術革新に向けて取り組むべき課題も含めて，RAGTについて解説する。

中枢神経障害の運動障害を改善するトレーニング特性

中枢神経障害，特に脳卒中後の片麻痺者に対するリハビリテーション（以下，リハ）では，運動機能改善のために脳の可塑的変化を促すことが求められる。特に損傷されて失われた脳領域の機能を他の領域が引き継ぐような可塑的な変化（機能的再組織化）が生じるためには，頻回に麻痺側の運動機能を使用することにより生じる「使用依存性の回復（use-dependent recovery）」を促す必要がある[1]。しかし，これは単に使用するだけでよくなることを意味しているのではない。この変化を引き起こすためには，最適な難易度で学習課題を反復して麻痺側を使用することが求められる。この原則に基づいて，麻痺手の強制的な使用を促すCI療法や，ニューロモデュレーションを利用して脳活動を促す経頭蓋磁気刺激（transcranial magnetic stimulation：TMS），経頭蓋直流電気刺激（transcranial direct-current stimulation：tDCS）などのいわゆるニューロリハが発展してきた。

一方，理学療法の目標である基本的動作能力の改善に対して，このような使用依存性の回復を最大限に促すためのトレーニング戦略には何があるだろうか。現時点での多くの報告は，回復を高めるトレーニング戦略として高頻度，高強度，課題特異的トレーニングを推奨している（表1）。

高頻度とはより長く運動を続けられる能力を改善するための方策である。機械にたとえるとバッテリー容量であり，これに相当する人の能力は全身持久力である。しかし，同一のバッテリー容量であっても，作業時の消費電力を下げることができれば長時間駆動が可能になる。人においても課題試行中の運動効率を低下させることができれば持久力は改善すると考えられる。つまり，心肺機能を中心とした全身的な持久力だけでなく，効率よい運動を遂行し，運動効率を高めるための中枢機能も重要な要素となる。

また，高強度とはより強い運動が可能となるための方策であり，同じく機械にたとえるとモーターやエンジンの出力強度を示している。出力強度を高めるには，個別の筋力増強が必要なことは当然である。しかし，目的とする出力を達成するためには単に出力を増加するだけでなく，安定した出力を維持できるための姿勢制御が求められる。従って，筋力そのものの改善のみでなく，筋力を発揮するための姿勢制御を担う中枢機能も重要な要素となる。

さらに課題特異的トレーニングはその運動における正確性を高めるための方策である。機械にたとえると入出力の調整を行う制御プログラムであり，人における中枢機能そのものであるといえる。もし制御を最適化させることができれば，高精度が達成できるだけでなく，Fitts

243

の法則から運動速度の増加も期待できる。

表1 脳卒中患者の運動機能改善に求められるトレーニング特性

求められるトレーニング特性	課題目標	主となる運動能力	補助する中枢機能
高頻度トレーニング	長時間運動	全身持久力	運動効率
高強度トレーニング	高強度運動	筋力	姿勢制御
課題特異的トレーニング	高精度運動	運動制御	

Fittsの法則

運動速度と運動の正確性はトレードオフの関係にあることを定式化したものがFittsの法則である。従来はパソコンのマウスのようなマンマシーンインターフェースのモデルであるが，身体運動における多くの所作に応用できる概念である。

脳卒中リハとトレーニング特性

　脳卒中リハにおける高頻度，高強度，課題特異的トレーニングの有効性については多くの報告がある。例えば，高頻度トレーニングの重要性は古くから知られており，下肢に対するトレーニングを，通常より30分間追加するだけで運動学習効果が高まること[2]や，トレーニング効果は歩行トレーニング時間に依存する[3]といった報告がこれまでになされている。

　一方，高強度トレーニングについての報告も多い。代表的なものとしては，慢性期の脳卒中片麻痺者に対する筋力トレーニングが知られている[4,5]。具体的には高強度の漸増負荷トレーニングが運動機能を改善する可能性があるとされている。また，インターバルトレーニングを利用したhigh-intensity interval training（HIT）プロトコールも，歩行障害の改善に有用であるとされる[6-8]。このプロトコールはトレッドミルにおいて，最大速度を計測してから，短時間の高速度歩行を反復して行わせるトレーニングである。HITプロトコールは，通常のトレーニングと比較して，さまざまな評価において歩行機能の高い改善効果を示すと報告されている。

　また，特定の運動の改善を目的として脳の可塑的変化を促すためには，その特定の運動自体の反復が非常に重要となる。なぜなら，中枢神経が形成する運動プログラムは各運動課題に対して特異的であるからである。例えば，リーチングなどの動作において，空間内における運動の方向などによって皮質ニューロンの発射頻度が変化する[9]。このことは，神経学的背景が，対象とする運動の方向，強度，空間的特性などの個別の運動の特徴に応じてコードされていることを意味している。このような事実を考慮すると，機能的再組織化を引き出すためのトレーニングは，対象とする運動そのものを反復すること，もしくはその性質を反映した練習を反復することであると考えられ，これによって必要な神経ネットワークの再構築を行うことが求められる。

トレーニング特性のトリレンマ

　しかし，通常はこれらの条件をすべて満たしたトレーニングを行うことは非常に難しい。例えば，脳卒中片麻痺者では最大酸素摂取量（VO_2peak）は11～17 mL/kg/minとされ，同年代の健常者の25～30 mL/kg/minに対して，約半分であるとされる[10]。これに対して，通常，安静時の酸素消費量は3.5 mL/kg/min（1 MET）であり，日常生活動作に要求される運動強度は，これの3～5倍（3～5 METs）にあたる。ここから考えれば，片麻痺者が日常生活を行ううえで要求される運動強度は，ほぼ最大に近いと考えられる。この強度でトレーニングを行えば，強

度は高いが，反復する回数を増加させることができない．また，高い運動強度では代償的な運動を強めるために目指すべき運動課題から変質したものとなってしまう可能性もある．それでは頻度を上げるとどうなるだろうか．おそらく，頻度を増加させると逆に強度を低下させなくてはならず，同時に介助量の増加に伴い運動課題の性質も変わってしまうだろう．では，そのように強度も頻度も上げられない状況であるならば，精度を高めるほうがよいのだろうか．もし，課題特異的トレーニングにおいて正確な運動を行おうとすれば，運動速度を低下させることになり，結果的には強度や頻度も低下すると予想される．つまり，求められるトレーニング特性は一方を目標とすれば他の2つに悪影響を与えてしまう可能性があるトリレンマの関係にあるといえる（図1）．

図1 rehabilitation robotとトレーニング特性

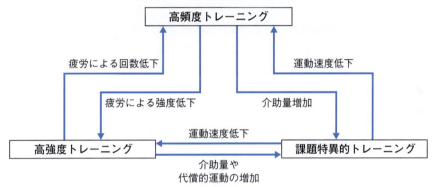

Clinical Key Point

トレーニングのトリレンマ

これまでの中枢神経系の理学療法の枠組みの利点と欠点を理解しやすい．例えば，免荷式トレッドミル歩行トレーニング（body weight supported treadmill training：BWSTT）のような低負荷高頻度のアプローチは，歩行頻度を増加できるが，通常より強度が低く介助量が大きいため，ハーネスをはずした後の歩行の変化が得られにくい．一方で前述したHITは強度を増加させることにより一定の効果が得られるが，反復回数は減少し代償が強くなる可能性が考えられる．しかし，そうであるからといっても，通常の課題特異的アプローチでは運動精度を高めようとすると運動速度が低下して頻度も強度も低下することになる．

先進的リハの要諦

▶脳を騙す

以上のような問題に対して，現在もしくは将来的に達成可能になると考えられる技術は2つある．1つは仮想現実（virtual reality：VR）を利用したリハであり，もう1つはリハビリテーションロボット（rehabilitation robot：RR）を用いた方法である．VRを用いたトレーニングは，仮想現実により引き起こす経験を通じて脳機能に変化を与える方策である．一方，RRを用いたトレーニングは，active-assistiveに運動をロボットにより補助し，運動を反復することにより機能の再獲得を促す方法である．

2つの技術の共通する原理は「中枢神経機能は並列制御である」という特性を利用することである．そもそも，脳が運動をコントロールする場合，運動に関するすべてに命令を随意的に与えているわけではない．例えば，歩行においては脳幹や小脳にある姿勢制御機構や脊髄にあるパターン発生器などの低位の中枢が独立して処理している．そのうえで，皮質からの運動プロ

グラムが調整的に働くことで全体的に調和して遂行されていると考えられる。脳卒中後の片麻痺者では，皮質からの命令を伝える皮質脊髄路を中心とした下行路が損傷された状態である。従って，その他の中枢経路においては，初期には機能停止をしているものの，構造的な問題は生じていないはずである。つまり，もし損傷された運動皮質に適切な再組織化が起これば，歩行能力の回復の可能性が高まるのではないかと考えられる。

しかし，脳損傷後に，それまでのプログラムに基づいて実際に運動を行おうとすれば，随意的な命令により自分の体が動かないことを経験する。そのような経験は，効率的な運動機能を回復することより，「動かなくなった身体を代償する」ための機能の獲得を優先させる可能性がある。仮に過剰な代償運動が再学習された場合，発症当初に失われて代償された機能は使用されないために機能改善が起きにくくなると考えられる。

これに対してVRやRRを用いることにより，自力では十分な運動が行えない状態にあったとしても，中枢神経内での運動の表象を反復して生じさせることにつながる。もし問題が中枢神経内に限局されたものであれば，仮想空間やロボットを用いたとしても適切な脳内表象を繰り返すことにより，機能的再組織化がなされる可能性が高くなるだろう。おそらく，この場合には前述のトリレンマにとらわれることなく，引き起こされる脳内表象としての高頻度，高強度，課題特異的トレーニングを達成できる可能性がある。

先進的リハ

▶virtual realityの利用

Youら[11]はVRを利用したゲームを行わせて，その際に生じる損傷側と非損傷側の感覚運動野活動の大きさの差をlaterality indexを用いて比較している。その結果，通常のトレーニング群と異なり，VRトレーニングを行った人では損傷側の活動を高めて対称的となっており，通常のトレーニング群では得られなかった運動機能の改善を示した。遠隔機能障害（diaschisis）からの解放のような自然回復の過程においては，麻痺肢の神経学的活動主体は対側から同側（つまり非障害側）に移行する[12]。しかし，CI療法のような強制使用などによる学習依存性の可塑的変化を引き出せる場合，損傷側の活動を高めるとされ，このような変化は高い機能改善につながると考えられる。VRによるトレーニングもCI療法と同じような効果があることになり，これにより生じる皮質の変化は移動運動を改善させるための神経学的素地を作ることにつながる可能性が考えられる。

しかし，一方でVRはトレーニングの神経学的準備を行えたとしても，実際に明確な運動機能の変化を起こすことができない可能性も考えられる。例えば同様の機序を用いた方策としてmental practiceがある。この方法では運動イメージは運動の遂行を伴わず，運動計画のみを反復して繰り返すだけで運動学習効果が認められる。その理由として，運動イメージだけでも，実際の運動を行った場合と類似した脳内処理の過程が反復して繰り返されるためと考えられる。

しかし，mental practiceによって得られる結果は実際の身体運動による練習（physical practice）を超えるものではなく，その効果は限定的となるとされる[13]。たとえ，精巧なVRによって十分な没入感が得られたとしても，おそらく，現実世界で得られるはずの感覚情報の欠損や脳以外の筋などの組織の廃用による影響を無視できないだろう。

mental practice

　身体運動を学習するうえで，実際に体を動かす形で技術学習するだけでなく，運動を頭のなかでイメージする（motor imagery）だけで，学習が生じる場合がある。このような学習方法はmental practiceとよばれる。mental practiceの効果は実際の運動を行う場面をより具体的に想起できるかが重要であり，集中の程度と学習の効果が密接にかかわる。スポーツの世界における，いわゆるイメージトレーニングは外的な環境を想起して過度な緊張を抑える手段であり，mental practiceとは区別される。

▶上肢rehabilitation robotの利用

　一方，実際に行うべき運動の制御の一部をロボットに補助させ，運動経験を反復させるRRも次世代技術として期待されている。現在までさまざまなロボットが開発されてきており，特にリーチングや把握動作のトレーニングに用いられる上肢用のロボットや，歩行の再獲得を目指した歩行トレーニング用のロボットが知られている。上肢トレーニング用のロボットについては，これまでにも多くの報告がなされている。

　Takahashiら[14]は回復期の脳卒中後の片麻痺者を対象として，上肢トレーニングロボットの効果についてfMRIを用いて検討している。その運動機能に対する効果は，上肢トレーニングをロボットでアシストを行ったときのほうが，アシストなしで行ったときより大きかったとしている。さらに，このときの脳活動の変化は，直接，トレーニングを行った運動（リーチングなど）に関連する皮質の活動に変化がみられたが，トレーニングしていないような動作を行わせた場合には変化を認めなかった。ロボットでアシストすることにより生じる変化は，アシストによる反復回数（dose）の増加に伴って変化し，また，その効果は課題特異的に脳機能の変化を引き起こすと考えられる。多くの研究における上肢に対するRRの効果は肯定的であり，集中的なリハと同様な効果を示すとされている[15]。

▶歩行rehabilitation robotの問題

　しかし，歩行機能改善を目的とした下肢に対するロボットによるトレーニングの効果についてはどうだろうか。事実，現在までに多くの歩行補助ロボットが開発されている。世界的に最も使用されているRRは，Hocoma社製のLokomat®であり，トレッドミルに備え付けられた外骨格型（exoskeleton型）のロボットである。この装置は歩行時の股関節，膝関節，足関節の運動を誘導して歩行動作を行わせることができる。また，これとは別にペダルを用いて，歩行時の足部を誘導するendeffector型のロボットもあり，体重免荷装置を併用して，運動を誘導することができる（図2）。歩行に対するRRにおいても上肢ロボットと同様に，患者が独力では実現できない運動の感覚をロボットが誘導することにより実現させることができると考えられる。しかし，歩行トレーニング用のRRの効果について報告した論文においては，現状では否定的な結果が示されている[16,17]。Hornbyら[16]は，外骨格型の歩行トレーニング装置を用いて，ロボットによるアシストを受けたトレーニングとセラピストがアシストを行った場合のトレーニングの効果を比較している。結果として，歩行速度の改善の程度はセラピストのアシストによるトレーニングのほうが上回ることが示された。同様な結果はHidlerら[17]の研究においても報告されている。さらにRRの効果について調べた系統的総説も脳卒中片麻痺者や頭部外傷，脊髄損傷などに対する効果は明確に示されていないとしている[18]。

　歩行トレーニングでのRRの使用はより多くのステップを行わせることができることや，より対称的な運動を誘導できることなどから，通常のリハより高い効果が期待され，歩行機能改善を促せる手段となると予想されていた[17]。しかし，実際には十分な結果が得られているわけ

ではなく，その理由としては，ロボットにより誘導される運動が実際の歩行時とは異なることや歩行中の下肢の運動学的な軌跡が一定となるため，誤差学習を行うことができないことなどが指摘されている[17]。

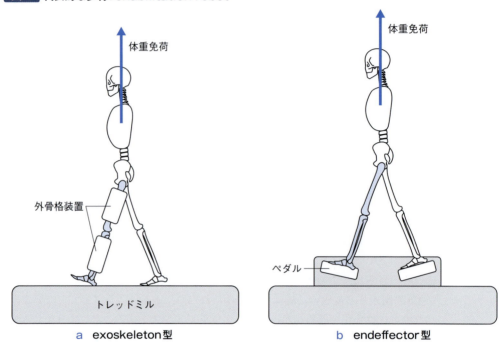

図2 代表的な歩行rehabilitation robot
a exoskeleton型
b endeffector型

virtual realityとrehabilitation robotの脳内作用機序仮説

　以上のように，リハ分野においてこれまで多くの医工連携によるさまざまな先進的な取り組みがなされている。しかし，新薬の開発においても効果検証だけではなく薬理学が必要なように，リハ機器の装置においても効果検証だけでなく，その機序を知ることが重要であると考える。特にVRやRRの効果の機序を考察することは，この領域の発展に欠かせない。このため，脳内での身体運動の生成プロセスを踏まえて，その効果発現機序を再考してみたい（図3）。

　随意運動を行う過程は，外界からの刺激を知覚（perception）し，認識（cognition）し，行動（action）を決定するという3つに分けられ，それぞれに対応するシステムが存在すると考えられてきた。実際にはこれまでいわれてきたような，局在論的な考え方は馴染まなくなってきているが，運動関連皮質が主に行動を決定した後のプロセスに関与すると考えられている。実際に運動を生成する際には，「計画」と「遂行」という2つの過程が含まれる。両者における脳内処理はおおよそ重なり合うが，運動の計画には頭頂葉や運動前野，運動の遂行には一次運動野が顕著な活動を示すことが知られている[19]。

　通常のトレーニングでは，運動の計画もしくは遂行の障害によって運動が失敗するために負のフィードバックが起こり，身体運動がより代償的なものに変化すると考えられる。これに対して，VRは仮想空間内，RRはロボットによる補助下において遂行され，さらにそれぞれに伴う感覚フィードバックを得ることができる。この場合には実際の運動と異なり，運動障害による負のフィードバックが起こらないために麻痺側の使用が抑制されにくい。VRや上肢ロボットによる損傷側半球の活性化はそのような理由が想定される。

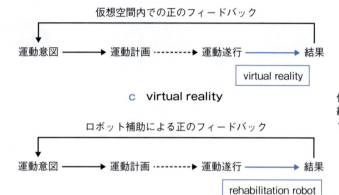

図3 トレーニングの脳内での作用機序仮説

a 身体運動の反復と学習
b 通常のトレーニング　実際の運動の失敗経験からの負のフィードバックにより，運動計画が代償的なものに変容する。
c virtual reality
d rehabilitation robot　仮想空間やロボット補助により運動経験を成功させ，正のフィードバックを伴う運動計画を実行させる。

rehabilitation robotが運動計画に与える影響

　さらに，運動を計画する際には，方向，大きさ，速度，軌跡などのような運動の時間的空間的指標であるキネマティクス（kinematics）と運動する力や筋活動を意味するキネティクス（kinetics）を決める必要がある。脳卒中片麻痺者で問題となる一次運動野は，通常，キネマティクスとキネティクスの両方に関連しているとされる[19]。それぞれに対して別々に反応する場合もあれば，重なり合って反応することもあるとされ，どのようにコードされているかについては明確ではないが，一次運動野からの連絡経路が障害される片麻痺者では両者の計画に問題が生じている可能性がある。

　例えば，リーチングであれば，手先などの端点（end-point）の運動軌跡（extrinsic kinematics）を決定し，計画された運動軌跡に応じた関節運動（intrinsic kinematics）を決定し，また，その関節運動に応じて筋出力（kinetics）を決定することが想定される[19]。端点の軌跡を形成するために必要な肘や肩などの関節角度を算出するための変換は逆運動学変換，関節運動から必要とされる筋活動を算出するための変換は逆動力学変換とよばれ，それぞれ中枢内で演算されていると考えられる。これらの感覚運動変換は外界の脳内表現である内部モデルを構成する一部であり，経験や学習を通じて形成されていると推定される。また，脳内での運動における内部モデルには，運動出力のプログラムに相当する逆モデルと，運動を行った結果生じる感覚を予測する順モデルの存在が予想されている。この2つのモデルを照合することで，適切なフィードバックが得られると考えられる。

　さて，以上の仮説を歩行運動に当てはめてみる。歩行の場合にも同様に，足先が端点である

と仮定すると端点の軌跡がまず計画されるだろう．ついでそのときの関節運動，さらにその関節運動を行うための筋活動といったように順に感覚運動変換がなされるはずである．ここで，もし運動が障害され，麻痺側下肢の十分な端点軌道が得られないとした場合どうなるだろうか．おそらく，運動モデルである逆モデルが障害されるだけでなく，そのような運動に伴って生じる順モデルも変容することになるだろう．さらに変容した順モデルに基づいて，新しい逆モデル（この場合，異常運動や代償運動による歩行パターン）を形成することになると考えられる（図4）．

図4 運動障害と内部モデル

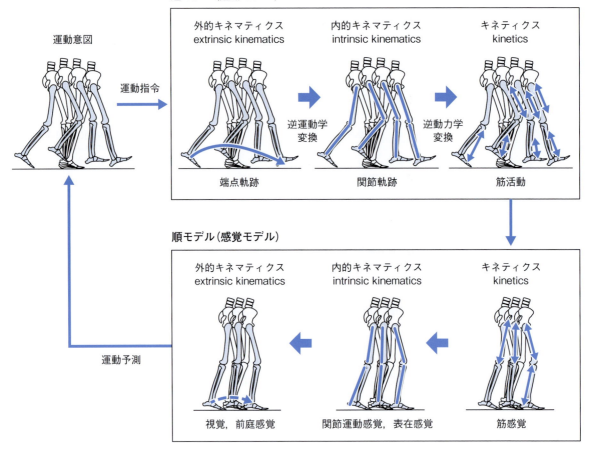

このとき，仮想空間やロボットによって，順モデルを変更できるとしたらどうであろうか．仮にVRが外的キネマティクスに，RRが内的キネマティクスに対して影響を与えたとすると，形成された順モデルに応じて逆モデルが計画され，運動の適正化が行われるのではないかと予想される．この点について，Reinkensmeyer[20]はマルコフ過程を用いた計算モデルにより，ロボットアシストの作用仮説について説明している（図5）．例えば，不適切な運動（abnormal motor output：異常運動出力）が行われたときには，そのときに得られる感覚も，適切な運動（normal motor output：正常運動出力）によって得られる感覚情報とは異なり，不適切な運動に伴って生じる感覚（abnormal sensor input：異常感覚入力）に変わっている．従って，不適切な運動の反復は，Hebbの法則に基づき，異常運動出力と異常感覚入力との結びつきを強める．言い換えると，順モデルは異常感覚入力に基づいて形成されることになるため，異常運動出力が矯正されることはない．これに対して，形成された異常な運動出力を，ロボットのアシスト

により，正常運動出力に修正できるならばどうであろうか。たとえ本人が動かしたものではなくても，ロボットによって補助された運動により，適切な運動に伴って生じる感覚(normal sensor input：正常感覚入力)を経験することになる。そのような運動の反復により，適切な感覚を基準とした順モデルが形成され，ロボットをはずしたとしても，適切な順モデルに基づいた逆モデルを決定できるのではと考えられる。

　以上の仮説を踏まえて，RRが効果的になるためのアシストの要件を，アイザック・アシモフのロボット三原則になぞらえて表2のように提案する。まず，第一原則は安全性であり，与える運動の補助が安全である必要がある。使用者の運動を危険に導くような強い補助は使用者の防御的な運動を引き起こし，かえって異常性を高めた内部モデルを形成すると考えられるからである。第二原則は追従性であり，使用者が行おうとする運動に従わなければならない。例えば，早い歩行や歩幅の大きな歩行を行おうとして内部モデルを形成したときには，その動きに追従して効果的なアシストを行う制御が求められる。使用者が意図した運動と異なるアシストを行ってしまうとやはり適切な感覚を引き起こすことができないからである。第三原則は有用性であり，運動を有効に変更できるアシストを行わなければならない。ロボットを用いても歩行に変化が生じないのであれば，ロボットアシストの存在意義がない。アシストの大きさは少なくとも使用者の運動を変化させることが求められる。

内部モデル

　運動において，内部モデルのような複雑な計算が行われているかどうかについてはさまざまな説があるが，脳内での運動計画は関節や筋活動をどう動かすかというような個別で特異的な運動プログラムの集合として処理されているわけではないようである。例えば，右手でペンを持って書字した場合と左手や口で書字した場合では用いる関節や筋は明らかに異なるが，筆跡は似ていることが知られている。このような現象は運動等価性(motor equivalence)とよばれ，関節や筋活動の制御様式の羅列ではなく，より抽象的に表現されていることを示している。

図5 ロボットアシストの計算モデル

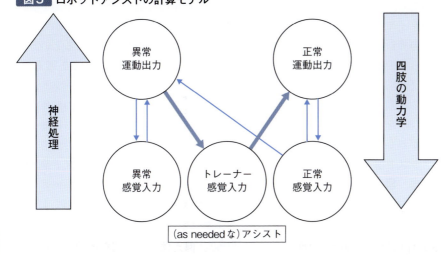

神経学的損傷に伴い，異常な運動出力が生じた場合，その出力の結果は通常とは異なる感覚を引き起こすことになる。その反復によって異常な運動と感覚の連関が強められる(左側)。ロボットの役割はトレーナー(中央)として運動を矯正することで正常な運動と感覚の連関を反復させることである。

文献20)を和訳

表2 脳卒中患者の運動機能改善に求められるトレーニングロボットの特性

ロボット三原則（アイザック・アシモフ）

第一条	ロボットは人間に危害を加えてはならない。
第二条	ロボットは人間に与えられた命令に服従しなければならない。
第三条	ロボットは，前掲第一条および第二条に反するおそれのないかぎり，自己をまもらなければならない。

rehabilitation robotのアシスト

1) 安全性
　使用者が安全に運動を遂行する妨げとなってはいけない。
　使用者に危険を与えるような強度であってはいけない。
2) 追従性
　使用者が行おうとしている運動を補助しなければならない。
　ロボットが使用者を動かすような他動運動であってはいけない。
3) 有効性
　1)，2)に反しない条件で，ロボットの補助により使用者の運動を変更する。

歩行RRにおけるactive-assistiveの実例

▶本田技研工業製歩行アシスト

　本田技研工業が開発した「Honda歩行アシスト」は，骨盤部に装着した本体にあるアクチュエータにより，大腿部のフレームを通じて，股関節の屈曲，伸展運動をアシストする歩行補助装置である（図6）。アクチュエータに取り付けた関節角度センサにより装着者の股関節運動を計測し，独自の制御に基づいて立脚期の倒立振り子や遊脚期の遊脚振り子に影響を与え，適切な歩行を行えるように設計されている。

　アシストの大きさは最大でも4Nであり，人が通常歩行時に発揮する股関節トルクと比較してきわめて小さいため，安全にアシストが行える。また，歩行中の股関節運動から歩調を読み取ってアシストのタイミングを決めるため，さまざまな歩き方に合わせて運動の補助が可能である。さらに，そのアシストによりさまざまな脳卒中片麻痺者の歩行の変化が生じるという結果を得ている。従って，この装置は上述のロボットアシストの3要件に合致していると考える。

　図7はHonda歩行アシストを使ったときの歩行中の股関節，膝関節角度のリサージュ波形を示したものである。図7aは健常者（点線）のリサージュ波形に対して，片麻痺者の麻痺側下肢における波形（実線）を示している。波形が大きくはずれており，健常者とは異なる運動軌跡を示していることがわかる。図7bはこのときにHonda歩行アシストを行った場合の波形変化を示している。アシスト前と比較して，アシスト中に変化を示し，その変化がアシスト後も継続している。最後に，図7cはHonda歩行アシストを4週間連続で使用して歩行トレーニングを行ったときの変化の例を示している。トレーニング後に軌跡が健常者の波形に近づくように変化が生じている。以上のように，効果的な歩行アシストが行えれば，より適切な運動のパターンを引き出すことができると考えられる。しかし，現時点では対象とするすべての患者に対して確実な効果が引き出せるとはいえない。今後，より確実に変化を生じさせるためにはさらなる研究が必要であると考える。

図6 Honda歩行アシスト

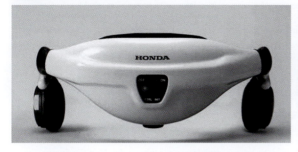
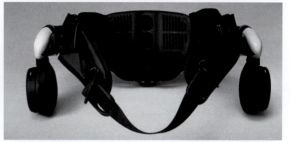

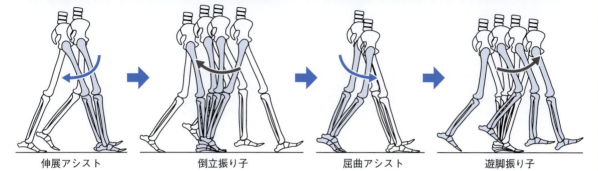

伸展アシスト　　倒立振り子　　屈曲アシスト　　遊脚振り子

文献21)より引用

図7 Honda歩行アシストによる膝−股関節運動軌跡の変化の一例

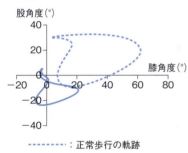
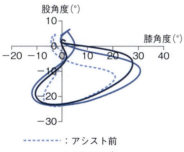
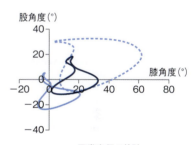

----: 正常歩行の軌跡
----: 片麻痺者の軌跡

----: アシスト前
----: アシスト中
----: アシスト後

----: 正常歩行の軌跡
----: 片麻痺者のトレーニング前
----: 片麻痺者のトレーニング後

a　膝−股関節運動軌跡　　b　Honda歩行アシストによる変化　　c　4週間のHonda歩行アシストトレーニング前後の変化

歩行リハの発展のために

　これまでの歩行リハの到達点として，高頻度，高強度の課題特異的アプローチの重要性が明確になった．しかし，それらのアプローチはそれまでも行われてきたアプローチのなかでどれが一番有望かを示しているにすぎない．VRやRRに代表される医工連携に基づくアプローチは，これまでになかったものであり，神経生理学的背景と仮説に基づいて，今後，発展すべき新たなアプローチである．もし理学療法士が専門家を自認するのであれば，これらの新たな展開に対応し，より効果的な方策の確立に寄与する責務があると考える．

◯文献

1) Nudo RJ et al：Role of adaptive plasticity in recovery of function after damage to motor cortex. Muscle Nerve, 24(8)：1000-1019, 2001.
2) Kwakkel G et al：Intensity of leg and arm training after primary middle-cerebral-artery stroke：a randomised trial. Lancet, 354(9174)：191-196, 1999.
3) Richards C et al：Task-specific physical therapy for optimization of gait recovery in acute stroke patients. Arch Phys Med Rehabil, 74(6)：612-620, 1993.
4) Weiss A et al：High intensity strength training improves strength and functional performance after stroke. Am J Phys Med Rehabil, 79(4)：369-376, 2000.
5) Ouellette MM et al：High-intensity resistance training improves muscle strength, self-reported function, and disability in long-term stroke survivors. Stroke, 35(6)：1404-1409, 2004.
6) Pohl M et al：Speed-dependent treadmill training in ambulatory hemiparetic stroke patients：a randomized controlled trial. Stroke, 33(2)：553-558, 2002.
7) Boyne P et al：Within-session responses to high-intensity interval training in chronic stroke. Med Sci Sports Exerc, 47(3)：476-484, 2015.
8) Hornby TG et al：Importance of specificity, amount, and intensity of locomotor training to improve ambulatory function in patients poststroke. Top Stroke Rehabil, 18(4)：293-307, 2011.
9) Sergio LE et al：Systematic changes in motor cortex cell activity with arm posture during directional isometric force generation. J Neurophysiol, 89(1)：212-228, 2003.
10) Geurts AC et al：A review of standing balance. recovery from stroke. Gait Posture, 22(3)：267-81, 2005.
11) You SH et al：Virtual reality-induced cortical reorganization and associated locomotor recovery in chronic stroke：an experimenter-blind randomized study. Stroke, 36(6)：1166-1171, 2005.
12) Jones TA et al：Use-dependent growth of pyramidal neurons after neocortical damage. J Neurosci, 14：2140-2152, 1994.
13) Jackson PL et al：Potential role of mental practice using motor imagery in neurologic rehabilitation. Arch Phys Med Rehabil, 82(8)：1133-1141, 2001.
14) Takahashi CD et al：Robot-based hand motor therapy after stroke. Brain, 131(Pt 2)：425-437, 2008.
15) Norouzi-Gheidari N et al：Effects of robot-assisted therapy on stroke rehabilitation in upper limbs：systematic review and meta-analysis of the literature. J Rehabil Res Dev, 49(4)：479-496, 2012.
16) Hornby TG et al：Enhanced gait-related improvements after therapist- versus robotic-assisted locomotor training in subjects with chronic stroke：a randomized controlled study. Stroke, 39(6)：1786-1792, 2008.
17) Hidler J et al：Multicenter randomized clinical trial evaluating the effectiveness of the Lokomat in subacute stroke. Neurorehabil Neural Repair, 23(1)：5-13, 2009.
18) Schwartz I et al：Robotic-assisted gait training in neurological patients：who may benefit? Ann Biomed Eng, 43(5)：1260-1269, 2015.
19) Kalaska JF et al：Principles of neural science. Fifth Ed, p.835-864, McGraw-Hill, New York, 2013.
20) Reinkensmeyer DJ et al：Robotics, motor learning, and neurologic recovery. Annu Rev Biomed Eng, 6：497-525, 2004.
21) 大畑光司：脳卒中生活期 〜Honda歩行アシスト〜. MB Med Reha, 194：39-46, 2016.

索引

あ

- 足関節ロッカー……………………………76
- 足継手………………………………………134
- 意見書………………………………………205
- 位相依存性…………………………………7
- 一般運動プログラム………………………220
- 医療保険での装具の作製…………………200
- 運動学習……………………………………28
- 運動麻痺回復のステージ理論……………122
- 運動モデル…………………………………250
- エモリー機能的歩行能力評価(EFAP)……54
- 遠心性コピー………………………………4
- 遠心性収縮…………………………………17
- 応答性………………………………………51
- オペラント学習……………………………29

か

- 外在的フィードバック……………………34
- 階層性制御…………………………………3
- 回復期の装具療法…………………………172
- 回復期の歩行トレーニング………………120
- 踵ロッカー…………………………………76
- 下肢装具の構成要素………………………93
- 下肢装具の種類……………………………190
- 下肢装具の目的……………………………43
- 仮想現実(VR)………………………………245
- 加速度計……………………………………71
- 可塑的変化…………………………………9
- 課題依存性…………………………………7
- 下腿傾斜角度………………………………77
- 下腿前傾……………………………………151
- 肩関節の二次的損傷予防…………………112
- カットダウン………………………………137
- 感覚運動学習………………………………32
- 感覚フィードバック………………………35
- 感覚モデル…………………………………250
- 寛骨大腿関節………………………………124
- 機能的電気刺激(FES)……………………228
- 逆モデル……………………………………250
- 求心性収縮…………………………………17
- 急性期における歩行トレーニング………98
- 急性期に作製する長下肢装具……………168
- 急性期リハビリテーションの進め方……99, 100
- 業務災害補償制度…………………………198
- 筋緊張………………………………………100, 105, 106
-   ──の亢進に伴う歩行機能低下…………144
- 金属支柱付き短下肢装具(MAFO)………154
- 緊張性振動反射(TVR)……………………147
- 筋の収縮様式………………………………16
- 筋の同時収縮………………………………22
- 痙縮…………………………………………207, 236
- 経頭蓋直流電気刺激(tDCS)………………232
- 結果の知識…………………………………29
- 効果の法則…………………………………29
- 更生用装具…………………………………184, 200
-   ──作製のタイミング…………………189
-   ──の基本的な考え方…………………202
- 公的扶助制度………………………………199
- 公費負担……………………………………201
- 後方介助歩行………………………………126
- 股装具………………………………………190
- コヒーレンス………………………………71

さ

- 在宅歩行……………………………………151
- 差動学習……………………………………32
- 実用的歩行能力分類(FAC)………………51
- シナジー……………………………………70
- 社会福祉制度………………………………199
- 社会保険制度………………………………199
- シューホーンタイプ………………………145

順モデル	250
障害者総合支援法による補装具支給の流れ	203
障害者福祉での装具製作	200
償還払い方式	187
上肢 rehabilitation robot	247
初期膝伸展パターン	81
身体障害者更生相談所	187
身体スキーマ	29
振動刺激	147
信頼性	51
信頼度割り当て問題	39
心理測定法	51
スキーマ理論	29
スキルの分類	225
生活期の歩行トレーニング	141
脊髄反射興奮性調節	7
積極的前型歩行トレーニング	117
セパレートカフ式長下肢装具	137
セミ長下肢装具	137
装具外来	180
装具作製の判断基準	133
装具診	45
装具にかかわるネットワーク	210
装具の給付制度	197
装具の再作製理由	207
装具のチェックアウト	92
装具の動的評価	94
装具の力学的3点支持機構	92
装具療法	43
——における患者教育	46
——のエビデンス	103
損害賠償制度	198

た

退院時指導	176
ダイヤルロック	135

代理受領方式	187
妥当性	51
ダブルクレンザック	135
タマラック	135
短下肢装具（AFO）	103, 190
中期膝伸展パターン	80
中枢パターン発生器（CPG）	3, 101
長下肢装具（KAFO）	93, 103, 123, 190
——から短下肢装具（AFO）への移行	113
——の身体適合基準	94
直接判定	204
治療用装具	184, 200
継手	134
躓きの防止	145
手すり	223, 226
転移性	220
土肥・アンダーソンの基準	99
動作時筋緊張	144
動的システム理論	31
倒立振り子（モデル）	13, 75
トレーニング特性	243
——のトリレンマ	244
トレッドミルの仕様	225
トレッドミル歩行トレーニング	220
——における3動作歩行練習	224

な

内在的フィードバック	34
内部モデル	251
ニューロモデュレーション	228
脳卒中早期離床開始基準	99

は

バイオメカニクス	12
ハイパスフィルタ	68
廃用症候群	100

半球間競合モデル…233
バンドパスフィルタ…68
反復経頭蓋磁気刺激(rTMS)…231
膝伸展パターンの分類…76
膝装具…190
膝継手…135
非負値行列因子分解(NNMF)…70
表面筋電図…68, 131
フィードバック…248
　——誤差学習…33
　——制御…8
　——の種類…34
フィードフォワード制御…8
フィルタ処理…68
部分免荷トレッドミル歩行トレーニング
　（PBWSTT）…220
プラスチック短下肢装具(PAFO)…149
文書判定…204
閉ループ理論…30
片麻痺の出現メカニズム…101
歩行rehabilitation robot…247
歩行運動中に活動する脳領域…8
歩行運動の適応性と学習性…8
歩行持久性…53
歩行周期時間…73
歩行制御の要素…37
歩行速度…18, 52
　——とADL・IADLとの関係…142
歩行中のエネルギー変換…124
歩行トレーニングにおけるリスク管理…127
歩行の運動力学的評価の実際…87
歩行の神経機構…100
歩行の神経制御…2
歩行のパフォーマンス…18
歩行の力学的評価…75
歩行パターン分類…75

歩行評価の流れ…50
歩行様筋活動…5
補助具…128
補装具…186
　——支給の流れ…204
　——と社会保障制度…186
　——費の支給対象者…201
　——費の支給の仕組み…187, 188
ボツリヌス療法…236
　——後の歩行トレーニング…237

ま・や・ら

網様体…123
床反力評価…59
リハビリテーションロボット(RR)…245
リングロック…135
ローパスフィルタ…68
ロッカー機能…12, 75
　——と筋活動…15
ロボットアシスト歩行トレーニング(RAGT)…243
ロボットスーツHAL®…238

A

ankle foot orthosis(AFO) ········· 103, 190

B

Berg Balance Scale(BBS) ················· 55
body schema ······························· 29
buckling knee pattern ············ 75, 113, 131

C

Central Pattern Generator(CPG) ······· 3, 101
closed loop theory ························· 30
coherence ································· 71
credit assignment problem ················ 39

D

differential training ······················· 32
double knee action ······················· 127
dynamical systems theory ·················· 31

E

efference copy ···························· 4
Emory Functional Ambulation Profile(EFAP) ······ 54
extension thrust pattern ··········· 75, 113, 131
extensor half center(EHC) ················· 4

F

Fittsの法則 ······························ 244
flexor half center(FHC) ····················· 4
Functional Ambulation Category(FAC) ········ 51
functional electrical stimulation(FES) ········ 228

G

Gait Assessment and Intervention Tool(GAIT) ······ 58
Gait Solution ······················ 85, 135, 206
general motor program ··················· 220

H・I

half center仮説 ··························· 4
Honda歩行アシスト ················· 240, 252
inter-segment coordination ················ 67

K

knee ankle foot orthosis(KAFO) ···· 93, 103, 123, 190
　　──からAFOへの移行 ··············· 113
knowledge of results(KR) ················· 29

L

law of effect ····························· 29
locomotor ······························· 12
locomotor-like muscle activity ·············· 5

M・N

mental practice ························· 247
metal ankle foot orthosis(MAFO) ·········· 154
Modified Ashworth Scale(MAS) ··········· 237
muscle synergy ·························· 70
non-negative matrix factorization(NNMF) ······ 70

P

P-MARGE ······························· 28
partial body weight supported treadmill training
　(PBWSTT) ··························· 220
passenger ······························ 12
phase-dependency ························ 7
plastic ankle foot orthosis(PAFO) ·········· 149
plasticity ································ 9
psychometric method ···················· 51

R

rehabilitation robot(RR) ················· 245

repetitive transcranial magnetic stimulation (rTMS) ……231
Rivermead Mobility Index(RMI) ……55
robot assisted gait training(RAGT) ……243

S

Schmidt's schema theory ……30
sensorimotor learning ……32
SPEX ……135
S-R 理論 ……29
stiff knee pattern ……75, 131
stride time coefficient of variation(STCV) ……73

T

task-dependency ……7
Timed "Up & Go" Test(TUG) ……54
tonic vibration reflex(TVR) ……147
transcranial direct current stimulation(tDCS) ……232
transference ……220

V・W

virtual reality(VR) ……245
working memory ……8

数字

2ステップ練習 ……156
2動作前型介助歩行トレーニング ……108, 117, 125
3次元動作解析装置 ……65
3点支持機構 ……92
3動作揃え型歩行トレーニング ……108
6分間歩行テスト ……53
10m歩行テスト ……52

脳卒中片麻痺者に対する
歩行リハビリテーション

2016年12月10日　第1版第1刷発行
2022年2月20日　　　　　第6刷発行

- 編　集　阿部浩明　あべ　ひろあき
　　　　　大畑光司　おおはた　こうじ

- 発行者　吉田富生

- 発行所　株式会社メジカルビュー社
　　　　　〒162-0845 東京都新宿区市谷本村町2-30
　　　　　電話　03(5228)2050(代表)
　　　　　ホームページ　https://www.medicalview.co.jp

　　　　　営業部　FAX　03(5228)2059
　　　　　　　　　E-mail　eigyo@medicalview.co.jp

　　　　　編集部　FAX　03(5228)2062
　　　　　　　　　E-mail　ed@medicalview.co.jp

- 印刷所　シナノ印刷株式会社

ISBN 978-4-7583-1711-5　C3047

©MEDICAL VIEW, 2016.　Printed in Japan

- 本書に掲載された著作物の複写・複製・転載・翻訳・データベースへの取り込みおよび送信（送信可能化権を含む）・上映・譲渡に関する許諾権は，(株)メジカルビュー社が保有しています．

- JCOPY〈出版者著作権管理機構　委託出版物〉
本書の無断複製は著作権法上での例外を除き禁じられています．複製される場合は，そのつど事前に，出版者著作権管理機構（電話 03-5244-5088, FAX 03-5244-5089, e-mail：info@jcopy.or.jp）の許諾を得てください．

- 本書をコピー，スキャン，デジタルデータ化するなどの複製を無許諾で行う行為は，著作権法上での限られた例外（「私的使用のための複製」など）を除き禁じられています．大学，病院，企業などにおいて，研究活動，診察を含み業務上使用する目的で上記の行為を行うことは私的使用には該当せず違法です．また私的使用のためであっても，代行業者等の第三者に依頼して上記の行為を行うことは違法となります．

筋や靱帯,関節包による運動制御機構から関節運動の仕組みを解説。
エビデンスに基づいた運動学の新テキスト!

身体運動学

関節の制御機構と筋機能

編集　**市橋 則明**　京都大学大学院 医学研究科 人間健康科学系専攻 教授

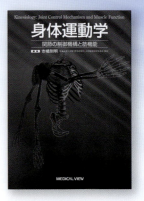

運動機能の改善を目指す理学療法士・作業療法士にとって礎となる「運動学」のテキスト。各関節の構造や動きを700点を超えるイラストでわかりやすく示すとともに,筋や靱帯,関節包,関節構造が関節運動をどのように制御しているかを解説。特に筋の機能について詳細に解説するとともに,研究結果に裏付けられた運動学的知見を豊富に掲載。運動学を深く理解でき,視覚的にも学べる1冊。

定価(本体6,800円+税)
B5判・464頁・2色刷
イラスト720点
ISBN978-4-7583-1712-2

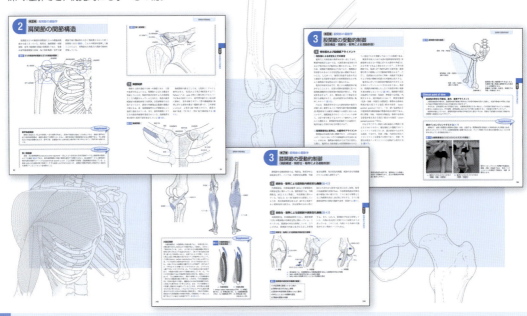

目次

第1章　運動学の基礎知識
　身体運動の基礎
　関節の構造と機能
　筋の構造と機能

第2章　肩関節の運動学
　骨構造／関節構造／受動的制御／能動的制御
　／機能障害と運動学

第3章　肘関節の運動学
　骨構造／関節構造／受動的制御／能動的制御
　／機能障害と運動学

第4章　手関節の運動学
　骨構造／関節構造／受動的制御／能動的制御
　／機能障害と運動学

第5章　指関節の運動学
　骨構造／関節構造／受動的制御／能動的制御
　／機能障害と運動学

第6章　股関節の運動学
　骨構造／関節構造／受動的制御／能動的制御
　／機能障害と運動学

第7章　膝関節の運動学
　骨構造／関節構造／受動的制御／能動的制御
　／機能障害と運動学

第8章　足関節と足部の運動学
　骨構造／関節構造／受動的制御／能動的制御
　／機能障害と運動学

第9章　脊柱の運動学
　骨構造／関節構造／受動的制御／能動的制御
　／機能障害と運動学

第10章　立位姿勢と姿勢制御
　立位姿勢の力学的平衡
　立位姿勢の制御
　姿勢制御における運動器系の役割
　姿勢制御における感覚系の役割
　姿勢制御における中枢神経系の役割
　座位姿勢および姿勢の制御
　立位姿勢および姿勢制御の障害

第11章　歩行
　歩行とは
　歩行の障害
　歩き始めと歩き終わり
　歩き始めと歩き終わりの障害

メジカルビュー社
http://www.medicalview.co.jp

※ご注文,お問い合わせは最寄りの医書取扱店または直接弊社営業部まで。
〒162-0845 東京都新宿区市谷本村町2番30号
TEL.03(5228)2050　FAX.03(5228)2059
E-mail(営業部)　eigyo@medicalview.co.jp

スマートフォンで
書籍の内容紹介や目次が
ご覧いただけます。